T0225103

Gefäßchirurgie Fragen und Antworten

Ihr Bonus als Käufer dieses Buches

Als Käufer dieses Buches können Sie kostenlos unsere Flashcard-App „SN Flashcards" mit Fragen zur Wissensüberprüfung und zum Lernen von Buchinhalten nutzen. Für die Nutzung folgen Sie bitte den folgenden Anweisungen:

1. Gehen Sie auf **https://flashcards.springernature.com/login**
2. Erstellen Sie ein Benutzerkonto, indem Sie Ihre Mailadresse angeben und ein Passwort vergeben.
3. Verwenden Sie den Link aus einem der ersten Kapitel um Zugang zu Ihrem SN Flashcards Set zu erhalten.

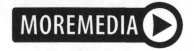

Ihr persönlicher SN Flashards Link befindet sich innerhalb der ersten Kapitel.

Sollte der Link fehlen oder nicht funktionieren, senden Sie uns bitte eine E-Mail mit dem Betreff **„SN Flashcards"** und dem Buchtitel an **customerservice@springernature.com**.

Susanne Regus

Gefäßchirurgie Fragen und Antworten

1000 Fakten für die Facharztprüfung Gefäßchirurgie

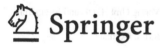
Springer

Susanne Regus
Klinik für Gefäßchirurgie, endovaskuläre
Chirurgie und Phlebologie
ANRegioMed Klinikum Ansbach
Ansbach, Deutschland

ISBN 978-3-662-67230-3   ISBN 978-3-662-67231-0   (eBook)
https://doi.org/10.1007/978-3-662-67231-0

Die Deutsche Nationalbibliothek verzeichnet diese Publikation in der Deutschen Nationalbiblio-
grafie; detaillierte bibliografische Daten sind im Internet über http://dnb.d-nb.de abrufbar.

© Der/die Herausgeber bzw. der/die Autor(en), exklusiv lizenziert an Springer-Verlag GmbH,
DE, ein Teil von Springer Nature 2023

Das Werk einschließlich aller seiner Teile ist urheberrechtlich geschützt. Jede Verwertung,
die nicht ausdrücklich vom Urheberrechtsgesetz zugelassen ist, bedarf der vorherigen Zustim-
mung des Verlags. Das gilt insbesondere für Vervielfältigungen, Bearbeitungen, Übersetzungen,
Mikroverfilmungen und die Einspeicherung und Verarbeitung in elektronischen Systemen.
Die Wiedergabe von allgemein beschreibenden Bezeichnungen, Marken, Unternehmensnamen
etc. in diesem Werk bedeutet nicht, dass diese frei durch jedermann benutzt werden dürfen. Die
Berechtigung zur Benutzung unterliegt, auch ohne gesonderten Hinweis hierzu, den Regeln des
Markenrechts. Die Rechte des jeweiligen Zeicheninhabers sind zu beachten.
Der Verlag, die Autoren und die Herausgeber gehen davon aus, dass die Angaben und Informationen
in diesem Werk zum Zeitpunkt der Veröffentlichung vollständig und korrekt sind. Weder der Verlag
noch die Autoren oder die Herausgeber übernehmen, ausdrücklich oder implizit, Gewähr für den
Inhalt des Werkes, etwaige Fehler oder Äußerungen. Der Verlag bleibt im Hinblick auf geografi-
sche Zuordnungen und Gebietsbezeichnungen in veröffentlichten Karten und Institutionsadressen
neutral.

Planung/Lektorat: Fritz Kraemer
Springer ist ein Imprint der eingetragenen Gesellschaft Springer-Verlag GmbH, DE und ist ein Teil
von Springer Nature.
Die Anschrift der Gesellschaft ist: Heidelberger Platz 3, 14197 Berlin, Germany

Vorwort

Die Idee, dieses Buch zu schreiben, entstand im täglichen Austausch mit PJ-Studenten sowie Assistenzärzten in Weiterbildung zum Gefäßchirurgen. Hier fällt mir immer wieder auf, dass im Studium zwar sehr viel Faktenwissen erworben wird, die praktische Anwendung auf die klinische Situation sowie in der Prüfungssituation hingegen oft Schwierigkeiten bereitet.

Wer kennt es nicht: man geht voller Tatendrang in seinen klinischen Alltag, fühlt sich top vorbereitet, hat Checklisten für jede erdenkliche Situation parat und steht dann wie „mit einem Brett vor dem Kopf" da, sobald mit einer unerwarteten Frage alles durcheinander zu kommen scheint. Dies macht sich auch in Prüfungssituationen bemerkbar, sobald Faktenwissen durch kritisches Nachhaken hinterfragt wird.

Das Aufzählen von Fakten und Stichpunkten ist eine große Stärke von uns Medizinern, weil wir es von Beginn des Studiums und der späteren Facharztausbildung an lernen (müssen). Wir lernen nach logisch sortierten und tabellarisch aufgearbeiteten Lerninhalten. Das anschließende Anwenden und Begreifen der Fakten erfolgt aber selten in logisch sortierter Reihenfolge, sondern unstrukturiert, durcheinander und aus der jeweiligen Situation heraus. Dies ist typisch und charakteristisch für den klinischen Alltag. Vergleichen kann man dies mit einem Kleinkind, das seine Muttersprache erlernt: zunächst werden die wichtigsten Wörter gelernt, dann kommen weitere hinzu, bis schließlich einfache Sätze gebildet werden können. Diese spielerische und praktisch orientierte Lernweise benötigt keine Tabellen und Kapitel, sondern lediglich ein stetiges Dazulernen und Anwenden im Alltag.

Sinn und Zweck dieses Buches ist es daher, eine Ergänzung zu streng geordnetem Faktenwissen zu erwerben. Konzept ist die punktuelle Auseinandersetzung mit im klinischen Alltag häufig auftretenden Fragestellungen, womit bereits vorhandenes Wissen ergänzt und miteinander verknüpft sowie Zusammenhänge besser verstanden werden können.

Das Buch ist sowohl für gefäßchirurgische Anfänger (Laien), sowie die kurz vor der Facharztprüfung stehenden Kollegen gedacht. Man kann hier auf spielerische Weise sein Wissen prüfen und wird neugierig auf weitere Erkenntnisse. Auch für mich gab es beim Schreiben zahlreiche Momente, in denen ich nachgelesen und Neues hinzugelernt habe, was mir im Klinikalltag weitergeholfen hat (und es noch tut).

Dieses Buch entstand neben meiner ganztägigen Berufstätigkeit, weshalb ich mir angewöhnt habe, zu festen Zeiten früh und abends jeweils 30 min zu schreiben. Oft genug musste ich nach dem gesetzten Zeitlimit thematisch „mittendrin" unterbrechen, um abends oder am nächsten Tag weiterzumachen. Dennoch war ich überrascht, wieviel ich in 2 x 30 min täglich schaffen konnte. Ganz nach dem Motto: steter Tropfen höhlt den Stein. Dieses Buch kann im Idealfall schon lange vor der drohenden Facharztprüfung wie ein Adventskalender als Wegbegleiter dienen. Wer täglich eine begrenzte Zeit investiert (z. B. 30 min oder eine Frage pro Tag), wird schnell überrascht sein über die Auswirkungen auf den individuellen Wissensstand und die klinische Tätigkeit.

Ich wünsche allen Lesern und Lernern viel Vergnügen und neue Erkenntnisse. Sowohl positives Feedback als auch konstruktive Kritik sind immer willkommen.

Ansbach   Susanne Regus
Juni 2023

Inhaltsverzeichnis

Über die Autorin

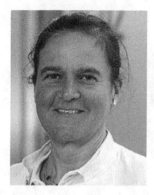

PD Dr. med. **Susanne Regus** Gefäßchirurgie, Sportmedizin sowie die Lehre sind weit über das Berufsleben hinausgehende Leidenschaften der Autorin. Dies spiegelt sich in bereits fertiggestellten Werken wider und ist Grundlage zukünftiger Lehrbuchprojekte.

Klinikum Ansbach, Escherichstraße 1, 91522 Ansbach

Abkürzungsverzeichnis

AA	Angina abdominalis
AAA	abdominelles Aortenenurysma
AAS	akutes Aortensyndrom
ABI	Ankle brachial index
ACA	Arteria cerebri anterior
ACAS	asymptomatic carotid atherosclerosis trial
ACC	Arteria carotis communis
ACCESS HD	Comparing Catheters to Fistulas in Elderly Patients Starting Hemodialysis
ACE	Arteria carotis externa
ACI	Arteria carotis interna
ACM	Arteria cerebri media
ACST-1	asymptomatic carotid surgery trial
AEI	Akute Extremitätenischämie
AFC	Arteria femoralis communis
AFS	Arteria femoralis superficialis
AGE	advanced glycation end products
AHT	Arterielle Hypertonie
AIC	Arteria iliaca communis
AIE	Arteria iliaca externa
AII	Arteria iliaca interna
AMI	Arteria mesenterica inferior
AMS	Arteria mesenterica superior
Apop	Arteria poplitea
AR	Absolutes Risiko
AS	Arteria subclavia

ASS	Acetylsalicylsäure
AV	Arteria vertebralis
AVF	arteriovenöse Fistel
AVG	Arteriovenöser Graft
bEVAR	gebranchte endovaskuläre Aortenreparatur
BMT	Best medical treatment
C&S	Crossektomie und Stripping
CAS	Carotis artery Stenting
CCL	Kompressionsklassen
CEA	Carotis-Endarteriektomie
COPD	Chronisch obstruktive Lungenerkrankung
Cor	Class of recommendation
CTA	Computertomographische Angiographie
CVC	Centraler venöser Catheter
CVI	Chronisch venöse Insuffizienz
DEB	Drug eluting balloons
DFS	Diabetisches Fußsyndrom
DIGG	Deutschen Instituts für Gefäßmedizinische Gesundheitsforschung
DPN	Diabetische Polyneuropathie
DSA	Digitale Subtraktionsangiographie
ECST	European Carotid Surgery Trial
EDS	Ehlers-Danlos-Syndrom
EEA	Eversionsendarteriektomie
EEG	Elektroencephalogramm
EKG	Elektrokardiogramm
ELT	Endoluminale Lasertherapie
ELV	Endoluminale Verfahren
ESVS	European Society of Vascular Surgery
EVAR	Endovascular aortic repair
EVLA	Endovenöse Laserablation
fEVAR	fenestrierte endovaskuläre Aortenreparatur
FMD	Fibromuskuläre Dysplasie
Fr	French
HASE	Hemodialysis Access Surveillance Evaluation
HAV	human acellular vessels
Herz-Echo	Herz-Echographie
HHV-8	Humanes Herpesvirus 8
HIV	Human immundeficiency virus

IE	Internationale Einheit
IFU	instructions for use
IMH	Intramurales Hämatom
INR	International normalized ratio
IONM	intraoperatives Neuromonitoring
IVUS	intravaskulärer Ultraschall
KHK	Koronare Herzkrankheit
KI	Künstliche Intelligenz
KM	Kontrastmittel
LA	Ligamentum arcuatum
LDS	Loeys- Dietz-Syndroms
LE	Lungenembolie
Loe	Level of evidence
LZ-EKG	Langzeit-Elektrokardiogramm
MACE	Major adverse cardiovascular events
MALE	Major adverse limb events
MKS	Medizinische Kompressionsstrümpfe
MRA	Magnetresonanzangiographie
MRT	Magnetresonanztomographie
NASCET	North American Symptomatic Carotid Endarterectomy Trial
NEJM	New England Journal of Medicine
NIHSS	National Institutes of Health Stroke Scale
NIRS	Nahinfrarotspektroskopie
NKF- KDOQI	National kidney foundation- Kidney Disease Outcomes Quality Initiative
NMH	Niedermolekulare Heparine
NNT	Number needed to treat
NO	Stickstoff-Monoxid
NOAK	Neue orale Antikoagulantien
NSF	Nephrogene Systemische Fibrose
NSTEMI	Non ST elevating myocardial infarction
OR	open repair
PAT	perkutane Aspirationsthrombektomie
PAU	penetrierendes Aortenulcus
pAVK	periphere arterielle Verschlusskrankheit
PCD	Phlegmasia coerulea dolens
PCS	Pelvic congestion syndrome
PopA	Poplitea-Aneurysmen
PTA	Perkutane transluminale Angioplastie

PTFE	Polytetrafluorethylen
PTS	Postthrombotisches Syndrom
PU	Polyurethan
PVA	Polyvinylalkohol
RA	Regionalanästhesie
rAAA	rupturiertes abdominelles Aortenaneurysma
RCT	randomisiert kontrollierte Studie
RFA	Radiofrequenzablation
RLS	Restless leg syndrome
rt-PA	recombinant tissue Plasminogen Activator
SEP	Somatosensorisch evozierte Potentiale
SOPs	Standards of operating procedures
SPACE	Stent Protected Angioplasty of the Carotid artery versus Endarterectomy
SVS	Society of Vascular Surgery
SW	Standard wall
TAA	Thorakales Aortenaneurysma
TAAA	Thorakoabdominelles Aortenaneurysma
TAO	Thrombangiitis obliterans
TASC	TransAtlantic Intersociety Consensus
TASC II	Trans Atlantic Inter-Society Consensus II Einteilung
TBC	Truncus brachiocephalicus
TBI	Toe brachial index
TBVT	Tiefe Beinvenenthrombose
TC	Truncus coeliacus
TCD	Transkranielle Dopplersonographie
TEVAR	Thorakale endovaskuläre Aortenreparatur
TFH	Thrombozytenfunktionshemmer
TIA	transitorische ischämische Attacke
TOS	Thoracic outlet syndrome
TW	thin wall
UCA	Ulcus cruris arteriosum
UCM	Ulcus cruris mixtum
UCV	Ulcus cruris venosum
VA	Viszerales Aneurysma
VAA	Visceralarterienaneurysmen
VAC	Vakuumokklusiv
VCI	Vena cava inferior
VCS	Vena cava superior

VCSS	venous clinical severity score
VEGF	vaskulärer endothelialer Wachstumsfaktor
VFC	Vena femoralis communis
VJI	Vena jugularis interna
Vmax	Spitzengeschwindigkeit
VN	Vollnarkose
Vpop	Vena poplitea
VS	Vena subclavia
VSM	Vena saphena magna
VSP	Vena saphena parva
WFVS	World Federation of Vascular Societies
ZVK	Zentraler Venenkatheter

Diagnostik in der Gefäßchirurgie

1

Mit der kostenlosen Flashcard-App „SN Flashcards" können Sie Ihr Wissen anhand von Fragen überprüfen und Themen vertiefen. Für die Nutzung folgen Sie bitte den folgenden Anweisungen:

1. Gehen Sie auf https://flashcards.springernature.com/login
2. Erstellen Sie ein Benutzerkonto, indem Sie Ihre Mailadresse angeben und ein Passwort vergeben.
3. Verwenden Sie den folgenden Link, um Zugang zu Ihrem SN Flashcards Set zu erhalten: sn.pub/HFJqjf

Sollte der Link fehlen oder nicht funktionieren, senden Sie uns bitte eine E-Mail mit dem Betreff „SN Flashcards" und dem Buchtitel an customerservice@springernature.com

Frage

1. Welche Aussagen zum Knöchel-Arm-Dopplerindex (ankle brachial index, ABI) sind richtig?

a) Der ABI gehört zur wichtigsten, nicht-invasiven Diagnostik in der Gefäßchirurgie.

© Der/die Autor(en), exklusiv lizenziert an Springer-Verlag GmbH, DE, ein Teil von Springer Nature 2023
S. Regus, *Gefäßchirurgie Fragen und Antworten*,
https://doi.org/10.1007/978-3-662-67231-0_1

b) Bei Werten von < 0,9 spricht man von einer kritischen Durchblutungsstörung.
c) Werte > 1 schließen eine pAVK aus, auch wenn Fußpulse nicht tastbar sind.
d) Bei mediasklerotischen Werten gibt es außer der Sonographie keine nicht-invasive Diagnostik, um eine pAVK auszuschließen.
e) Der Pole-Test ist eine besondere Diagnostik, die ausschließlich bei Rauchern mit V.a. Beckenarterienstenosen zur Anwendung kommt.

Antworten

a) **Richtig.** Der ABI gibt wichtige Hinweise auf vorgeschaltete arterielle Stenosen oder Verschlüsse. Er dient als zuverlässige, einfach erlern- und durchführbare Untersuchung, insbesondere auch im Rahmen der Verlaufsdiagnostik nach interventionellen oder operativen Eingriffen.
b) **Falsch.** Normale Werte des ABIs liegen zwischen 0,9 und 1,2. Ab Werten < 0,9 gilt der ABI als pathologisch erniedrigt, von einer kritischen Durchblutungsstörung spricht am allerdings erst ab Werten < 0,3. Desweiteren spricht man von leichter pAVK bei Werten 0,75–0,9, mäßiger 0,5–0,75, schwerer 0,3–0,5 und kritischer < 0,3.
c) **Falsch.** Bei der Mediasklerose, welche insbesondere beim Diabetiker vorkommt, sind Werte > 1 und Absolutdrücke von > 180 mmHg keine Seltenheit, weshalb hier bei entsprechender Klinik eine weiterführende Diagnostik indiziert ist.
d) **Falsch.** An weiteren nicht-invasiven Diagnostika gibt es die Bestimmung des Zehen-Arm-Dopplerindex (toe brachial index, TBI), bei dem der Verschlussdruck in den Zehenarterien gemessen wird. Die Zehenarterien sind regelhaft nicht von der Mediasklerose betroffen, die Auswertung erfolgt äquivalent zum ABI.
e) **Falsch.** Beim Pole-Test wird beim liegenden Patienten mit gestrecktem Kniegelenk langsam angehoben und das Dopplersignal am Fuß dargestellt, solange bis es verschwindet. An diesem Punkt wird die Höhe in cm von der Liege entfernt gemessen und mit 0,8 multipliziert. Dieser Wert gilt dann als Ersatzwert für den ABI.

2. Welche Aussagen zur ABI-Bestimmung bei pAVK sind richtig?

a) Die Bestimmung des ABI ist der Goldstandard der nicht-invasiven Diagnostik.

b) Bei gering- bis mittelgradigen Stenosen sowie guter Kollateralisation kann der ABI in Ruhe normal sein und erst nach Belastung (Ergometer, Laufband) abfallen.

c) Bei Diabetikern können trotz vorliegender Stenosen die ABI-Werte > 0,9 sein.

d) Der Pole-Test kann nur bei mobilen Patienten durchgeführt werden.

e) Ein ABI-Wert > 1,4 bei einem Patienten ohne Diabetes mellitus und ohne Symptome einer pAVK 1,4 hat keinerlei Bedeutung und kann ignoriert werden.

a) **Richtig.** Wie bereits oben aufgeführt, ist die Bestimmung des ABIs eine einfach und schnell durchführbare Diagnostik, die einen ersten Überblick über die vaskuläre Situation verschafft und bei Auffälligkeiten eine weiterführende Diagnostik rechtfertigt.

b) **Richtig.** Bei Belastung kommt es zu einer physiologisch vermehrten Muskeldurchblutung, insbesondere nach Ende der Belastung und wenn es unter der Anstrengung zu einer relativen Ischämie kam. Deshalb ist ein Abfall des ABIs auf < 0,66 nach Belastung ein Hinweis auf arterielle Stenosen, die in Ruhe gut kompensiert sind.

c) **Richtig.** Bei Diabetikern findet man oft eine Mediasklerose, insbesondere im Bereich der Unterschenkelarterien. Aufgrund dessen sind die Arterien nicht komprimierbar und die Verschlussdrücke typischerweise > 220 mmHg, auch wenn vorgeschaltet Stenosen vorliegen. Hier sollte man dokumentieren, dass die Verschlussdrücke mediasklerotisch verändert und somit nicht verwertbar sind. Aufpassen sollte man bei Diabetikern, die einen ABI von 0,9–1,2 aufweisen, obwohl arterielle Stenosen vorliegen. In solchen Fällen kann die Bestimmung der Zehendruckwerte (TBI, toe-brachial index) hilfreich sein.

d) **Falsch.** Das Prinzip beim Pole-Test ist, dass der Verschlussdruck am Fuß ohne Stauungsmanschette bestimmt wird. Dies kann zum Beispiel bei mediasklerotischen Werten zur weiteren Diagnostik indiziert sein. Die

Stiftsonde wird auf die Arteria dorsalis pedis platziert, dann das im Kniegelenk gestreckte Bein passiv im Hüftgelenk gebeugt und der Fuß so lange
angehoben, bis das Dopplersignal verschwindet. Anschließend muss der
Abstand des Fußes von der Liege (in cm, z. B. 90 cm) mit 0,8 multipliziert
werden. So erhält man schätzungsweise den Verschlussdruck in mmHg (im
Beispiel 72 mmHg). Dieser Wert kann dann durch den systolischen Druck
am Arm dividiert und hierdurch der ABI bestimmt werden.

e) **Falsch.** in mehreren Studien konnte gezeigt werden, dass das Risiko für
vaskuläre und kardiovaskuläre Ereignisse bei Patienten mit einem ABI >
1,4 signifikant erhöht ist und zwar unabhängig davon, ob der Patient an
einem Diabetes mellitus leidet oder nicht. Folglich sollte bei diesen Patienten auch im asymptomatischen Stadium ein kardiovaskuläres Screening
empfohlen und zumindest Labor- und Urinuntersuchungen zum Ausschluss
eines bisher nicht diagnostizierten Diabetes mellitus durchgeführt werden.

Frage

**3. Was ist zutreffend in Bezug auf die Dopplerdruckmessung in der
Gefäßchirurgie?**

a) Bei der Dopplersonographie werden Ultraschallwellen unterschiedlicher
Frequenz ausgesandt.

b) Die Eindringtiefe bei der Dopplersonographie mit einer 4-MHz-Sonde liegt
zwischen 3 und 8 cm.

c) Der Winkel der auf die Haut aufgesetzten Stiftsonde sollte < 45 Grad zur
Längsachse der untersuchten Arterie betragen.

d) Bei der Bestimmung des ABIs wird der niedrigste gemessene Wert am Fuß
(ADP oder ATP) durch den höchsten Wert am Arm (ABR) geteilt.

e) Die absoluten Druckwerte am Fuß spielen bei der Beurteilung der Durchblutungsstörung keine Rolle.

Antworten

a) **Richtig.** Es werden Ultraschallwellen unterschiedlicher Frequenz ausgesandt. Je höher die Frequenz, desto geringer ist die Eindringtiefe.
Typischerweise werden 4-MHz- und 8-MHz-Sonden verwendet.

b) **Falsch.** Die Eindringtiefe einer 4-MHz-Sonde liegt bei 25–40 mm und
kann z. B. auch für Untersuchungen der A. politea oder carotis genutzt werden. Die Eindringtiefe der 8-MHz-Sonde liegt bei 10–25 mm, weshalb sie

bevorzugt für oberflächliche Arterien (Fuß, Handgelenk etc.) angewendet
wird.

c) **Richtig.** Dies hat mit der Cosinus-Funktion zu tun. Bei einem senkrechten
Auftreffen der Schallwellen sind diese meist nicht zu detektieren, was auch
oft als Fehlerquelle bei der Untersuchung zu beobachten ist. Ein Winkel
von < 60 Grad ist anzustreben.

d) **Falsch.** Laut Empfehlungen der American Heart Association (AHA) sowie
der European Society of Vascular Surgery (ESVS) wird der höchste Wert
einer Fußarterie durch den höchsten Armarteriendruck geteilt. Es wird
nicht der ipsilaterale Armdruck verwendet, da es sonst bei ipsilaterale
Stenosierung supraaortal zu falsch hohen Indices am Fuß führen würde.

e) **Falsch.** Auch die absoluten Werte in mmHg lassen Rückschlüsse auf das
Ausmaß und den Kompensationsgrad einer arteriellen Durchblutungsstörung zu. Vereinfacht spricht man bei Werten > 100 mmHg von einer
sehr gut kompensierten Situation, bei 80–100 mmHg von einer guten,
bei 50-80 mmHg von einer grenzwertigen und bei < 50 mmHg von einer
dekompensierten Durchblutungsstörung.

Frage

4. Welche Aussagen zur Pulsoszillographie sind richtig?

a) Bei der Pulsoszillographie werden pulssynchrone Volumenveränderungen
der Extremität gemessen und aufgezeichnet.

b) Die Auswertung der Pulsoszillographie erfolgt stets durch die Absolutwerte
an allen 4 Extremitäten.

c) Bei der Pulsoszillographie unterscheidet man die mechanische von der
elektronischen Messmethode.

d) Bei der akralen Oszillographie werden Volumenschwankungen durch piezoelektrische Sensoren registriert.

e) Der physiologische Kurvenverlauf der Pulsoszillographie ist dikrot.

Antworten

a) **Richtig.** Bei der Oszillographie (oscillare = schaukeln) werden, ganz allgemein, Volumenveränderungen gemessen und aufgezeichnet. Bei der Pulsoszillographie erfolgt dies pulssynchron und abhängig von der arteriellen
Perfusion.

b) **Falsch.** Bei der Pulsoszillographie erfolgt die Auswertung stets im Seiten-
bzw. Längenvergleich. Es sind nicht nur die Ausschläge der Kurve im
Seitenvergleich wichtig, sondern auch die Form der Kurve, welche physiologischerweise dikrot ist (steiler Anstieg, schmaler Gipfel, Inzisur im
absteigenden Schenkel).

c) **Richtig.** Bei der mechanischen (oder auch pneumatischen) Messung werden Manschetten an unterschiedlichen Punkten der Extremität, meist Ober-,
Unterschenkel sowie Knöchelregion, auf einen Wert von ca. 80 mmHg
(arterieller Mitteldruck) aufgepumpt und Volumenschwankungen aufgezeichnet. Bei der elektronischen oder auch akralen Messmethode werden
kleine Sensoren an den Akren angebracht, die dann ebenfalls Volumenschwankungen registrieren und aufzeichnen.

d) **Richtig.** Bei der akralen Oszillographie werden kleinste Volumenschwankungen durch piezoelektrische Sensoren registriert, die an den Zehen angebracht werden. Das Prinzip ist einfach: durch Druck auf piezoelektrische
Kristalle entsteht eine elektrische Spannung, die proportional zum ein-
wirkenden Druck ist. Diese Spannungsänderungen werden aufgezeichnet
(optisch) und die Kurvenverläufe geben die arterielle Durchblutungssituation wieder.

e) **Richtig.** Der normale Kurvenverlauf ist dikrot (aus dem griechisch di =
doppelt und krot = Schlag). Der Kurvenverlauf entsteht herznah (supraaortale Äste) durch die Windkesselfunktion der Aorta ascendens und in den
peripheren Gefäßen durch den peripheren Widerstand sowie die Eigen-
elastizität der Gefäße. Bei vorgeschalteter Stenose und/oder reduzierter
Elastizität kommt es zu einer Abflachung der Kurve ohne Inzision im
absteigenden Schenkel, weshalb man hier von anarchem Kurvenverlauf
spricht.

Frage

5. Welche Aussagen zur Sonographie des Gefäßsystems sind richtig?

a) Ein triphasisches Flussprofil in der AFC spricht gegen Stenosen in der
Beckenstrombahn.

b) Für die Sonographie der Extremitätenarterien wird meist ein mittelfrequen-
ter (3–12 MHz) Linearschallkopf verwendet.

c) Der niederfrequente (1–5 MHz) Konvexschallkopf wird für abdominelle
Fragestellungen, insbesondere Aorten- und Iliakalprozesse, verwendet.

d) Das B-Bild wird für gefäßchirurgische Fragestellungen selten benötigt.

e) Die Kompressionssonographie zum Ausschluss einer tiefen Beinvenenthrombose (TBVT) ist sehr zuverlässig, insbesondere bei den Unterschen-
kelvenen.

Antworten

a) **Richtig.** In einer gesunden Arterie ohne vorgeschaltete Stenosen wird typischerweise ein triphasisches Signal abgeleitet. Die erste Phase (vorwärts)
entspricht dem systolischen Einstrom, die zweite Phase (rückwärts) entsteht durch den peripheren Widerstand, die dritte (vorwärts) durch die
Windkesselfunktion der Aorta.

b) **Richtig.** Mit dem mittelfrequenten Linearschallkopf (Eindringtiefe ca. 2–
8 cm) können die meisten gefäßchirurgischen Fragestellungen in Bezug
auf Hals- und Extremitätengefäße zuverlässig beantwortet werden. Der
hochfrequente Linearschallkopf (5–18 MHz) hat eine Eindringtiefe von
lediglich 1–3 cm, ist daher hervorragend für kutane und oberflächliche
Prozesse geeignet (z. B. Varizen oder Fuß- bzw. Handgelenksarterien).

c) **Richtig.** Niederfrequente (1–5 MHz oder 2–9 MHz) Konvexschallköpfe
ermöglichen eine Darstellung tieferliegender Strukturen abdominell, aber
auch peripherer Gefäße bei Adipositas. Vorteil des konvexen Schallkop-
fes ist die größere Eindringtiefe, allerdings bei geringerer Auflösung im
Vergleich zum Linearschallkopf.

d) **Falsch.** Das B-Bild (englisch brightness = Helligkeit) ist auch in der
Gefäßchirurgie und Angiologie eine wichtige Untersuchungstechnik, bei
der ein Überblick über Strukturen und das benachbarte Gewebe gewonnen werden kann. Amplituden und Tiefe der reflektierten Wellen werden
in einen Grauwert umgewandelt und als Bild sichtbar. Übrigens ist der
B-Mode eine Weiterentwicklung des A-Modes (von Amplitude), welches
die Ursprungsmethode der Ultraschalldiagnostik darstellte. Hier war kein
zweidimensionales Bild sichtbar, sondern lediglich Amplituden und Höhe/
Tiefe ihrer reflektierten Gewebestruktur.

e) **Falsch.** Die Kompressionssonographie ist ein sehr zuverlässiges Diagnostikum zum Ausschluss einer TBVT, insbesondere von der Leiste bis zum
Knie. Hier lässt sich meist einfach unterscheiden, ob die untersuchte Vene
komprimierbar ist oder nicht. In einer nicht komprimierbaren Vene liegt
bis zum Ausschluss des Gegenteils eine Thrombose vor. Die Sensitivität
und Spezifität liegen hier bei jeweils über 90 %. Am Unterschenkel ist die
Sensitivität allerdings deutlich reduziert und liegt hier nur noch bei circa
50 %. Dies gilt auch für erfahrene Untersucher und ist dadurch erklärbar,

dass die Extremität häufig geschwollen ist und die naturgemäß dünnkalibrigen Venen am Unterschenkel (paarig) schwieriger aufzufinden und zu
komprimieren sind.

Frage

**6. Welche Aussagen zur Bildgebung mit jodhaltigem Kontrastmittel sind
zutreffend?**

a) Das laborchemische Screening auf Nierenfunktionsstörungen ist ausreichend.

b) Die Prävention einer kontrastmittelinduzierten Niereninsuffizienz bei vorbestehender Funktionsstörung kann ambulant erfolgen.

c) Bei der intravenösen Flüssigkeitssubstitution wird grundsätzlich NaCl
0,9 % verwendet.

d) N-Acetyl-Cystein (Fluimucil) ist ein wichtiger Bestandteil der Vorbereitung
einer vorbestehenden Niereninsuffizienz.

e) Ab einer GFR < 30 ist eine Angiographie mit Kontrastmittel kontraindiziert.

Antworten

a) **Falsch.** Das Screening nach Nierenfunktionsstörungen, welche zu einer
akuten Niereninsuffizienz führen können, umfasst neben der Labordiagnostik auch eine gezielte Anamneseerhebung. Potenziell gefährdete
Patienten bzw. Zustände sind Operationen im Urogenitalbereich, Stomaträger, Diabetes mellitus, arterielle Hypertonie, Hyperurikämie, Einnahme
nephrotoxischer Medikamente.

b) **Richtig.** Die Vorbereitung kann durch orale Flüssigkeitszufuhr erfolgen.
Der Patient sollte am Tag vor der Untersuchung auf ausreichende Flüssigkeitszufuhr achten, am Morgen des Untersuchungstages sowie innerhalb
von 2–3 h nach der Untersuchung mindestens 500 ml Wasser trinken.

c) **Richtig.** In sämtlichen Leitlinien wird NaCl 0,9 % zur Hydrierung verwendet. Allerdings weisen Studienergebnisse darauf hin, dass auch die Gabe
von Vollelektrolytlösungen erfolgen kann. An Flüssigkeitsmenge werden
1 ml/kgKG/h über 12 h oder 4 ml/kgKG/h über 3 h vor und nach der Untersuchung empfohlen. Dies entspricht einer Flüssigkeitsmenge von jeweils
ca. 1000 ml vorher und nachher.

d) **Falsch.** ACC® 600 hat man früher zur Prophylaxe einer KM-Reaktion verabreicht. Mittlerweile gehört es nicht mehr zur standardmäßigen Vorbereitung, da sich in Studien kein Benefit gezeigt hat.

e) **Falsch.** Auch bei einer erniedrigen GFR < 30 ist die Angiographie unter Anwendung jodhaltiger Kontrastmittel möglich, allerdings sollte ab einer GFR < 45 eine Hydrierung erfolgen.

Frage

7. Welche Aussagen zur antiallergischen Prophylaxe vor Angiographie bei bekannter Kontrastmittelallergie sind richtig?

a) Am Vorabend und am Morgen der Untersuchung sollte ein orales Kortisonpräparat verabreicht werden.

b) Alternativ kann auch eine intravenöse Applikation erfolgen.

c) Die Gabe von Antihistaminika sollte direkt vor der Untersuchung erfolgen.

d) Die Gabe von H1- und H2-Blockern ist absolut indiziert.

e) Kontrastmittel-Allergien treten mit einer Häufigkeit von 1–3 % auf.

Antworten

a) **Richtig.** Am Abend vor der Untersuchung sowie am Morgen der Untersuchung empfiehlt sich jeweils die orale Gabe von Urbason® (Methylprednisolon) 32 mg (2 Tabletten a 16 mg, insgesamt 64 mg). Der zeitliche Abstand zur Kontrastmittelapplikation sollte zirka 12 sowie 2 h betragen.

b) **Richtig.** Alternativ kann Solu-Decortin-H® (Prednisolon, 1 Amp. 50 mg) 6 h vor der Untersuchung intravenös appliziert werden. Bei der Kortisongabe ist zu beachten, dass eine Applikation 3 h oder weniger zur Kontrastmittelapplikation zu kurz und somit unwirksam ist.

c) **Richtig.** Es empfiehlt sich, die Antihistaminika direkt vor der Untersuchung zu verabreichen, am besten bei Abruf des Patienten auf Station oder in den Räumlichkeiten der Angiographie durch den Radiologen. Mögliche Präparate sind Tavegil® (Clemastin, H1-Blocker, Ampulle 2 mg/5 ml) sowie Tagamet® (Cimetidin, H2-Blocker, Ampulle 200 mg/2 ml) oder Ranitic® (Ranitidin, H2-Blocker, H2-Blocker, Ampulle 50 mg/5 ml).

d) **Falsch.** Die Gabe von Antihistaminika ist nicht zwingend erforderlich, teilweise wird lediglich die Gabe von Glukokortikoiden empfohlen. Allerdings wurde in Studien gezeigt, dass die Wahrscheinlichkeit einer Kontrastmittelreaktion nach vorheriger Gabe eines Kortikoids und zusätzlicher

Applikation eines H1- und H2-Blockers auf einstellige Werte reduziert werden kann. Es gibt Anhaltspunkte dafür, dass die alleinige Kortisongabe weniger effektiv ist und das Risiko für eine Reaktion auf Kontrastmittel hier bei ca. 15 % liegt.

e) **Falsch.** Allergische Reaktionen gegen Kontrastmittel treten mit einer Wahrscheinlichkeit von 0,005–0,5 % auf, und zwar häufiger gegen jodhaltige (0,5–0,1 %) als gegen gadoliniumhaltige (0,005–0,05 %) Kontrastmittel. Die meisten (>95 %) Kontrastmittelzwischenfälle ereignen sich innerhalb von 20 min, weshalb eine Überwachung für 30–60 min ausreichend ist.

Frage

8. Was ist im Hinblick auf die Gabe von Gadolinium bei der MRA richtig?

a) Gadolinium kann unabhängig von der Nierenfunktion gegeben werden.

b) Gadolinium wird über die Leber verstoffwechselt und über die Gallenwege ausgeschieden.

c) Übelkeit und Erbrechen sind häufige Nebenwirkungen von Gadolinium.

d) Die Nephrogene Systemische Fibrose (NSF) ist eine häufige Nebenwirkung nach Gabe von Gadolinium.

e) Die NSF führt zu einer Fibrosierung von Nierengewebe.

Antworten

a) **Falsch.** Auch und insbesondere bei eingeschränkter Nierenfunktion sollte die Gabe von Gadolinium sowie die weiterführende Diagnostik unter Anwendung von gadoliniumhaltigem Kontrastmittel kritisch indiziert werden.

b) **Falsch.** Gadolinium wird hauptsächlich über die Nieren ausgeschieden und ist bei normalen Nierenfunktion bereits nach 5–10 min nicht mehr im Blut nachweisbar. Allerdings kann es sich auch in bestimmten Geweben ablagern, zum Beispiel im Gehirn oder im Muskelgewebe. Insbesondere bei eingeschränkte Nierenfunktion muss an diese Nebenwirkung gedacht werden.

c) **Richtig.** Typische, aber seltene, Nebenwirkungen von Gadolinium sind unter anderem Übelkeit und Erbrechen, Luftnot sowie Hautausschläge.

d) **Falsch.** Die NSF ist eine sehr seltene Komplikation nach Verabreichung von gadoliniumhaltigem Kontrastmittel. In der Weltliteratur sind weniger als 200 Fälle dokumentiert, in der überwiegenden Mehrzahl nach Gabe linearer nichtionischer Gadoliniumverbindungen (Omniscan®). Makrozyklische Präparate (Gadovist®) sind viel besser verträglich und setzen Gadolinium so gut wie nicht frei.

e) **Falsch.** Primäre Manifestation ist die Haut an den Extremitäten, hier kommt es zu einem symmetrischen Befall mit Hautverfärbungen und kutaner Verdickung. Zudem kann es auch innerhalb kurzer Zeit (Tage bis wenige Wochen) zu Versteifungen von Gelenken kommen.

Frage

9. Welche Aussagen zur Thrombozytenfunktion sind zutreffend?

a) Zu den Thrombozytenfunktionshemmern gehören Acetylsalicylsäure, ADP-Rezeptorblocker P2Y12 sowie Glykoprotein IIa/IIIb-Rezeptorantagonisten.

b) Bei dem sogenannten Multiplate®-Test handelt es sich um Überprüfung der Thrombozytenaggregationsfähigkeit mittels Impedanzaggregometrie.

c) Beim ADP-Test der Multiplate®-Analyse wird das Ansprechen auf Clopidogrel getestet.

d) Die Thrombozytenzahl ist für die Durchführung des Multiplate®-Tests unerheblich.

e) Bei dem Multiplate®-Test handelt es sich um eine sogenannte Point-of-Care-Diagnostik.

Antworten

a) **Richtig.** Das am häufigsten in der vaskulären Chirurgie verwendete Medikament zur Thrombozytenfunktionshemmung ist Acetylsalicylsäure, welches die Cyclooxygenase 2 (COX2) und dadurch irreversibel die Thromboxan-Synthese der Thrombozyten hemmt.

Zu den **ADP-P2Y12-Rezeptorblockern** gehören die irreversiblen Hemmstoffe Ticlopidin, Clopidogrel, Prasugrel sowie die reversiblen Ticagrelor und Cangrelor.

Abciximab, Eptifibatid und Tirofiban zählen zu den **Glykoprotein-IIb/IIIa-Rezeptorantagonisten.**

b) **Richtig.** Der Multiplate®-Test dient zum einen dem Monitoring einer antithrombozytären Therapie, desweiteren zur Identifizierung von Patienten mit angeborenen oder erworbenen Thrombozytenfunktionsstörungen.

Bei dem Test wird die Aggregationsfähigkeit von Thrombozyten mit der sogenannten Impedanzaggregmetrie überprüft. Das Prinzip ist folgendes:

- Mit Hirudin ungerinnbar gemachte Blutprobe wird in eine Kammer mit zwei Elektroden injiziert.
- Anschließend wird das Blut mit unterschiedlichen Thrombozytenaktivatoren versetzt. Aktivierte Thrombozyten lagern sich an Elektroden an und verändern hiermit den Widerstand (= die Impedanz).
- Ein Ansprechen auf Thrombozytenfunktionshemmer ist anzunehmen, wenn bestimmte Referenzbereiche der Impedanz (= Aggregationsfähigkeit) unterschritten werden.
- So können „Non-Responder" von Thrombozytenfunktionshemmern identifiziert werden.

c) **Richtig.** Die Prüfung erfolgt durch folgende Methoden/Agenzien: ADPtest (Clopidogrel), TRAPtest (Globaltest), ASPItest (Ticlopidin, Clopidogrel, Prasugrel, Ticagrelor und Cangrelor) sowie ADPtest HS (Acetylsalicylsäure und Clopidogrel).

d) **Falsch.** Bei einer Thrombozytenzahl von weniger als https://doi.org/10. 0000/µl sind die Ergebnisse des Multiplate®-Tests nicht verwertbar. Deshalb ist vor der Multiplate®-Analyse eine Blutbild-Untersuchung obligat durchzuführen.

e) **Richtig.** Die sogenannte Point-of-Care-Diagnostik (POC) umfasst sämtliche Diagnostik, die am Patientenbett durchgeführt wird. Übersetzt heißt Point of Care auch patientennahe Labordiagnostik. Besonderheiten sind unter anderem, dass die Patientenproben (Vollblut, Speichel, Abstriche) nicht aufbereitet werden müssen und die Ergebnisse ohne größere Zeitverzögerung vorliegen. Ein häufiger Einsatzort ist die Intensivstation, aber auch unter ambulanten Bedingungen wird es zunehmend eingesetzt.

Periphere arterielle Verschlusskrankheit (pAVK)

2

---

1. Welche Aussagen zur Einteilung der pAVK sind richtig?

a) Die periphere arterielle Verschlusskrankheit wird nach Fontaine in 4 Stadien eingeteilt.

b) Die Einteilung nach Fontaine wird primär in Europa verwendet.

c) Die Einteilung nach Rutherford existiert sowohl für die akute als auch die chronische Extremitätenischämie.

d) Die pAVK ist meist im Bereich der Beine lokalisiert.

e) Die pAVK vom Schulter-Arm-Typ ist deutlich seltener als die vom Becken-Bein-Typ und macht allenfalls 10 % der Fälle aus.

Antworten

a) **Richtig.** Die Einteilung orientiert sich an den Beschwerden des Patienten und der sich hieraus ergebenden Therapieplanung. *Stadium I* bedeutet asymptomatisch, d. h. die Diagnostik hat zufällig arterielle Stenosen oder Verschlüsse ergeben, der Patient ist aber beschwerdefrei. Dies ist meist auf ausgeprägte Kollateralen zurückzuführen. Stadium II beschreibt belastungsabhängige Schmerzen mit Gehstreckenlimitierung auf > 200 m (IIa) oder < 200 m (IIb). Die Unterscheidung in a und b liegt daran, dass man davon ausgeht, eine Gehstrecke von mehr als 200 m ist ausreichend und konservative Therapieverfahren gerechtfertigt. Mit einer Gehstrecke von < 200 m kommen die wenigsten zurecht, was invasive Therapieverfahren rechtfertigt. Die Entscheidung ist dennoch individuell zu treffen:

© Der/die Autor(en), exklusiv lizenziert an Springer-Verlag GmbH, DE, ein Teil von Springer Nature 2023
S. Regus, *Gefäßchirurgie Fragen und Antworten*,
https://doi.org/10.1007/978-3-662-67231-0_2

so kann der 50-jährige Briefträger mit 500 m Gehstrecke zurecht auf eine invasive Behandlung drängen, da er sonst seine Erwerbstätigkeit bedroht sieht. Wohingegen die 90-jährige Seniorin mit 100 m durchaus für den Rest ihres Lebens ohne invasive Maßnahmen gut zurechtkommen kann. Stadium III beinhaltet Ruheschmerzen und Stadium IV trophische Läsionen. Beide werden auch unter dem Begriff der kritischen Extremitätenischämie (chronisch) subsummiert. Eine invasive Therapie mittels perkutaner radiologischer Intervention oder chirurgischer Gefäßrekonstruktion ist unausweichlich. Andernfalls droht der Extremitätenverlust.

b) **Richtig.** In Amerika wird hauptsächlich die Einteilung nach Rutherford verwendet, in Europa wird primär die nach Fontaine eingesetzt. Wichtige Unterschiede zwischen beiden Einteilungen sind die Unterteilung der **belastungsabhängigen Schmerzen** (Claudicatio intermittens) in zwei Stadien bei Fontaine (IIa > 200 m; IIb < 200 m) und in drei bei Rutherford (1: leichte, 2: mäßige, 3: schwere Claudicatiosymptomatik) sowie der Ulcera in ein Stadium bei Fontaine (IV) und zwei Stadien bei Rutherford (V: oberflächliche und VI: tiefe Ulcera).

c) **Richtig.** Die Einteilung nach Rutherford existiert sowohl für die akute als auch die chronische Extremitätenischämie. Die Einteilung der chronischen erfolgt in die Stadien 0–6, die der akuten in die Stadien I, IIa, IIb und III. Details zu den Stadien nach Rutherford: 0: asymptomatisch, 1: milde Gehstreckenlimitierung, 2: mäßige Gehstreckenlimitierung, 3: starke Gehstreckenlimitierung, 4: Ruheschmerzen, 5: oberflächliche Ulcera, 6: tiefgreifende Ulcera.

d) **Richtig.** In 90 % der Fälle wird die pAVK im Bereich der unteren Extremität diagnostiziert. Die Gründe hierfür sind nicht hinreichend geklärt. Eine Erklärung könnte durchaus sein, dass die Muskulatur der unteren Extremität beim Menschen meist deutlich stärker beansprucht wird als die im Bereich der oberen Extremität und folglich Stenosen im Bereich der Schulter-Arm-Arterien seltener symptomatisch werden. Die Dunkelziffer ist im Bereich der oberen Extremität vermutlich höher als bei der unteren Extremität.

e) **Richtig.** Die pAVK vom Schulter-Arm-Typ ist deutlich seltener und betrifft hier meistens die proximale Arteria subclavia im Sinne eines Subclavian-Steal-Syndroms. Der Verschlussprozess ist meistens links lokalisiert (ca. 70–80 %), wobei diese Seitenpräferenz nicht geklärt ist.

2.Welche Aussagen zu Risikofaktoren der pAVK in der westlichen Zivilisation sind richtig?

a) Nikotinabusus ist einer der Hauptursachen der pAVK.
b) Bewegungsmangel ist mittlerweile aufgrund des förmlichen „Fitnessbooms" zu vernachlässigen.
c) Alter ist ein weiterer Risikofaktor.
d) Junge Menschen unter 50 sind selten betroffen.
e) Unabhängig von der Ätiologie gibt es unterschiedliche Prädilektionsstellen.

a) **Richtig.** Obwohl sich die Zahl der Raucher in Deutschland seit 40 Jahren stetig reduziert, raucht immer noch fast ein Viertel der Bevölkerung regelmäßig und ein Fünftel täglich. Nach Schätzungen des Bundesministeriums für Gesundheit ist aber auch in den kommenden Jahren mit einer weiteren Abnahme der Zahl an Rauchern zu rechnen.

b) **Falsch.** Bewegungsmangel ist nach wie vor weit verbreitet und einer der wichtigsten Risikofaktoren für Übergewicht, das metabolische Syndrom sowie kardiovaskuläre Erkrankungen. Die WHO empfiehlt 150 min moderates oder 75 min intensives Bewegen (Laufen, Spazierengehen, Radfahren, Schwimmen, etc.) mindestens wöchentlich. Diese Vorgabe erfüllt einer von 5 Erwachsenen in Deutschland. Dies ist einer der Grund für einen internationalen Plan für mehr Bewegung (GLOBAL ACTION PLAN ON PHYSICAL ACTIVITY 2018–2030), für den die WHO federführend verantwortlich ist.

c) **Richtig.** Alter ist ein wichtiger, nicht beeinflussbarer Risikofaktor bei der Entstehung der Atherosklerose. Die Inzidenz liegt bei einem Alter unter 50 bei weniger als 1 %, ab einem Alter von 70 beträgt sie bereits 15–20 %. Die Lebenserwartung ist bei Vorhandensein einer pAVK deutlich reduziert. Die Mortalität nach 5 Jahren beträgt bei 60-bis 75-jährigen pAVK-Patienten 30 %, bei der Vergleichsgruppe ohne pAVK liegt sie bei ca. 10 %. Die 5-Jahres-Überlebensrate eines Patienten mit pAVK ist geringer als die einer Patientin mit Brustkrebs.

d) **Richtig.** Jüngere Menschen unter 50 sind selten von einer pAVK betroffen. Die Gesamt-Prävalenz der pAVK liegt in Deutschland bei ca. 3–10 %, bei > 70-Jährigen steigt sie auf mehr als 20 % an. Genaue Zahlen über die

Prävalenz bei der Altersgruppe < 50 Jahre liegen nicht vor, sie wird auf weniger als 1 % geschätzt. Wichtig hierbei ist noch, dass der Risikofaktor Diabetes mellitus in der Altersgruppe der 40- bis 49-Jährigen und Rauchen bei den 50- bis 59-Jährigen entscheidend zu sein scheint.

e) **Richtig.** Die Gefäße der Leistenregion und Oberschenkeletage sind die wohl häufigste Lokalisation und Prädilektionsstelle der pAVK, unabhängig von den zugrunde liegenden Risikofaktoren. Desweiteren liegen an Gefäßbifurkationen Prädilektionsstellen vor, was auf die Hämodynamik und mechanische Belastung (Scherbelastung) der Intima sowie des Endothels zurückzuführen ist. Bei Rauchern zeigt sich dann oft eine Beteiligung der aortoiliakalen Strombahn, wohingegen Diabetiker von Stenosen und Verschlussprozessen der Unterschenkelarterien betroffen sind.

Frage

3.Welche Aussagen zur Ätiologie der pAVK sind korrekt?

a) Nikotinabusus ist nach der arteriellen Hypertonie der wichtigste Risikofaktor der pAVK.
b) Es gibt 4 Hauptrisikofaktoren in der Ätiologie der pAVK.
c) Bei strikter Nikotinkarenz kann das Risiko für eine pAVK wieder den Zustand vor dem Nikotinabusus erreichen.
d) Die Unterteilung der Ätiologie kann in biochemisch-toxische sowie hämodynamisch-mechanische erfolgen.
e) Die arterielle Hypertonie wird bei pAVK Patienten am besten mit β-Blockern der 2. Generation behandelt.

Antworten

a) **Richtig.** Die arterielle Hypertonie ist der wichtigste bzw. häufigste Risikofaktor der pAVK. Durch Toxine im Tabakrauch kommt es zu einer biochemisch-toxischen Endothelschädigung, primärer Angriffspunkt hierbei ist Stickstoff-Monoxid (NO). Bei NO handelt es sich um ein flüchtiges Gas, welches eine Halbwertszeit von 2–10 s hat und frei durch die Gefäßwand diffundiert. Es führt u. a. zu einer Gefäßwandrelaxation und verminderten Adhäsion von Blutzellen, vornehmlich Thrombozyten. Durch Inhaltsstoffe des Tabaks kommt es zu einer Störung dieser empfindlichen Regelprozesse, wodurch Endothelablagerungen entstehen. Außerdem ist bei Rauchern eine erhöhte Kohlenmonoxid-Konzentration im Blut messbar, welches wiederum zu einer verstärkten Vasokonstriktion führt und den Vorgang der „Gefäßverkalkung" beschleunigt.

b) **Richtig.** Mindestens einer der 4 Risikofaktoren liegt bei > 95 % aller Patienten mit einer pAVK vor. Diese sind
1. Nikotinabusus,
2. Diabetes mellitus,
3. Arterielle Hypertonie und
4. Hypercholesterinämie.

c) **Falsch.** Auch nach konsequenter Einstellung des Nikotinabusus entspricht das Risiko für die Entwicklung einer pAVK sogar nach jahre- bzw. jahrzehntelanger Karenz nicht dem von lebenslangen Nichtrauchern. Dies ist eine Besonderheit bei der pAVK, denn bei anderen Erkrankungen (KHK, obstruktive Lungenerkrankungen, maligne Tumorerkrankungen) kann sich das Erkrankungsrisiko nach dem Rauchstopp komplett normalisieren.

d) **Richtig.** Grob kann man die Ätiologie der Endothel- und Intimaschädigungen, welche charakteristisch für die Atherosklerose sind, in mechanische und chemische unterscheiden. Zu den chemischen gehören das Rauchen mit seinen schädlichen Inhaltsstoffen, der Diabetes mellitus mit erhöhten Blutzuckerwerten sowie die Hyperlipidämie. Zu den mechanischen gehören die arterielle Hypertonie sowie anatomische Besonderheiten im Bereich von Gefäßbifurkationen.

e) **Falsch.** Bis vor einigen Jahren waren in der Leitlinie der Deutschen Gesellschaft für Angiologie β-Blocker kontraindiziert. β-Blocker der 1.und 2. Generation führen aufgrund der unselektiven Wirkung neben der erwünschten β1-Blockade auch zu einer peripheren β2-Blockade. Hierdurch kommt es zu einem Überwiegen der alpha-Wirkung und einer peripheren Vasokonstriktion, welche die Symptomatik der pAVK verschlechtern kann. β-Blocker der 3. Generation (Nebivolol, Carvedilol) hingegen sind selektiv für β1-Rezeptoren und werden daher neben ACE-Hemmern, AT-I- und Calciumantagonisten bei pAVK-Patienten eingesetzt und empfohlen.

Frage

4. Welche Aussagen zur Pathogenese der Arteriosklerose sind zutreffend?

a) Sogenannte „Fatty streaks" sind das erste Stadium der Arteriosklerose und treten im fortgeschrittenen Lebensalter auf.

b) „Fatty streaks" sind die Vorläufer arteriosklerotischer Beete.

c) Bei den arteriosklerotischen Beeten unterscheidet man zwischen frühen (einfachen) und späten (komplexen) Beeten.

d) Verkalkungen entstehen durch den Abbau von Fettablagerungen, allerdings erst in späten arteriosklerotischen Beeten.

e) Bei der Arteriolosklerose handelt es sich um eine Arteriosklerose der kleinen Gefäße.

Antworten

a) **Falsch.** „Fatty streaks", übersetzt fettige Streifen, sind Fetteinlagerungen unter dem Endothel, die bereits im kindlichen Organismus beobachtet werden. Sie sind komplett reversibel, nur ein kleiner Teil dieser „Fatty streaks" entwickelt sich weiter zu einem arteriosklerotischen Beet.

b) **Richtig.** Aus „fatty streaks" können sich arteriosklerotische Beete entwickeln, die durch einen zentralen Atherombrei charakterisiert sind. Dieser ist hoch thrombogen und wird durch eine Deckplatte vom Gefäßlumen abgegrenzt.

c) **Richtig.** Einfache Beete bestehen aus dem zentralen Atherombrei und der Deckplatte. Wenn es im Lauf der Zeit mehrmalig zu kleineren sowie größeren Einrissen der Deckplatte kommt, entsteht lokal eine partielle Thrombosierung und erneute Organisation des Beetes. Im Laufe der Zeit entstehen dann mehrere Schichten, wodurch eine Verdickung der Deckplatte und eine Organisation des Atherombreis in mehrere Schichten erfolgt. Hierdurch entstehen komplexe Beete, welche typischerweise intraoperativ gesehen und ausgeschält werden können.

d) **Falsch.** Verkalkungen werden bereits in frühen arteriosklerotischen Beeten beobachtet und können prinzipiell in allen Zellen mit Gewebeuntergang und einer metabolischen Azidose entstehen. Die Verkalkungen sind also Folge des Zelluntergangs und der Neuorganisation des Gewebes. Sie entstehen nicht durch Ablagerungen von Blutbestandteilen (z. B. im Rahmen einer Hyperkalzämie).

e) **Falsch.** Bei der Arteriolosklerose handelt es sich um Ablagerungen hyaliner Substanzen in die Gefäßwand, meist in kleineren Arterien (A. renalis oder dorsalis pedis) sowie nachgeschalteter Kapillaren. Diese hyalinen Substanzen entstehen durch Zuckeranlagerungen an Eiweiße, Fette und Nukleinsäuren. Die entstehenden Substanzen nennt man auch advanced glycation end products (AGE). Die Ablagerungen sind von eher fester Struktur, können das Lumen komplett verlegen und werden u. a. bei der diabetischen Nephropathie und Stenosierung der Nierenarterien sowie dem diabetischen Fußsyndrom mit mikroangiopathischen Veränderungen beobachtet.

Frage

5. Welche Aussagen zu den histopathologischen Vorgängen in der Gefäßwand und ihrer Pathogenese bei der pAVK sind richtig?

a) Die pAVK spielt sich hauptsächlich im Endothel sowie der Intima ab.

b) Beim Nikotinabusus kommt es zu Einlagerung von Teer und dessen Abbauprodukten ins Endothel.

c) Beim Diabetiker lagern sich Glucose sowie Fructose ab und induzieren einen entzündlichen Prozess.

d) Gefäßaufteilungen (Bifurkationen) sind am häufigsten von atherosklerotischen Gefäßwandveränderungen betroffen.

e) Bei der arteriellen Hypertonie kommt es zu Einrissen der Intima und hierdurch zur Entzündungsreaktion der Gefäßwand.

Antworten

a) **Richtig.** Endothelzellen spielen nach aktuellem Stand der Wissenschaft die Hauptrolle in der Entstehung arteriosklerotischer Plaques. Normalerweise bilden Endothelzellen eine für korpuskuläre Bestandteile undurchlässige Innenauskleidung der Gefäße. Bei der Arteriosklerose kommt es durch unterschiedliche Mechanismen zu einer entzündlichen Reaktion der Endothelzellen, woraufhin sie durchlässig werden für Makrophagen und Fette. Es kommt dann zu Ablagerungen in die Intima, wodurch sogenannte Plaques entstehen. Je nach Bestandteilen dieser Plaques sind sie eher „weich" (lipidhaltig) oder „hart" (Calcium- und kalkreich). Mit Fortschreiten der Erkrankung kommt es zu einer Größenzunahme dieser Plaques, wodurch Stenosen oder Aneurysmen entstehen können. Außerdem wird ein entzündlicher Prozess aktiviert, wodurch Entzündungszellen in die Plaques einwandern und zu einer gewissen Abkapselung führen.

b) **Richtig.** Beim Nikotinkonsum werden zahlreiche Toxine, Giftstoffe, krebserregende Substanzen sowie teerhaltige Bestandteile inhaliert und mit dem Blutstrom transportiert. Diese führen zu den typischen Ablagerungen, welche beim Raucher hauptsächlich aortoiliakal lokalisiert sind.

c) **Richtig.** Beim Diabetiker und der pathognomonischen Hyperglykämie, welche ursächlich ist für die Plaquebildungen beim Diabetiker, kommt es zu Ablagerungen dieser im Blut überschüssigen Substanzen. Auch hier wird ein Entzündungsprozess induziert, Verkalkungen sind ebenfalls typisch, zudem kommt es aufgrund des zusätzlich bestehenden Übergewichts meistens auch zu Einlagerungen von Lipiden.

d) **Richtig.** Aufgrund der durch den Blutstrom bedingten Turbulenzen im Bereich von Gefäßbifurkationen kommt es hier zu Scherbelastungen der Gefäßwand, welche offensichtlich ursächlich sind für Intimaläsionen. Durch letztere entstehen Prädilektionsstellen für Ablagerungen überschüssiger Blutbestandteile. Ähnliches gilt offensichtlich für die Femoralarterie auf Höhe des Adduktorenkanals. Auch hier werden durch die stetige Druckbelastung Intimaläsionen vermutet, die diese Region (loco typico) anfälliger machen für Kontinuitätsunterbrechungen und Einlagerungen.

e) **Richtig.** Auch die arterielle Hypertonie ist ein wichtiger Risikofaktor bei der Entstehung der pAVK. Durch die Gefäßwandbelastung aufgrund der Hypertonie werden ebenfalls Einrisse der Gefäßwand beziehungsweise Läsionen vermutet, woran sich die bereits mehrfach zitierte Kaskade der Plaquebildung anschließt.

Frage

6. Welche Aussagen zur Lokalisation von Verschlussprozessen sind richtig?

a) Bei Diabetikern sind meist die Unterschenkelgefäße betroffen.
b) Bei Rauchern finden sich oft unauffällige Ober- und Unterschenkelarterien.
c) Eine der häufigsten Stenoselokalisationen ist die Arteria femoralis superficialis (AFS) auf Höhe des Adduktorenkanals.
d) Langstreckige Verschlüsse betreffen meist die AFS, seltener die Apop sowie crurale Arterien.
e) Kurzstreckige Stenosen finden sich oft im Bereich von Bifurkationen, mechanisch belasteten Gefäßabschnitten sowie diffus in Unterschenkelarterien.

Antworten

a) **Richtig.** Bei Diabetikern finden sich oft Unterschenkel-Verschlussprozesse, wohingegen iliacofemoral meist stenosefreie Verhältnisse vorliegen. Die Ursachen für diese Stenosierungen crural bei Diabetikern ist die diabetische Mediasklerose.

b) **Richtig.** Bei Rauchern finden sich meist Stenosen aortoiliakal, wohingegen femoropopliteal typischerweise regelrechte Verhältnisse ohne Auffälligkeiten vorliegen. Raucher sind zudem oft jünger, zwischen 50 und 60 Jahre, und haben seltener Übergewicht.

c) **Richtig.** Die AFS auf Höhe des Adduktorenkanals ist eine Prädilektionsstelle der pAVK. Weitere Prädilektionsstellen sind Bifurkationen (Carotis-, Femoralisgabel, Aorten- und Iliacalbifurkation) sowie mechanisch belastete Gefäßregionen wie die Arteria poplitea (Apop) sowie die Arteria iliaca externa (AIE).

d) **Richtig.** Langstreckige Verschlüsse betreffen oft die AFS mit Kollateralisation über die Arteria profunda femoris und Wiederdarstellung der Apop ober- (supragenual) oder unterhalb (infragenual) des Kniegelenks. Symptomatisch werden Patienten erst, wenn die Kollateralisation nicht mehr ausreicht, um die Blutversorgung des Beines ausreichend zu gewährleisten. Unterschenkelgefäße sind ebenfalls teilweise langstreckig verschlossen, dies betrifft allerdings selten Raucher, sondern auch hier vornehmlich Diabetiker sowie Patienten in fortgeschrittenem Lebensalter.

e) **Richtig.** Insbesondere im Bereich von Bifurkationen treten Stenosierung auf, was vermutlich durch die entstehenden Turbulenzen begünstigt wird. Offensichtlich kommt es hierbei dann zu einer verstärkten Ablagerung von im Blut gelösten Substanzen. Das Gleiche gilt vermutlich für mechanisch belastete Gefäßareale, zum Beispiel die AIE bei der Hüftgelenksbewegung sowie der Apop auf Höhe des Kniegelenks oder der AFS auf Höhe des Adduktorenkanals.

Frage

7.Welche Aussagen zu Bypässen und Bypassmaterialien sind richtig?

a) Die VSM ist das am häufigsten verwendete Bypassmaterial.

b) An alloplastischen Materialien sind PTFE (Polytetrafluorethylen)- und Dacron-Prothesen zu nennen.

c) Allogene bzw. homologe Ersatzmaterialien sind z. B. kryokonservierte Aorten Verstorbener.

d) An heterologen Materialien sind Nabelschnurvenen zu nennen.

e) Der Composite-Bypass ist eine sehr vielversprechende Alternative bei zu geringer Länge der VSM.

a) **Richtig.** Bei ausreichender Länge und einem Durchmesser von > 3 mm ist die VSM das am besten geeignete Material für eine Bypassanlage. Sie weist 5-Jahres-Offenheitsraten von mehr als 80 % auf. Nach einem Jahr sind mehr als 90 % der Venenbypässe offen. Weniger gut geeignet und deshalb seltener eingesetzt werden die Vena saphena parva sowie die Vena basilica.

b) **Richtig.** PTFE und Dacron sind typische alloplastische Materialien und werden für arterielle Rekonstruktionen verwendet. PTFE steht für Polytetrafluorethylen (oft auch unter dem Herstellername Goretex® oder Teflon®-Prothesen genannt) und ist ein primär dichter Kunststoff mit glatter Oberfläche. PET steht für Polyethylenterephthalat und ist der Grundstoff von Polyesterprothesen (auch bekannt unter Dacron). Diese Prothesen werden gestrickt oder gewirkt, sind dehnbar, aber primär nicht dicht. Früher mussten PET-Prothesen deshalb „geclottet" werden, also in Patientenblut eingelegt und durch die Anheftung von korpuskulären Bestandteilen dicht gemacht werden. Dies führte zu einer gewissen intraoperativen Zeitverzögerung, weshalb mittlerweile beschichtete Prothesen verfügbar sind und sich im klinischen Alltag durchgesetzt haben.

c) **Richtig.** Allogen bzw. homolog bedeutet, dass es sich um biologische Materialien der gleichen Spezies (Mensch) handelt, aber eben nicht vom gleichen Individuum (autolog), sondern von einem anderen, artgleichen Individuum. Typischerweise handelt es sich um größere Arterien verstorbener Menschen, meist die aortoiliakale Strombahn.

   Um sich die teils verschieden benutzten Begriffe besser zu merken, hier nochmal zusammengefasst:
   - **auto**gen (veraltet: autolog): vom gleichen Individuum
   - **allo**gen (veraltet: homolog): von einem anderen Individuum der gleichen Spezies
   - **xeno**gen (veraltet: heterolog): von einer anderen Spezies
   - alloplastisch: kein biologisches Material, sondern Kunststoff

d) **Falsch.** Heterolog ist ein veralteter Begriff und gleichbedeutend mit xenogen. Dies bedeutet, dass es sich um biologisches Gewebe einer anderen Spezies handelt, meist Perikard vom Rind (boviner Perikardpatch). Vorteil ist die deutlich geringere Infektanfälligkeit. Es gibt mittlerweile diese Patche in unterschiedlichen Durchmessern und Stärken, weshalb sie zunehmend in der Herz-, aber auch der Gefäßchirurgie Verwendung finden. Eine kommerzielle Herstellung von röhrenförmigen Perikardmaterialien, die dann als Bypass Verwendung finden würden, gibt es allerdings noch nicht.

e) **Falsch.** Der Composite-Bypass wird typischerweise verwendet, wenn die VSM längenmäßig nicht ausreicht, ist allerdings aufgrund der schlechten Offenheitsraten keine gute Alternative. Es wird hierbei die Vene mit einem Kunststoffbypass anastomosiert, um die benötigte Länge zu erreichen. Die Offenheitsraten solcher Composite-Bypässe sind allerdings wenig zufriedenstellend, nach 5 Jahren sind nur noch ca. 30 % dieser Bypässe offen. Ihr Einsatz beschränkt sich folglich auf Ausnahmefälle, z. B. um die distale Anastomose im Unterschenkelbereich und den gelenküberschreitenden Abschnitt mit einer Vene herzustellen, und am Oberschenkel dann Kunststoff (meist PTFE) zu verwenden.

Frage

8. Welche Aussagen zur pAVK bei Diabetikern sind richtig?

a) Bei Diabetikern entstehen stenosierende Prozesse meist an den Unterschenkelarterien.

b) Hauptursache der Arteriosklerose bei Diabetikern sind Glucose-Ablagerungen in der Gefäßwand.

c) Bei der diabetischen Makroangiopathie wird histopathologisch meistens eine Mönckeberg-Mediasklerose beobachtet.

d) Bei der diabetischen Mikroangiopathie sind oft Fußpulse tastbar.

e) Beim Diabetiker spielt die Triopathie aus Angiopathie, Neuropathie und Infektion die zentrale Rolle bei der Entstehung von Ulcera am Fuß.

Antworten

a) **Richtig.** Bei Diabetikern beobachtet man oft stenosierende Prozesse im Bereich der cruralen Arterien oder im Sinne einer Mikroangiopathie im Bereich der Akren. Bei über 70 % der Diabetiker sind arteriosklerotische Prozesse im Bereich der Extremitätenarterien unterhalb des Kniegelenks lokalisiert.

b) **Richtig.** Durch chronisch erhöhte Blutzuckerspiegel kommt es zu einer Glykierung von Proteinen und korpuskulären Blutbestandteilen, welche sich in der extrazellulären Matrix sowie der Gefäßinnenwand ablagern.

c) **Richtig.** Bei der Mönckeberg-Mediasklerose handelt es sich histopathologisch um Verkalkungen der Mediaschicht, die typischerweise langstreckig und nicht stenosierend sind. Die Mönckeberg-Mediasklerose tritt bevorzugt an den Unterschenkelarterien auf, aber auch die Nierenarterien können betroffen sein. Durch die Verkalkungen der Media lassen sich die Arterien nicht mehr richtig komprimieren, weshalb die ABI-Messung oft zu falsch hohen Werten führt.

d) **Richtig.** Typischerweise kommt das bei der diabetischen Mikroangiopathie zur Ablagerung glykierter Proteine in der Gefäßinnenwand und einer Schädigung des Endothels von Kapillargefäßen. Hierdurch kommt es zu einer schlechteren Perfusion der Akren, zusätzlich zu einer reduzierten Sensibilität aufgrund der Perfusionsstörung sensibler Nerven. Diese Kombination aus Mikroangiopathie und Neuropathie begünstigt das Auftreten von nicht heilenden Ulcerationen, welche typischerweise beim diabetischen Fußsyndrom gefunden werden.

e) **Richtig.** Es wird geschätzt, dass ein Drittel der Patienten mit Diabetes mellitus im Laufe ihres Lebens ein diabetisches Fußsyndrom entwickeln. Ursächlich hierfür sind neben der Mikro- und Makroangiopathie auch die häufig zu beobachtende Neuropathie sowie die Infektion bestehender Ulzera am Fußpunkt. Da sich diese drei Mechanismen gegenseitig unterstützen, ist das Amputationsrisiko ohne adäquate Therapie sehr hoch.

Frage

9. Welche Aussagen zum Knöchel-Arm-Dopplerindex sind korrekt?

a) Bei der Bestimmung des Knöchel-Arm-Dopplerindex wird der systolische Blutdruck am Arm durch den Verschlussdruck am Fuß geteilt.

b) Ein ABI zwischen 0,9 und 1,2 gilt als Normbereich und schließt eine pAVK aus.

c) Ab einem ABI von < 0,7 spricht man von einer kritischen Durchblutungsstörung.

d) Beim Pole-Test wird der Verschlussdruck am Fuß bei nichtkomprimierbaren Arterien (Mediasklerose) durch die Anhebung des Beines über das Herzniveau geschätzt.

e) Es sollte immer der höchste gemessene Wert am Fuß für die Berechnung des ABIs verwendet werden.

a) **Falsch.** Bei der Bestimmung des Knöchel-Arm-Dopplerindex, auch als ABI (Ankle brachial index) bezeichnet, wird der Verschlussdruck der Fußarterien durch den am Arm gemessenen Druck geteilt. Der ABI gehört zu den wichtigsten nicht-invasiven Diagnostikmethoden in der Gefäßchirurgie.

b) **Falsch.** Der Normalbereich der ABI-Werte liegt zwar korrekterweise zwischen 0,9 und 1,2 und in den meisten Fällen kann eine pAVK hierdurch ausgeschlossen werden. Allerdings liegen bei Diabetikern die Werte regelhaft höher (Stichwort Mediasklerose), sodass hier eine pAVK allein durch die Messung des ABI nicht ausgeschlossen werden kann. In diesen Fällen empfiehlt sich der Pole-Test sowie die Duplexsonographie.

c) **Falsch.** Der Schweregrad der pAVK anhand des ABI lässt sich in etwa so einteilen:

I. > 1,5 Mediasklerose (nicht verwertbar)

II. 1,2–0,9: Normbereich

III. 0,7–0,9: leichte AVK

IV. 0,5–0,7: mäßige AVK

V. 0,3–0,5: schwere AVK

VI. < 0,3: kritische AVK

Dies sind allerdings nur Anhaltswerte, die immer in Zusammenschau mit dem klinischen Befund und der Beschwerdesymptomatik zu beurteilen sind.

d) **Richtig.** Beim Pole-Test wird beim liegenden Patienten das Bein langsam über das Herzniveau hinaus angehoben und dabei stetig mit der Dopplersonde der Fluss am Fuß kontrolliert. Die Höhe des Fußes in cm, wenn das Signal verschwindet, wird mit 0,8 multipliziert. Der resultierende Wert (also z. B. 100 cm Höhe × 0,8 = 80) ist geschätzt der Verschlussdruck in mmHg. Wenn bis 75 cm Höhe ein Signal vorhanden ist, besteht keine Kontraindikation gegen eine Kompressionstherapie oder das Tragen von medizinischen Kompressionsstrümpfen (zum Beispiel beim Ulcus cruris mixtum). Der kritische Perfusionsdruck ist dann 60 mmHg.

e) **Richtig.** Wenn nur über einer Fußarterie ein Signal abzuleiten und der Verschlussdruck messbar ist, ist dieser Wert ausschlaggebend für den ABI. Wenn über zwei oder allen drei Arterien ein Signal ableitbar ist, dann wird der höchste Wert als Referenz für den ABI verwendet.

10.Welche Aussagen zum Sonographie-Screening bei der pAVK sind zutreffend?

a) Jeder Patient mit einem kardiovaskulären Risikoprofil sollte sonographisch auf das Vorliegen einer pAVK untersucht werden.

b) Diabetiker benötigen regelmäßige Ultraschalluntersuchungen, um periphere Stenosen frühzeitig diagnostizieren zu können.

c) Nach einer femoropoplitealen Bypassanlage sollte die Offenheit regelmäßig sonographisch kontrolliert werden.

d) Sonographische Verlaufskontrollen machen bei einem asymptomatischen Aortenaneurysma mit 3 cm Durchmesser keinen Sinn.

e) In der BASIL-Studie (bypass versus angioplasty in severe ischemia of the leg) konnte die sekundäre Offenheitsrate nach operativer sowie interventioneller Gefäßintervention durch sonographische Kontrollen verbessert werden.

a) **Falsch.** Ein Sonographie-Screening bei asymptomatischen Patienten ist auch im Falle eines positiven kardiovaskulären Risikoprofils nicht indiziert. Grund hierfür ist die fehlende Konsequenz bei asymptomatischen Patienten und der nicht unerhebliche Zeitaufwand. Dennoch, und das ist unabhängig vom Sonographie-Screening, sollte jeder Patient mit einem kardiovaskulären Risikoprofil über das erhöhte Komplikations- und Sterberisiko aufgeklärt sowie das sogenannte „Best Medical Treatment" inklusive Lebensstiländerungen empfohlen werden.

b) **Falsch.** Patienten mit einem Diabetes mellitus haben zwar ein erhöhtes Risiko, an einer pAVK zu erkranken, insbesondere einer Mediasklerose der kleinen und kleinsten Gefäße. Allerdings ist ein regelmäßiges Ultraschall-Screening hier dennoch nicht inzidiert, wichtiger sind eine gute Blutzuckereinstellung sowie Regulation der Risikofaktoren. Desweiteren ist eine Druckentlastung am Fuß notwendig, um die Entstehung beziehungsweise Progredienz von Ulcerationen zu verhindern.

c) **Falsch.** Nach aktueller Studienlage ist die regelmäßige sonographische Verlaufskontrolle bei femoropoplitealen Bypässen nicht indiziert, sie kann allerdings in Risikosituationen (z. B. bei schlechtem peripherem Abstrom) und ängstlichen Patienten durchaus gerechtfertigt sein. Dennoch sind die

Offenheitsraten der regelmäßig sonographisch kontrollierten Bypässe nicht besser als die ohne regelmäßige Kontrolle.

d) **Falsch.** Sonographische Verlaufskontrollen bei Aortenaneurysmen machen Sinn ab 3 cm oder bei einer Größenprogredient innerhalb kürzester Zeit (von mehr als 0,5 cm in sechs Monaten). Weitere sonographische Verlaufskontrollen sind sinnvoll bei Popliteaaneurysma ab einem Durchmesser von 1,5 cm sowie Carotisstenosen ab einem Stenosegrad von 60–70 %. In der Klinik häufig angewendete Verlaufskontrollen finden sich bei Risikobypässen, um Anastomosenstenosen frühzeitig diagnostizieren zu können. Desweiteren empfehlen sich sonographische Kontrollen auch nach aufwendigen peripheren Interventionen, um hier frühzeitig relevante Restenosen diagnostizieren zu können, was insbesondere nach Stentimplantationen wichtig ist. Letztlich werden endovaskulär ausgeschaltete Aortenaneurysmen ebenfalls regelmäßig sonographisch kontrolliert, zunehmend in Form der Kontrastmittelsonographie als Ersatz für die CT-Angiographie.

e) **Falsch.** In Subgruppenanalysen zeigte sich weder nach operativer, noch interventioneller Therapie ein Vorteil regelmäßiger sonographischer Kontrollen auf die sekundären Offenheitsraten. Dies wurde auch in die Leitlinien der Fachgesellschaften integriert. Letztlich ist es durchaus möglich und empfehlenswert, regelmäßige sonographische Kontrollen durchzuführen, aber aufgrund fehlender Evidenz gibt es keine konkreten Empfehlungen oder Zeitintervalle.

Frage

11.Welche Aussagen zur Indikationsstellung invasiver Therapiemaßnahmen bei der pAVK sind zutreffend?

a) Prinzipiell sollte erst ab einem Stadium der Gehstreckenlimitierung auf unter 200 m eine invasive Therapie indiziert werden.

b) Bei einer pAVK im Stadium IIb sollte unbedingt eine invasive Therapie empfohlen werden.

c) Oberflächliche Ulcera können bei multimorbiden Patienten bedenkenlos konservativ behandelt werden.

d) Nächtliche Ruheschmerzen sind grundsätzlich eine Indikation zur Revaskularisation.

e) Bei einem multimorbiden bettlägerigen Patienten mit fortgeschrittener pAVK im Stadium IV sollten arterielle Rekonstruktionen äußerst kritisch indiziert werden.

a) **Falsch.** Im Einzelfall kann auch früher die Indikation zu invasiven, sprich operativen oder interventionellen Therapiemaßnahmen gestellt werden. Zu berücksichtigen sind immer der Aktivitätsgrad sowie das Alter des Patienten. So erhalten zum Beispiel Patienten mit einer Gonarthrose teilweise auch Knieprothesen bei einer Einschränkung der Gehstrecke auf 500 m, oder Ausdauersportler eine Achillessehnenkorrektur, wenn hiervon ihre Karriere als Marathonläufer abhängt. Das Gleiche sollte auch bei Gefäßeingriffen berücksichtigt werden. So sollte durchaus beim 50-jährigen Briefträger mit einer Gehstreckenlimitierung auf 1000 m die invasive Therapie erfolgen, das Gleiche gilt für den Radrennfahrer, der durch eine iliakale Endofibrose seine Karriere bedroht sieht, im Alltag aber völlig uneingeschränkt ist.

b) **Falsch.** Im Stadium der Claudicatio intermittens ist die Therapieindikation immer relativ zu sehen. Stets sollten der Allgemeinzustand des Patienten sowie seinen Lebensstil, insbesondere der Aktivitätsgrad, mitberücksichtigt werden. Die 90-jährige Seniorin, die mit 20 m Gehstrecke in ihrer Wohnung problemlos zurechtkommt und ihren Alltag meistert, bedarf normalerweise keiner Angioplastie einer stenosierten A. femoralis superficialis oder einer Thrombendarteriektomie mit Patchplastik der Femoralisgabel. Die meisten Patienten inklusive ihrer besorgten Angehörigen verstehen die Präferenz der konservativen Therapie, insbesondere wenn man ihnen die möglichen Komplikationen eines invasiven Eingriffs erklärt.

c) **Falsch.** Im Einzelfall können oberflächliche Ulcerationen, insbesondere wenn sie in Abheilung begriffen sind, durchaus konservativ behandelt werden. Dennoch handelt es sich bei Ulcerationen, denen arterielle Stenosen oder Verschlüsse zugrundeliegen, definitionsgemäß um eine pAVK im Stadium 4, somit um eine kritische Durchblutungsstörung. Das Risiko des Extremitätenverlustes ist hier deutlich höher als im Stadium der Claudicatio intermittens, was den Patienten auch mitgeteilt werden sollte. Patienten und ihre Angehörigen sollten unbedingt darüber aufgeklärt werden, dass eine Zunahme der Ulcerationen unbedingt zu einer Wiedervorstellung und Kontrolluntersuchung führen sollte. Wenn keine Kontraindikationen gegen eine invasive Therapie sprechen, sollte diese allerdings empfohlen und durchgeführt werden.

d) **Richtig.** Nächtliche Ruheschmerzen, die durch eine pAVK verursacht sind, sollten Anlass zur Revaskularisation geben. Allerdings sollte auch hier eine ausführliche und differenzierte Anamnese erfolgen. Typisch für ischämisch bedingte Ruheschmerzen sind eine Besserung, sobald der Patient aufsteht beziehungsweise die Beine aus dem Bett hängen lässt. Ein Kribbeln im Bereich der Fußsohlen, unabhängig von der Lagerung des Fußes, ist kein sicherer Hinweis für eine pAVK und sollte Anlass zur weiteren Abklärung geben. Ruheschmerzen, bei denen arterielle Stenosen in der Bildgebung nachgewiesen werden, sollten allerdings prinzipiell auch zu umfangreichen arteriellen Rekonstruktionen Anlass geben. Bei Ruheschmerzen handelt es sich definitionsgemäß um eine kritische Durchblutungsstörung, die mit dem Risiko eines Extremitätenverlustes einhergeht.

e) **Richtig.** Bei älteren, multimorbiden und bettlägerigen Patienten sollten aufwendig arterielle Rekonstruktionen nur in Ausnahmefällen indiziert werden. Häufig weisen diese Patienten zudem Kontrakturen im Bereich des Hüft- und Kniegelenks auf, was ein eindeutiges Zeichen für die längere Immobilität ist. Außerdem geht der operative Eingriff mit einem nicht unerheblichen Komplikationsrisiko einher, sodass der mögliche Benefit des Beinerhaltes bei einem immobilen Patienten vernachlässigbar ist. In diesen Fällen sollte ein ausführliches Gespräch mit den Angehörigen und den Patienten erfolgen, in dem die Möglichkeit einer konservativen oder operativen Therapie mittels Amputation erläutert und nahegelegt wird.

Frage

12. Welche Aussagen zu TASC (Trans Atlantic Inter-Society Consensus) sind korrekt?

a) Es handelt sich um Empfehlungen zur Behandlung der pAVK aus gefäßchirurgischer Sicht.

b) Es handelt sich hier um eine Einteilung der aortoiliakalen sowie femoropoplitealen AVK nach morphologischen Kriterien.

c) Die TASC-II-Einteilung ist relativ aktuell und orientiert sich an zur Verfügung stehenden innovativen Therapiemöglichkeiten.

d) Die TASC-II-Einteilung von A bis D orientiert sich am Schweregrad und der Morphologie von Stenosen sowie Verschlüssen der arteriellen Strombahn.

e) Die Fertigstellung einer aktualisierten TASC-III-Empfehlung wird für das Jahr 2023 erwartet.

Antworten

a) **Falsch.** Das erste Consensus-Papier wurde im Jahr 2000 veröffentlicht. Mitgewirkt haben unterschiedlichste Fachgesellschaften (u. a. Gefäßchirurgen, Radiologen, Kardiologen, Angiologen) aus Europa und den Vereinigten Staaten mit dem Ziel, die Behandlung von Patienten mit pAVK zu verbessern und zu vereinheitlichen. Die Bedeutung liegt also in der Interdisziplinarität. Die erste Version (TASC) umfasste knapp 300 Seiten und war in 3 Kapitel aufgeteilt: Claudicatio intermittens, akute und chronisch-kritische Beinischämie.

b) **Richtig.** Im Rahmen der zunehmend verfügbaren endovaskulären Techniken bei der Behandlung von arteriellen Stenosen und Verschlüssen wurde durch die TASC-II-Einteilung versucht, eine gewisse Struktur und Hilfestellung in der Auswahl der Therapieoption zu geben. A bedeutet, dass die endovaskuläre Therapie bevorzugt werden sollte, bei D geht die eindeutige Empfehlung zur offen-chirurgischen Therapie. Bei B und C kann beides indiziert werden, je nach Expertise und bevorzugten Techniken des Behandlers.

c) **Falsch.** Die TASC-II-Einteilung stammt aus dem Jahr 2007 und berücksichtigt neue und innovative Entwicklungen, welche in der Zwischenzeit stattgefunden haben, nicht beziehungsweise nur bedingt. Insbesondere die Fortschritte in der endovaskulären Therapie sowie die hierbei zunehmend verbessert verfügbaren Materialien wurden nur in Ansätzen berücksichtigt.

d) **Richtig.** Die Einteilung der Verschlussprozesse erfolgt in A bis D, wobei A aufgrund weniger ausgeprägter Befunde (kurzstreckig, unilateral, selten bilateral) in aller Regel endovaskulär versorgt werden sollte. Bei D handelt es sich um ausgedehnte Verschlussprozesse (langstreckig, bilateral, Bifurkationen mitbetreffend), weshalb hier grundsätzlich die operative Versorgung empfohlen wird. Bei B und C handelt es sich sozusagen um dazwischenliegende Prozesse, sodass individuell und unter Berücksichtigung der hausinternen Erfahrungen sowie des Patientenzustandes entschieden werden sollte. Der Trend der Empfehlung bei Typ-B-Läsionen geht zur endovaskulären Behandlung, bei Typ C zur offen-chirurgischen Therapie. Aber auch Hybridverfahren, also die Kombination aus offen und endovaskulär, werden zunehmend eingesetzt.

e) **Falsch.** Das für das Jahr 2011 geplante Update (TASC IIa) wurde zurückgezogen, weil sich die beteiligten Experten und Fachgesellschaften nicht einigen konnten. Zudem wurden Art und Umfang der Industriebeteiligung und erhebliche Interessenskonflikte kritisiert. Das dann für das Jahr

2013 geplante TASC-III-Vorhaben scheiterte aus ähnlichen Gründen, weshalb sich die **ESVS** (European Society of Vascular Surgery, stellvertretend für Europa), die **SVS** (Society of Vascular Surgery, stellvertretend für Nordamerika) und die **WFVS** (World Federation of Vascular Societies, stellvertretend für Australien, Neuseeland, Asien) aus dem TASC-Projekt zurückzogen. Dies haben die Vertreter der Fachgesellschaften auf einer Tagung in Budapest einvernehmlich entschieden.

Frage

13. Welche Aussagen zur Antikoagulation bei pAVK-Patienten sind korrekt?

a) Nach infrainguinaler (also femorodistaler) Bypassanlage sollte grundsätzlich eine orale Antikoagulation durchgeführt werden.

b) Bei allen infragenualen Bypässen sollte eine duale Thrombozytenaggregationshemmung indiziert werden.

c) Nach perkutaner transluminaler Angioplastie (PTA) am Unterschenkel (crural) hat sich eine, zumindest vorübergehende, orale Antikoagulation bewährt.

d) Bei infrainguinalen Bypässen mit schlechtem Abstrom ist die orale Antikoagulation mit Phenprocoumon besser als die Gabe von NOAKs.

e) Bei pAVK-Patienten führt nach peripherer Revaskularisation die Gabe von Clopidogrel 75 mg 1× täglich für 4 Wochen postinterventionell zusätzlich zu niedrig dosiertem Rivaroxaban 2,5 mg 2× täglich und Acetylsalicylsäure 100 mg 1× täglich (nach VOYAGER-PAD-Studie) zu schwerwiegenden Blutungskomplikationen.

Antworten

a) **Falsch.** Die Ergebnisse einer multizentrisch randomisierten Studie aus den Niederlanden (BOA: Bypass oral anticoagulants versus aspirin) aus dem Jahr 2000 haben gezeigt, dass femorodistale Bypässe in Abhängigkeit vom verwendeten Bypassmaterial nachbehandelt werden sollten. Verglichen wurden hierbei die Ergebnisse unter oraler Antikoagulation (mit Phenprocoumon) mit Acetylsalicylsäure. Die Offenheitsrate von autologen Venenbypässen war, unabhängig vom distalen Anschlussgefäß, unter oraler Antikoagulation signifikant besser als unter Gabe eines Thrombozytenaggregationshemmers. Umgekehrt wiesen Kunststoffbypässe bessere Offenheitsraten unter Gabe von Acetylsalicylsäure auf. Dies widerspricht eigentlich der Erwartung und dem „Gefühl" des Klinikers, dass Kunststoffbypässe eine „stärkere" Blutverdünnung benötigen als Venenbypässe. Dennoch hat es sich bewährt, Risikobypässe (schlechter Runoff, schlechtes Venenmaterial, Rezidiveingriffe) mittels oraler Antikoagulation nachzubehandeln. Bei Venenbypässen ohne o.g. Risikokonstellation genügt in aller Regel eine Thrombozytenaggregationshemmung als Monotherapie.

b) **Falsch.** In der CASPAR-Studie (clopidogrel and acetylsalicylic acid in bypass surgery for peripheral arterial disease) aus dem Jahr 2010 konnte gezeigt werden, dass infragenuale Kunststoffbypässe von einer dualen Thrombozytenaggregationshemmung profitieren, bei allerdings geringgradig erhöhtem Blutungsrisiko. Bei Venenbypässen zeigte sich kein Benefit hinsichtlich der Offenheitsraten bei ebenfalls erhöhtem Risiko perioperativer Blutungskomplikationen. Es handelte sich allerdings um geringgradige Blutungen, keine schweren oder revisionspflichtigen Komplikationen.

c) **Falsch.** Wenn keine anderen Indikationen für eine orale Antikoagulation (z. B. Vorhofflimmern oder Z.n. Lungenembolie) vorliegen, sollte eine orale Antikoagulation nicht indiziert werden. Nach aktueller Studienlage führt diese, im Vergleich zur Gabe von Thrombozytenaggregationshemmern, zu keiner Verbesserung der Offenheitsraten nach infrainguinaler Intervention bei allerdings erhöhtem Blutungsrisiko. Bewährt hat sich die duale Aggregationshemmung mit Acetylsalicylsäure (100 mg 1× täglich) und Clopidogrel (75 mg 1× täglich) für 4–6 Wochen postinterventionell, anschließend dann allerdings wieder Monotherapie mit Acetylsalicylsäure. Eine Verlängerung der dualen Aggregationshemmung hat keinen Benefit auf das Interventionsergebnis bei erhöhtem Blutungsrisiko. Das unbeabsichtigte Verlängern (meist wird es einfach vergessen und kritiklos weiter verordnet) über 6 Wochen hinaus sollte möglichst verhindert werden.

d) **Falsch.** Bei sogenannten High-risk-Bypässen im femoropoplitealen und -cruralen Abschnitt scheint die orale Antikoagulation mit NOAKs zu besseren Offenheitsraten zu führen als die Gabe von Phenprocoumon. Zu dieser Fragestellung ist die aktuell vorliegende Evidenz allerdings sehr überschaubar, es liegen lediglich kleine retrospektive Single-Center Studien vor. Dennoch sind die Ergebnisse signifikant und durchaus auf den klinischen Alltag anwendbar. Insbesondere bei Patienten, die aufgrund einer reduzierten Ansprechbarkeit auf Phenprocoumon bzw. bei schlechter Compliance von der Gabe eines NOAKs profitieren würden, kann dies aufgrund der vorliegenden Studienergebnisse ruhigen Gewissens veranlasst werden.

e) **Falsch.** Die Gabe von Clopidogrel 75 mg 1× täglich für 4 Wochen nach peripherer Intervention wird in vielen Kliniken zusätzlich zum VOYAGER-Schema „off label" durchgeführt. Es zeigte sich in einer Subgruppenanalyse der VOYAGER-PAD-Studie hier allerdings kein erhöhtes Blutungskomplikationsrisiko, allerdings auch kein signifikanter Benefit hinsichtlich der Offenheitsraten. Eine über 4 Wochen hinaus andauernde zusätzliche Gabe von Clopidogrel führt allerdings zu einer signifikant höheren Rate an schweren Blutungskomplikationen und sollte daher vermieden werden.

Frage

14. Welche Aussagen zur VOYAGER-PAD-Studie sind richtig?

a) Die VOYAGER-PAD-Studie ist eine multizentrische randomisierte Doppelblindstudie.

b) In der VOYAGER-PAD-Studie wird der Einfluss von Rivaroxaban in niedriger Dosierung bei pAVK-Patienten untersucht.

c) Primärer kombinierter Endpunkt der Studie waren eine akute Ischämie, ein Extremitätenverlust, Myokardinfarkt, Schlaganfall oder kardiovaskulär bedingter Tod.

d) Es wurden insgesamt 10.000 Patienten eingeschlossen und randomisiert.

e) Einschlusskriterien waren Alter über 70 und eine symptomatische pAVK ohne vorherige Intervention oder Operation.

Antworten

a) **Richtig.** Es handelt sich um die größte randomisierte Multicenterstudie mit gefäßchirurgischer Fragestellung.

b) **Richtig.** Bei der VOYAGER-PAD-Studie wurde die Gabe von Rivaroxaban in niedriger Dosierung (2,5 mg 2× täglich) verglichen mit der Gabe eines Placebos. Eingeschlossen wurden insgesamt 6500 Patienten nach operativer oder endovaskulärer peripherer Gefäßintervention, die gleichmäßig auf beide Studienarme verteilt wurden.

c) **Richtig.** Primärer kombinierter Studienendpunkt waren die ipsilaterale Extremitätenischämie, Beinverlust, Myokardinfarkt, Schlaganfall und Tod aus kardiovaskulärer Ursache.

d) **Falsch.** In die Studie wurden über 6000 Patienten (6564) eingeschlossen, 3286 in die Rivaroxaban-Gruppe und 3278 in die Placebo-Gruppe.

e) **Falsch.** Einschlusskriterien waren Alter über 50 sowie eine symptomatische pAVK inklusive vorausgegangener endovaskuläre oder operativer Therapie.

Frage

15. Welche Aussagen zum Gehtraining sind richtig?

a) Strukturiertes Gehtraining ist in jedem Stadium der pAVK indiziert.
b) Gehtraining ist wichtiger Bestandteil bei der Behandlung der pAVK im Stadium der Claudicatio intermittens, und hier insbesondere IIa nach Fontaine, also > 200 m schmerzfreie Gehstrecke.
c) Gehtraining sollte täglich für mindestens 1 h erfolgen.
d) Beim Gehtraining kommt es zu einer Verstärkung und einem Ausbau der Kollateralkreisläufe.
e) Gehtraining ist der interventionellen Therapie bei Stenosen oder Verschlüssen im aortoiliakalen Abschnitt unterlegen.

Antworten

a) **Falsch.** Bewegung und hier insbesondere Gehen ist aufgrund seiner positiven Auswirkungen auf Gesundheit und Wohlbefinden nicht kontraindiziert, sondern grundsätzlich zu empfehlen. Allerdings ist es keine Therapiemaßnahme im Stadium der kritischen Extremitätenischämie (III und IV). Hier sind invasive interventionelle und/oder chirurgische Eingriffe im Vordergrund stehend.
b) **Richtig.** Strukturiertes Gehtraining, im Idealfall in einer Gruppe mit oder ohne Trainer, führt zu einer Verbesserung der Kollateralisation und kann operative sowie interventionelle Eingriffe vermeiden helfen. Zudem hat es positive Effekte auf die Funktion des Herz-Kreislauf-Systems, den Blutzuckerspiegel sowie das Körpergewicht.
c) **Falsch.** Die aktuellen Empfehlungen sind 3x/Woche für 1 h oder 5x/Woche für 30 min. Wichtiger als die absolute Zeit ist allerdings, dass im Training jeweils bis zur Schmerzgrenze gegangen wird. Nach einer kurzen Pause und Rückgang der Schmerzen sollte dann weitergegangen werden.
d) **Richtig.** Insbesondere am Oberschenkel bei verschlossener A. femoralis superficialis kann es durch Gehtraining zu einer Verbesserung der Profundakollateralisation führen.

e) **Falsch.** Auch im aortoiliakalen Abschnitt sollte im Stadium IIa und ggf. auch IIb nach Fontaine dennoch Gehtraining empfohlen und durchgeführt werden. In der CLEVER-Studie (Claudication exercise versus endoluminal revascularisation) aus dem Jahr 2011 wurde bereits ein deutlicher Benefit von Gehtraining im Vergleich zur Intervention insbesondere auch bei iliakalen Stenosen gezeigt.

Frage

16. Welche Aussagen zur Prostavasin® (Alprostadil)-Infusionstherapie bei der fortgeschrittenen pAVK sind korrekt?

a) Die Prostavasin®-Infusionstherapie kann intravenös und intraarteriell erfolgen.

b) Die Prostavasin®-Applikation sollte kontinuierlich über einen Perfusor stattfinden.

c) Prostavasin® sollte erst ab einer pAVK im Stadium III gegeben werden, nicht bei einer Claudicatio intermittens.

d) Calciumantagonisten, Nitroglycerinlösungen und Prostaglandine können intraarteriell angewendet werden, um periphere Spasmen zu verhindern.

e) Kopfschmerzen, Phlebitiden und Hautrötungen im Bereich der infundierten Vene gehören zu den häufigsten unerwünschten Nebenwirkungen der Prostavasin®-Infusionstherapie.

Antworten

a) **Richtig.** Die Prostavasin®-Infusionstherapie kann sowohl intravenös als auch intraarteriell erfolgen. Deutlich häufiger im klinischen Alltag ist allerdings die intravenöse Applikation. Dennoch kann, insbesondere während peripheren Interventionen oder auf der Intensivstation, auch durchaus die intraarterielle Applikationsform angewendet werden.

b) **Falsch.** Die Prostavasin®-Applikation erfolgt in aller Regel als Kurzinfusion, selten kontinuierlich über einen Perfusor. So hat sich bei der intravenösen Applikation zum Beispiel folgendes Schema bewährt:

1. 2× täglich 2 Ampullen Alprostadil (à 20 μg = 40 μg) in 250 ml NaCl über 2 h, Dauer 10–14 Tage (je nach Beschwerden bis zu 4 Wochen).

2. 1× täglich 3 Ampullen Alprostadil (à 20 μg = 60 μg) in 250 ml NaCl über 2 h.

Bei der intraarteriellen Applikation kann folgendes Schema verwendet werden:

3. 1 × 1 Ampulle Alprostadil à 20 µg in 50 ml NaCl über 60 min.

c) **Falsch.** Prostavasin® kann auch im Stadium IIb verabreicht werden und führt hier in Studien zu einer Verbesserung der schmerzfreien Gehstrecke. Die Meinungen über die Effektivität und Sinnhaftigkeit gehen allerdings ohne Spezialisten deutlich auseinander. Im Stadium der Claudicatio intermittens wird es oft ambulant in der Hausarztpraxis verabreicht. Die Infusionsdauer von 1 h sollte allerdings nicht unterschritten werden. Besser sind 2 h oder länger.

d) **Richtig.** Alle drei Wirkstoffe bewirken eine periphere Vasodilatation bzw. führen zu einer Spasmolyse. Sie können intravenös verabreicht werden, aber auch intraarteriell während vaskulären Interventionen. Hauptwirkprinzip ist eine Reduktion des peripheren Widerstandes, wodurch Komplikationen wie Spasmen, Embolisationen oder intraarterielle Thrombosierungen vermieden werden können bzw. sollen.

Nifedipin (Adalat®) 10 mg wird bevorzugt s.l. verabreicht. Nitroglycerinlösungen fraktioniert 200 µg sowie Prostaglandine (Prostavasin®) 20 µg in 50 ml NaCl 0,9 %.

e) **Richtig.** Kopfschmerzen und entzündliche Reaktionen im Bereich der infundierten Vene gehören zu den sehr häufigen (>1 von 10 Behandelten) Komplikationen der Prostavasin®-Infusionstherapie. Aus diesem Grund wird die Infusion unter stationären Bedingungen grundsätzlich über einen zentralen Venenkatheter (ZVK) durchgeführt. Weitere häufige Nebenwirkungen sind Blutdruckabfall sowie eine Flush-Symptomatik. Als für den klinischen Alltag wichtige Kontraindikationen sind die Herzinsuffizienz, das Lungenödem, die chronische obstruktive Lungenerkrankung (COPD) sowie ein Schlaganfall innerhalb der letzten sechs Monate zu erwähnen.

Frage

17. Welche Aussagen zu Bypassmaterialien sind zutreffend?

a) Die VSM ist bei ausreichendem Kaliber das bevorzugte Transplantat.
b) Aufgrund der Venenklappen muss die VSM stets umgedreht und in der sogenannten „reversed Technik" eingenäht werden.
c) Die VSM kann auch allogen transplantiert werden.

d) Als autologe Arterientransplantate können die A. iliaca, femoralis, thoracica interna, epigastrica, lienalis sowie radialis und ulnaris verwendet werden.

e) PTFE (Polytetrafluorethylen)-Prothesen sind seit 1950 auf dem Markt verfügbar.

Antworten

a) **Richtig.** Die VSM hat bei ausreichendem Durchmesser von < 3 mm die besten 5-Jahres-Offenheitsraten von knapp 90 % im Vergleich zur Alternative der alloplastischen Bypässe, welche je nach distalem Anschluss eine 5-Jahres-Offenheitsrate von 20 % (crural) bis 60 % (supragenual) aufweisen.

b) **Falsch.** Im Idealfall hat die Vene distal immer noch ein ausreichendes Kaliber und kann dann in reversed-Technik anastomosiert werden. Falls die Vene distal allerdings zu dünnkalibrig wird, kann sie alternativ antegrad oder auch in situ verwendet werden. Hierbei müssen allerdings die Venen mit einer Klappenschere (Valvulotom) durchtrennt werden. Die Venenschere ist ein langes Instrument mit einer kleinen Schere am Ende (bestellbar bei der Firma CM-Instrumente in Tuttlingen).

c) **Richtig.** Die VSM kann auch in Form einer postmortalen oder Lebendspende transplantiert werden. Voraussetzung ist Blutgruppenkompatibilität sowie eine Immunsuppression des Empfängers. In den Langzeitergebnissen werden oft Fibrosierungen und Aneurysmen beobachtet.

d) **Richtig.** Sämtliche aufgezählte Arterien können prinzipiell als autologes Transplantat verwendet werden. Die Anwendung in der peripheren Gefäßchirurgie hat sich aufgrund der unbefriedigenden Offenheitsraten sowie der verfügbaren alloplastischen Materialien mit besseren Ergebnissen nicht durchgesetzt. In der Herzchirurgie werden sie allerdings aufgrund eines Mangels an Alternativen regelmäßig verwendet, insbesondere Cruralarterien und die A. thoracia interna (mammaria).

e) **Falsch.** Die erste PTFE-Prothese (Teflon®) wurde 1960 bei einem Kind mit einer Coarctatio aortae von George Holswade implantiert. Seit der Erfindung von gerecktem (extended) ePTFE im Jahre 1969, welches unter dem Namen Gore Tex® bekannt ist, werden seit 1974 zunehmend diese Prothesen für den sogenannten alloplastischen (künstlichen) Gefäßersatz in der Gefäßchirurgie verwendet. Es wird aus PTFE-Puder und Gleitmittel hergestellt und am Ende des Herstellungsprozesses gestreckt sowie enduluminal mit Heparin beschichtet. Mittlerweile wird den heparinbeschichteten

Prothesen (Propaten®) der Vorzug gegeben, da das Risiko eines Transplantatverschlusses reduziert ist. Interessant an dieser Stelle ist auch, dass ePTFE aufgrund seiner gestreckten bzw. gereckten Struktur und die hierdurch entstehenden mikroskopischen Lücken im Material Wasserdampf durchlässt, wohingegen Wasser in flüssiger Form abgewiesen wird. Dies ist der Grund für die sogenannte Atmungsaktivität von Gore Tex®-Kleidung.

PET (Polyethylenterephthalat), auch bekannt unter dem Namen Dacron®, ist neben ePTFE ein ebenfalls häufig verwendeter künstlicher Gefäßersatz in der heutigen Gefäßchirurgie. Es handelt sich hier um Prothesen, die aus gewebten oder gestrickten Monofilamenten bestehen, daher auch die weichere und weniger rigide Konsistenz als ePTFE-Prothesen.

Frage

18. Welche Aussagen zur epidemiologischen Bedeutung der pAVK sind korrekt?

a) Die pAVK ist eine seltene Erkrankung.
b) Die pAVK ist im Vergleich zu malignen Erkrankungen harmlos und leicht zu therapieren.
c) Die pAVK hat keinen Einfluss auf die Lebenserwartung.
d) Die Bedeutung der pAVK für das Gesundheitssystem sind im Vergleich zu anderen chronischen Erkrankungen (z. B. Malignomen, Autoimmunerkrankungen) vernachlässigbar.
e) Durch den veränderten Lebensstil in industrialisierten Ländern, insbesondere zunehmend vegetarische/vegane Ernährungsformen sowie der Fitnesswelle wird die pAVK seltener.

Antworten

a) **Falsch.** Die pAVK ist eine häufige Erkrankung und nimmt mit zunehmendem Lebensalter stark zu. Mehr als 20 % der über 70-Jährigen in Deutschland sind betroffen.
b) **Falsch.** Herz-Kreislauf-Erkrankungen sind die häufigste Todesursache und für mehr als ein Drittel der Sterbefälle verantwortlich. Krebserkrankungen nehmen Platz Nr. 2 ein und sind Ursache für ca. ein Viertel der Todesfälle.
c) **Falsch.** Patienten mit einer pAVK haben eine deutlich reduzierte Rest-Lebenserwartung. In der getABI-Studie wurde gezeigt, dass jeder fünfte

pAVK-Patient (sowohl symptomatisch als auch asymptomatisch) innerhalb von 5 Jahren stirbt, bei Patienten ohne pAVK hingegen nur jeder elfte.

d) **Falsch.** Die Kosten, welche für die Behandlung von Erkrankungen des Kreislaufsystems ausgegeben werden, sind höher als die zur Behandlung von Tumorerkrankungen oder anderen chronischen Leiden und führend in der Statistik der Ausgaben der Kostenträger.

e) **Falsch.** Da die pAVK eine Erkrankung des höheren Lebensalters ist, mit einem Gipfel ab dem 70. Lebensjahr, und der veränderte Lebensstil primär von der jüngeren Gesellschaft zunehmend praktiziert wird, ist aktuell weiter ein steigender Trend in der Inzidenz und Prävalenz zu beobachten. Wie der weitere Verlauf sein wird, bleibt abzuwarten.

Frage

19. Welche Aussagen zum Best medical treatment sind richtig?

a) Beim Best medical treatment (BMT) werden drei Arzneimittelgruppen eingesetzt: Antihypertensiva, Thrombozytenaggregationshemmer und Cholesterinsynthese-Inhibitor.

b) Zur medikamentösen Blutdruckeinstellung bei Patienten mit pAVK werden ACE-Hemmer, Calciumantagonisten sowie β-Blocker empfohlen.

c) Muskelschmerzen sind eine typische und häufige Nebenwirkung von Statinen.

d) Es gibt keine Behandlungsmöglichkeiten dieser häufigen Nebenwirkung.

e) Evolocumab (Repatha®) kann ggf. auch initial bereits empfohlen werden, insbesondere um die Compliance bei Gehtraining zu verbessern.

Antworten

a) **Richtig.** Diese drei Substanzgruppen führen zu einer signifikanten Reduktion der kardiovaskulären Komplikationen, insbesondere Myokardinfarkt, Apoplex cerebri und Extremitätenischämie inklusive Extremitätenverlust.

b) **Richtig.** Es werden ACE-Hemmer und Calciumantagonisten aufgrund ihrer vasodilatierenden Wirkung und damit potenziellen Verbesserung der peripheren Durchblutung sowie β-Blocker (Reduktion der Herzleistung) empfohlen.

c) **Richtig.** Ca. 10–30 % der Patienten berichten über Muskelschmerzen im Zusammenhang mit der Einnahme von Statinen, insbesondere bei Simvastatin und Atorvastatin.

d) **Falsch.** Es sollte zunächst auf ein anderes Präparat gewechselt werden, z. B. von Simvastatin auf Fluvastatin (Cranoc®) oder Ezetimib (Ezetrol®). Wenn die Symptomatik weiterhin besteht, dann empfiehlt sich die Gabe des PCSK9-Hemmers Evolocumab (Repatha®), welcher in der GAUSS-3-Studie zu einer signifikant größeren Reduktion des LDL-Cholesterinspiegels sowie der Nebenwirkung Muskelschmerzen führte.

e) **Falsch.** Das seit einigen Jahren auf dem Markt zugelassene Präparat ist relativ teuer, weshalb die Verträglichkeit der günstigeren Statinpräparate zunächst getestet werden muss. Bei Intoleranz kann die Verordnung von Evolocumab begründet werden. Es wird subkutan verabreicht, 140 mg alle 14 Tage oder 420 mg monatlich.

Frage

20. **Welche Aussagen zu sonographischen Befunden der Extremitätenarterien sind richtig?**

a) Triphasische Signale sind physiologisch und sprechen gegen eine vorgeschaltete Stenose.

b) Monophasische Signale sind ein typisches Flussprofil in poststenotischen Arterien.

c) Biphasische Flussprofile werden charakteristischerweise in stenosefreien Gefäßen gesunder junger Männer abgeleitet.

d) Physiologisch zeigen Extremitätenarterien systolische Spitzengeschwindigkeiten (Vmax) von 50–90 cm/s, welche von proximal nach distal abnehmen.

e) Zur Stenosegraduierung der AFS genügt die Bestimmung der Vmax in der Stenose.

Antworten

a) **Richtig.** Das physiologische Flussprofil in Extremitätenarterien ist unter Ruhebedingungen triphasisch. Es kommt zustande durch den Vorwärtsfluss während der Systole, den diastolischen Rückfluss aufgrund des peripheren Widerstands sowie den spätdiastolischen Vorwärtsfluss aufgrund der Windkesselfunktion der Aorta. Der spätdiastolische Vorwärtsfluss nimmt mit zunehmendem Abstand vom Herzen ab, zudem reduziert sich auch die Spitzengeschwindigkeit (Vmax). Letztere liegt bei herznahen Gefäßen typischerweise bei 80–100 cm/s, in der Peripherie am Fuß dann nur noch bei 30–40.

b) **Richtig.** Typischerweise treten hinter höhergradigen Stenosen monophasische Flussprofile auf, was durch einen reduzierten arteriellen Einstrom bedingt ist. Insbesondere der pulsatile Einstrom fehlt, weshalb der diastolische Rückfluss regelhaft aufgehoben ist. Allerdings gilt dies nur unter Ruhebedingungen. Nach körperlicher Belastung tritt physiologischerweise ein monophasisches Flussprofil auf, da diese zu einer Vasodilatation in der beanspruchten Muskulatur und deshalb zu einer Reduktion des peripheren Widerstands führt. Auch eine Fußphlegmone kann zu einem monophasischen Fluss in den Unterschenkel- bzw. Fußarterien führen, ohne dass vorgeschaltet Stenosen vorliegen. Charakteristisch ist dann ein steiler systolischer Anstieg und eine hohe Vmax von z. T. > 100 cm/s (normal 30–40).

c) **Falsch.** Biphasische Flussprofile sind typisch bei älteren Menschen, da die Elastizität der Gefäße im Laufe der Zeit abnimmt. Infolgedessen reicht die Windkesselfunktion der Aorta nicht mehr aus, um einen Vorwärtsfluss der Arterien in der Spätdiastole zu erreichen.

d) **Richtig.** Systolische Vmax-Werte von 50–90 cm/s sind physiologisch, Geschwindigkeiten von > 150 cm/s kann man typischerweise in Stenosen messen, weniger als 40 cm/s spricht für vorgeschaltete Stenosen. Die AIE hat physiologische Vmax-Werte von bis zu 130 cm/s, die AFC bis 120, AFS 100 und Apop 70, crural ist 40–60 normal, am Fuß durchaus auch nur 30.

e) **Falsch.** Die Graduierung einer Stenose im Verlauf der AFS erfolgt durch die Bestimmung des Quotients der gemessenen Vmax in der Stenose geteilt durch die poststenotische. Ein Quotient von 2 entspricht einer ca. 50 %igen Stenose, ein Wert von 4 einer ca. 75 %igen. Es wird nicht die prästenotische Vmax verwendet, da diese davon abhängt, ob zwischen Messort (Schallkopf) und Stenose noch relevante Kollateralen abgehen: vor Kollateralen ist die Vmax höher und der Anstieg steiler (aufgrund des geringeren peripheren Widerstandes) als an einem Messort direkt vor der Stenose (hoher Widerstand). Da die Darstellung von Kollateralen und insbesondere deren hämodynamische Bedeutung aber oft nicht sicher gelingt, wird die poststenotische Vmax verwendet.

21. Welche Aussagen zu abgeschlossenen Studien zur pAVK sind zutreffend?

a) In der CASPAR-Studie wurde der Einfluss der dualen Thrombozytenaggregationshemmung in der peripheren Bypasschirurgie untersucht.

b) In der COMPASS-Studie (Cardiovascular Outcomes for People Using Anti-coagulation Strategies) wurde der Einfluss von Rivaroxaban 20 mg 1× täglich mit Acetylsalicylsäure verglichen.

c) In der CAPRIE-Studie (clopidogrel versus aspirin in patients at risk of ischaemic events) wurden Acetylsalicylsäure und Clopidogrel nach peripherer Bypassanlage verglichen.

d) In der TELEX-Studie wurde der Einfluss von Sartanen auf die Gehstrecke bei der Claudicatio intermittens untersucht.

e) In der EUCLID-Studie wurde untersucht, ob Patienten mit einer symptomatischen pAVK von einer Medikation mit Ticagrelor profitieren.

a) **Richtig.** In der CASPAR-Studie (clopidogrel and acetylsalicylic acid in bypass surgery for peripheral arterial disease) wurde der Einfluss der dualen Thrombozytenaggregationshemmung auf die Offenheitsrate von infragenualen femoropoplitealen Bypässen untersucht. Hier zeigte sich kein signifikanter Unterschied in den Offenheitsraten in der Gesamtauswertung, allerdings signifikant bessere Ergebnisse in der Subgruppe der Kunststoffbypässe bei vergleichbarem Blutungsrisiko. Hieraus ergab sich die Empfehlung der dualen Aggregationshemmung bei Kunststoffbypässen mit infragenualem Anschluss, insbesondere bei schlechtem peripherem Abstrom.

b) **Falsch.** In der COMPASS-Studie (Cardiovascular Outcomes for People Using Anti-coagulation Strategies) wurde Acetylsalicylsäure als Monotherapie mit der Kombination aus Acetylsalicylsäure und Rivaroxaban 2,5 mg 2× täglich verglichen. Eingeschlossen wurden Patienten mit einer kardiovaskulären Erkrankung (KHK, pAVK, Schlaganfall), primärer kombinierter Endpunkt waren kardiovaskuläre Ereignisse oder Todesfälle. Es ergab sich ein signifikant reduziertes Risiko kardiovaskulärer Ereignisse unter der Kombinationstherapie, wohingegen das Risiko schwerer Blutungskomplikationen nicht erhöht war.

c) **Falsch.** In der CAPRIE-Studie wurden Patienten mit einer kardiovaskulären Erkrankung, also Herzinfarkt, Schlaganfall oder auch einer pAVK, eingeschlossen. Es wurden hierbei Acetylsalicylsäure 325 mg mit Clopidogrel 75 mg, jeweils 1× täglich, miteinander verglichen. Das Blutungsrisiko war vergleichbar, die Rate an kardiovaskulären Ereignissen unter Clopidogrel signifikant reduziert (knapp 9 % weniger Ereignisse unter Clopidogrel). In der Subgruppenanalyse profitierten KHK-Patienten nicht von einer Clopidogrel-Medikation.

d) **Richtig.** Bei der TELEX-Studie handelt es sich um eine multizentrische randomisierte Studie, bei der doppelblind der Einfluss von Telmisartan (selektiver AT1-Antagonist) auf die Gehstrecke bei Patienten mit pAVK im Stadium II untersucht wurde. Bei Telmisartan handelt es sich um einen AT-II-Rezeptor-Antagonisten, der selektiv auf den Subtyp 1 wirkt und hierdurch die durch Angiotensin-II vermittelte Vasokonstriktion hemmt. Konkret wurde in dieser Studie die Gehstreckenveränderung nach 6 Monaten Gehtraining bei Patienten mit Telmisartan-Medikation mit Placebo-Einnahme verglichen. Es bestand kein signifikanter Unterschied sowohl in der Gehstrecke, die nach 6 min maximal erreicht werden konnte, sowie in der absoluten Gehstrecke auf dem Laufband.

e) **Richtig.** Bei der EUCLID-Studie wurden Patienten mit einer symptomatischen pAVK eingeschlossen und untersucht, ob unter Ticagrelor 2 × 90 mg weniger kardiovaskuläre Ereignisse auftreten als unter der Gabe von Clopidogrel 75 mg 1× täglich. Die Idee und das Design der Studie entsprachen vom Grundsatz her der von den Kardiologen initiierten ALPHEUS-Studie. Hier wurden Patienten mit stabiler KHK eingeschlossen und das periprozedurale Komplikationsrisiko nach perkutaner Koronarintervention untersucht. Sowohl in der EUCLID- als auch der ALPHEUS-Studie gab es keine signifikanten Unterschiede zwischen Ticagrelor und Clopidogrel hinsichtlich des periprozeduralen Komplikationsrisikos als auch der Sicherheitsendpunkte. Die Ergebnisse überraschten, da erwartet wurde, dass das deutlich wirksamere Ticagrelor einen signifikanten Einfluss auf die Komplikationsrate haben müsste.

Frage

22. **Welche Aussagen zu noch laufenden Studien zur PAD sind korrekt?**

a) Bei der BEST-CLI-Studie werden gefäßchirurgische und interventionelle Therapieverfahren bei der pAVK miteinander verglichen.

b) In der STAR-PAD-Studie wird der Einfluss von Mirabegron (Betmiga®) auf die pAVK im Stadium der Claudicatio intermittens untersucht.

c) In der MOBILE-IC-Studie (MetfOrmin BenefIts Lower Extremities with Intermittent Claudication) wird der Einfluss von Metformin auf die Wundheilung untersucht.

d) In der AGRIPPA-Studie wird der Einfluss einer Gewichtsreduktion auf die Progredienz der pAVK evaluiert.

e) Hintergrund der PREVENT-HD-Studie ist das erhöhte Risiko thrombembolischer Komplikationen bei COVID-19-Infektionen.

Antworten

a) **Richtig.** Bei der BEST-CLI-Studie (Best endovascular versus best surgical therapy in patients with critical limb-threatening ischemia) wurden und werden die beste interventionelle mit der besten offen-chirurgischen Therapie verglichen, wobei der primäre Endpunkt Major adverse limb events (MALE), also Reinterventionen sowie Amputationen, sind. Es wurde jeweils die nach aktuellem Stand beste endovaskuläre mit der besten chirurgischen Therapie verglichen, wobei es zwei Kohorten gab: Kohorte 1 hatte eine verfügbare Vsm als Transplantatmaterial, in Kohorte 2 war keine Vene verfügbar und es musste Kunststoff gewählt werden. In Kohorte 1 waren die Ergebnisse nach chirurgischer Therapie signifikant besser, in Kohorte 2 gab es keine Unterschiede. Das Follow-up läuft allerdings noch.

b) **Richtig.** Bei Mirabegron (Betmiga®) handelt es sich um einen β3-Rezeptor-Agonisten. β3-Adrenorezeptoren werden u. a. in Endothelzellen exprimiert. Die Stimulation dieser Rezeptoren führt zu einer erhöhten NO-Produktion, wodurch die Endothelfunktion stabilisiert und die Angiogenese stimuliert wird. Hierdurch konnte bereits gezeigt werden, dass der Arteriosklerose-Prozess verlangsamt bzw. aufgehalten und die Kollateralisierung angeregt werden. In der STAR-PAD-Studie soll nun untersucht werden, welchen Einfluss die Einnahme von Betmiga® 50 mg 1× täglich, verglichen mit der Placeboeinnahme, auf die Laufstrecke von Patienten mit einer pAVK im Stadium II hat. Die Randomisierung erfolgt doppelblind, die Rekrutierungsphase hat 2022 begonnen.

c) **Falsch.** Bei der MOBILE-IC-Studie handelt es sich um eine Single-Center-Studie, in der 3fach verblindet (Patient, behandelnder Arzt, Wissenschaftler) Patienten mit einer Claudicatio intermittens entweder Metformin 500 mg zweimal täglich oder ein Placebo über jeweils sechs Monate erhalten. Primärer Endpunkt ist die absolute Gehstrecke auf dem

Laufband unter standardisierten Bedingungen und innerhalb von 6 min. Hintergrund der Studie ist, dass Metformin neben seiner antidiabetischen Wirkung auch antiinformatorische Eigenschaften hat und offensichtlich den Atherosklerose-Prozess verlangsamen bzw. sogar aufhalten kann. Die Rekrutierungsphase begann 2022.

d) **Falsch.** In der AGRIPPA-Studie (**A**pixaban versus Clopido**GR**el on a background of aspirin in patient undergoing **I**nfra**P**o**P**liteal **A**ngioplasty for critical limb ischemia) wird untersucht, welchen Einfluss Apixaban (Eliquis®) 2,5 mg 2× täglich zusammen mit Acetylsalicylsäure im Vergleich zur Kombination Clopidogrel/Acetylsalicylsäure nach infrapopliteraler Angioplastie hat. Eingeschlossen werden Patienten mit einer kritischen Durchblutungsstörung ohne Kontraindikation für eine orale Antikoagulation. Primäre Endpunkte sind der Reverschluss bzw. die Revision nach der Intervention sowie eine Amputation oberhalb des Sprunggelenks (major adverse limb event, MALE) oder ein kardiovaskuläres Ereignis (major adverse cardiovascular event, MACE).

e) **Richtig.** Bei der PREVENT-HD-Studie wird untersucht, ob Rivaroxaban 10 mg 1× täglich über 35 Tage bei Patienten mit erhöhtem Thromboserisiko und einer COVID-19-Infektion das Risiko thrombembolischer Komplikationen reduzieren kann. Eingeschlossen werden allerdings nur ambulant behandelte Patienten, die Vergleichsgruppe erhält ein Placebo. Angestrebte Fallzahl sind insgesamt 4000 Patienten, primärer kombinierter Endpunkt venöse oder arterielle thrombembolische Ereignisse (Venenthrombosen, Extremitätenverschluss, Myokardinfarkt, Schlaganfall).

Frage

23. Welche Aussagen zur Thrombangiitis obliterans (TAO) sind richtig?

a) Bei der Thrombangiitis obliterans (TAO) handelt es sich um eine Großgefäß-Vaskulitis.

b) Die TAO betrifft Männer im mittleren Lebensalter.

c) Es handelt sich primär um eine arterielle Erkrankung, das venöse System ist sehr selten betroffen.

d) Die erste Beschreibung des Krankheitsbildes erfolgte durch Felix von Winiwarter im Jahre 1908.

e) Absolute Nikotinkarenz gehört zu den wichtigsten Therapiemaßnahmen.

a) **Falsch.** Bei der TAO handelt es sich um eine entzündliche Erkrankung mittlerer und kleiner Arterien und Venen, deren Ursache und Pathogenese nicht vollständig geklärt sind. Ein Zusammenhang mit dem Nikotinabusus besteht fast ausnahmslos. Einzelne Berichte über immunologische Grunderkrankungen liegen zwar vor, sind aber nicht beweisend für die Ätiologie.

b) **Falsch.** Die TAO betrifft vornehmlich jüngere Männer im Alter von 20–40. Frauen sind deutlich seltener betroffen, allerdings gibt es auch hier eine zunehmende Zahl an Fallberichten.

c) **Falsch.** Bei fast der Hälfte der Patienten zeigt sich initial eine venöse Beteiligung, wobei sich hier insbesondere eine Thrombophlebitis der oberflächlichen Venen an den Armen und Beinen zeigt. Das tiefe Venensystem ist extrem selten betroffen.

d) **Falsch.** Die Erstbeschreibung des Krankheitsbildes erfolgte zwar durch Felix von Winiwarter (österreichischer Chirurg), allerdings schon im Jahre 1879. Leo Bürger (Pathologe, Chirurg, Urologe) hat ab 1908 ausführlicher die histologischen Veränderungen an Amputaten beschrieben und das Krankheitsbild in zahlreichen Publikationen detailliert dargestellt.

e) **Richtig.** Nikotinkarenz ist absolut essenziell und kann eine Progression der Erkrankung verhindern. Andererseits führt fortgesetzter Nikotinabusus mit einem hohen Risiko zu einer Extremitätenamputation, nicht selten in Form einer Ablatio major auf Höhe des Unter- oder gar Oberschenkels. Neben der traumatischen Amputation gehört die TAO zu den häufigsten Ursachen der Ablatio major bei jungen Patienten.

Diabetes mellitus

3

Frage

1. Welche Aussagen zur Epidemiologie der pAVK bei Diabetikern sind zutreffend?

a) Diabetiker machen einen Anteil von circa 10 % der gefäßchirurgischen Patienten aus.

b) Der Typ-II-Diabetes mellitus wird auch „Altersdiabetes" genannt, weshalb junge Diabetiker in der Gefäßchirurgie fast ausnahmslos Typ-I-Diabetiker sind.

c) Die diabetische Polyneuropathie ist häufiger als die diabetische Angiopathie.

d) Ca. 20 % der Typ I und 40 % der Typ-II-Diabetiker leiden im Laufe ihres Lebens an einer pAVK.

e) An einem diabetischen Fußsyndrom leiden ca. 3–4 % der Diabetiker im Laufe ihres Lebens.

Antworten

a) **Falsch.** Der Anteil an Diabetikern unter dem durchschnittlichen gefäßchirurgischen Patientengut macht ca. 30–50 % aus. Meistens handelt es sich hierbei um Typ-II-Diabetiker mit einem entsprechenden kardiovaskulären Risikoprofil. Typ-I-Diabetiker sind deutlich seltener, machen hingegen einen nicht unerheblichen Anteil an präterminal und terminal niereninsuffizienten Patienten aus, die sich zur Shuntanlage vorstellen.

© Der/die Autor(en), exklusiv lizenziert an Springer-Verlag GmbH, DE, ein Teil von Springer Nature 2023
S. Regus, *Gefäßchirurgie Fragen und Antworten*,
https://doi.org/10.1007/978-3-662-67231-0_3

b) **Falsch.** Früher galt der Typ-II-Diabetes mellitus als „Altersdiabetes", da praktisch nur Patienten jenseits des 60. Lebensjahres hieran erkrankt waren. Es handelt sich meistens um einen Diabetes mellitus, der auf einer Insulinresistenz der Zielzellen beruht. Dies ist primär durch eine Adipositas verursacht, wodurch die Zielzellen (Fettgewebe) derart gesättigt ist, dass der postprandial erhöhte Blutzucker nicht mehr in Fettgewebe umgewandelt wird. Da der Anteil an adipösen Kindern und Jugendlichen allerdings stetig wächst, gibt es mittlerweile auch bereits in jungen Lebensjahren Typ-II-Diabetiker, selbst bei Kindern ist es keine Ausnahme mehr. Folglich kann man nicht grundsätzlich sagen, dass junge Diabetiker zwangsläufig einen Typ-I-Diabetes haben. Auch umgekehrt gibt es zunehmend alte Patienten mit einem Typ-I-Diabetes. Sie sind typischerweise schlank und leiden an einer Pankreasfunktionsstörung, welche zum Beispiel durch rezidivierende Pankreatitiden, Bestrahlungen sowie durch Autoimmunprozesse verursacht sein kann.

c) **Falsch.** Die diabetische Angiopathie manifestiert sich in aller Regel vor der Polyneuropathie, wobei beide in der Regel miteinander kombiniert sind. Die Polyneuropathie ist genau genommen eine Folge der Mikroangiopathie, bei der es zur Schädigung der die Nerven versorgenden Arterien und anschließend zum nervalen Funktionsausfall kommt.

d) **Falsch.** Etwa jeder vierte (25 %) der Diabetiker leidet im Laufe seines Lebens an einer pAVK, wobei Typ-I-Diabetiker noch etwas stärker gefährdet sind als Typ-II-Diabetiker. Die pAVK ist als klinische Manifestation einer Mikro- und/oder Makroangiopathie der Extremitätenarterien zu verstehen und kann, wie beim Nicht-Diabetiker, durch Einstellung und Behandlung der kardiovaskulären Risikofaktoren reduziert werden.

e) **Richtig.** Ca. 3–4 % der Diabetiker entwickeln im Laufe ihres Lebens ein Diabetisches Fußsyndrom, wobei auch hier Typ-I-Diabetiker mit ca. 4 % etwas häufiger als Typ-II-Diabetiker (ca. 2–3 %) betroffen sind.

Frage

2. Welche Aussagen zur Einteilung diabetischer Fußläsionen sind zutreffend?

a) Die Durchblutungsstörung im Sinne einer chronischen Ischämie ist die häufigste Ursache von Fußulcera beim Diabetes mellitus.
b) Die Einteilung des diabetischen Fußsyndroms erfolgt durch Wagner in die Stadien 0–5.

c) Eine weitere Klassifikation erfolgt nach Armstrong in A-D.

d) Der Charcot-Fuß ist eine typische Folgeerscheinung der diabetischen Polyneuropathie und häufig beim diabetischen Fußsyndrom anzutreffen.

e) Patienten mit einem Charcot-Fuß benötigen orthopädisches Schuhwerk.

Antworten

a) **Falsch.** Die häufigste Ursache des sogenannten diabetischen Fußsyndroms ist die diabetische Polyneuropathie. Hierbei kommt es durch die Mikroangiopathie zu einer Durchblutungsstörung der Nerven, vornehmlich der sensiblen Fasern. Anschließend können Druckulcera entstehen, die schlecht abheilen und teilweise zu sehr großflächigen Gewebedefekten führen können.

b) **Richtig.** Die Einteilung nach Wagner erfolgt in Abhängigkeit vom Ausmaß der Ulcerationen in die Stadien 0–5.

- 0: keine Wunden
- 1: oberflächliche Wunde bis Subkutis
- 2: tiefere Wunde bis Kapsel (ein Zeh)
- 3: tiefere Wunde bis Knochen (ein Zeh)
- 4: tiefe Wunden bis Knochen (mehrere Zehen/Fußteile)
- 5: tiefe Wunden bis Knochen (gesamter Fuß)

c) **Richtig.** Die Klassifikation nach Armstrong erfolgt in A bis D:

- A: ohne Infekt und ohne Ischämie
- B: mit Infekt
- C; mit Ischämie
- D: mit Infekt und mit Ischämie

d) **Richtig.** Der Charcot-Fuß, auch als diabetisch-neuropathische Osteoarthropathie bezeichnet, ist die Folgeerscheinung eines langjährigen Diabetes mellitus und durch eine Fehlstellung des Fußes gekennzeichnet. Aufgrund der Schmerzunempfindlichkeit durch die Polyneuropathie kommt es zu unbemerkten Frakturen der Knochen im Fußbereich mit Subluxationsbeziehungsweise Luxationsstellungen. Diese sind auf die fehlende Immobilisierung und Ruhigstellung zurückzuführen, was wiederum durch den Sensibilitätsverlust verursacht wird. Zudem kommt es oft zu Ulcerationen und Abszessbildungen, welche eine operative Entlastung notwendig machen. Oberstes Prinzip in der Behandlung eines Charcot-Fußes mit akuten Komplikationen ist die konsequente Entlastung sämtlicher Fußknochen und -gelenke, um eine Abheilung zu gewährleisten.

Neben dem Diabetes mellitus, welcher die häufigste Ursache des Charcot-Fußes darstellt, gibt es seltenere Ursachen wie:

- alkoholtoxische Polyneuropathie
- Wirbelsäulen- und Rückenmarkserkrankungen
- Medikamentenabusus
- Chemotherapie
- Infektionskrankheiten (Lepra, Syphilis)

e) **Richtig.** Beim akuten Charcot-Fuß ist eine konsequente Entlastung zwingend erforderlich, was normalerweise mit einer Orthese erfolgt. Kurz zur Begriffsdefinition: Orthese bedeutet, dass die Extremität stabilisiert und ruhiggestellt wird, wohingegen eine Prothese die Extremität ersetzt. An Entlastungs-Orthesen stehen zur Auswahl:

- Total Contact Cast (TCC, Gipsverband), wird an Extremität anmodeliert und als Liege- oder Gehgips verwendet.
- TCC in Zweischalen-Technik, letztlich wie TCC, wird dann in zwei Teile gesägt und kann mit Klettverschlüssen angelegt und stabilisiert werden.
- Konfektionierte Orthesen bzw. Rahmenorthesen, nach Maßanfertigung, z. B. Allgöwer Gehapparat, wird an Ligamentum patellae abgestützt, wodurch der Fuß komplett in der Luft schwebt und entlastet wird. Auf der Gegenseite ist dann allerdings eine Absatzerhöhung notwendig. Zudem empfiehlt sich ipsilateral das Tragen eines Kompressionsstrumpfes, um einem Ödem vorzubeugen.
- Orthopädisches Schuhwerk nach Maß, welches nach Abklingen der akuten Phase dauerhaft getragen werden sollten, um im Alltag eine Entlastung zu erreichen.

Frage

3. Welche Aussagen zur Mediasklerose bei Diabetikern sind korrekt?

a) Die Mediasklerose kommt nur bei Diabetikern vor.
b) Die Mediasklerose wird auch in intrazerebralen Arterien beobachtet.
c) Der einzige Unterschied zwischen der Media- und der Arteriosklerose ist die beteiligte Gefäßwandschicht (Media vs. Intima).
d) Bei den auf nativen Röntgenaufnahmen sichtbaren Verkalkungen der Unterschenkel- und Interdigitalarterien handelt es sich meist um eine Mediasklerose.

e) Die durch Mediasklerose veränderten Gefäße wurden früher auch als „Gänsegurgelarterien" bezeichnet.

Antworten

a) **Falsch.** Die Mediasklerose ist zwar eine typische Arterienveränderungen, die erstmals von dem Pathologen Johann Georg Mönckeberg (1877–1925) bei Diabetikern beschrieben wurde. Sie kommt allerdings auch bei anderen Erkrankungen wie zum Beispiel der Niereninsuffizienz, dem Hyperparathyreoidismus oder dem Morbus Addison vor. Außerdem werden genetische Ursachen und eine entsprechende Prädisposition vermutet. Hier liegen allerdings wenig fundierte Kenntnisse vor, viele Fragen sind offen.

b) **Richtig.** In den meisten Fällen wurde die Mediasklerose auch im Bereich intrazerebraler, intraabdomineller, im Bereich der Nieren- und Koronararterien beschrieben. Hauptlokalisation sind allerdings die mittelgroßen bis kleinen Arterien vom muskulären Typ am Unterschenkel.

c) **Falsch.** Es ist zwar richtig, dass bei der Mediasklerose primär die Media betroffen ist, wohingegen bei der klassischen Arteriosklerose die Veränderungen in der Íntima ablaufen. Allerdings gibt es weitere, wichtige Unterschiede. So sind zum Beispiel Fettablagerungen bei der Mediasklerose extrem selten, wohingegen Verkalkungen bei beiden Formen auftreten. Zudem sind die Wandveränderungen bei der Arteriosklerose meist kürzer, semizirkulär und im Bereich von Bifurkationen lokalisiert, wohingegen die Mediasklerose langstreckig und zirkulär auftritt.

d) **Richtig.** Die Mediasklerose betrifft die kleinen und kleinsten Arterien und befällt diese langstreckig sowie zirkulär. Auf Röntgenaufnahmen stellen sich diese Verkalkungen deshalb oft bereits nativ ohne jegliche Anwendung von Kontrastmittelverfahren dar. Ein stenosierender Prozess kann allerdings hierdurch weder ausgeschlossen noch bestätigt werden.

e) **Richtig.** Da es bei der Mediasklerose oft zu ringförmigen Mediaverkalkungen kommt, wurden morphologisch Ähnlichkeiten mit der Luftröhre von Gänsen beschrieben. Daher auch die ältere Bezeichnung der Gänsegurgelarterien, die auf den Erstbeschreiber Mönckeberg zurückgeht.

4. Welche Aussagen zur diabetischen Polyneuropathie (DPN) sind korrekt?

a) Bei der diabetischen Polyneuropathie unterscheidet man eine sensible, motorische und autonome Polyneuropathie.
b) Bei der diabetischen Polyneuropathie handelt es sich genau genommen um eine Form der diabetischen Mikroangiopathie.
c) Etwa jeder dritte Diabetiker leidet unter einer Polyneuropathie.
d) Die diabetische Polyneuropathie (DPN) wird auch als Restless leg syndrome (RLS) bezeichnet.
e) Die diabetische Polyneuropathie (DPN) ist unter optimaler Diabeteseinstellung reversibel.

a) **Richtig.** Die diabetische Polyneuropathie (DPN) wird in eine sensible, motorische und autonome unterteilt.
 1. **sensible:** Schmerzempfindung ist reduziert, auch Berührungs- und Temperaturempfindung. Klinisch manifestiert sich dies am häufigsten in akralen Ulcera und Druckstellen.
 2. **motorische:** hier kommt es zu einer Störung der muskulären Innervation und folglich zu einer Atrophie der kleinen Fußmuskeln. Hieraus resultieren z. B. auch Fehlstellungen wie Krallen- oder Hammerzehen.
 3. **autonome:** hierbei kommt es primär zu einem Funktionsverlust der Schweißsekretion und Temperaturregulation, wodurch klinisch eine trockene und rissige Haut auffallen.
b) **Richtig.** Bei der diabetischen Mikroangiopathie kommt es typischerweise zu stenosierenden Prozessen kleiner Arterien und Arteriolen sowie der Kapillaren. Nachfolgend entstehen Perfusionsstörungen der versorgten Organe und Gewebe. Die drei wichtigsten klinischen Manifestationsgebiete sind
 1. die Augen: diabetische Retinopathie. Hierbei besteht das Risiko der Erblindung (Amaurosis).
 2. die Nieren: diabetische Nephropathie mit dem Risiko der Niereninsuffizienz bis hin zur Dialysepflichtigkeit.
 3. die Nerven: diabetische Polyneuropathie. Klinisch manifestiert sich dies meist als diabetisches Fußsyndrom.

c) **Richtig.** Etwa 30–35 % der Diabetiker entwickeln eine Polyneuropathie, wohingegen die Prävalenz in der Normalbevölkerung bei ca. 5 % liegt. Männer sind häufiger von einer Polyneuropathie betroffen als Frauen, zudem nimmt das Erkrankungsrisiko mit zunehmendem Alter und Dauer der Diabeteserkrankung zu.

d) **Falsch.** Es werden zwar häufig ein RLS und eine DPN zeitgleich bei Diabetikern diagnostiziert, allerdings handelt es sich um zwei unterschiedliche Erkrankungen. Bei RLS handelt es sich pathophysiologisch um eine neurologische Erkrankung, die auf einen gestörten Dopaminmetabolismus zurückzuführen ist. Sie ist in vielen Fälle angeboren, kann aber auch erworben sein. Allerdings ist vieles auch noch ungeklärt. Frauen sind, im Vergleich zur Polyneuropathie (hier ist das Geschlechterverhältnis umgekehrt), häufiger von dem RLS betroffen, die Prävalenz in der Normalbevölkerung beträgt 10 %.

e) **Falsch.** Die diabetische Polyneuropathie (DPN) ist irreversibel, auch wenn sich die Symptome und Begleiterscheinungen unter konservativen Maßnahmen häufig gut behandeln lassen. Hierzu gehören Schmerzmittel (Nicht-Opioid-Analgetika: Metamizol, Paracetamol; Opioid-Analgetika: Tramadol, Morphin, Oxycodon), Antikonvulsiva (Pregabalin) sowie Antidepressiva (meist trizyklische, hier bevorzugt Amitriptylin).

Frage

5. Welche Aussagen zu Amputationen bei Diabetikern sind korrekt?

a) Diabetes mellitus ist der häufigste Grund für Amputationen im Bereich der unteren Extremität.

b) 80 % der Amputationen beim Diabetiker wären vermeidbar.

c) Diabetiker können sich vor jeder Amputation eine Zweitmeinung einholen.

d) Der größte Risikofaktor einer Amputation bei Diabetikern ist die Verfügbarkeit von Ärzten in der ambulanten Versorgung.

e) 80 % der Amputationen beim Diabetiker wären durch eine Gefäßdiagnostik vermeidbar.

a) **Richtig.** Von ca. 60.000 Amputationen/Jahr in Deutschland sind fast 40.000 auf ein diabetisches Fußsyndrom (DFS) zurückzuführen. Folglich ist Diabetes mellitus noch vor der pAVK die häufigste Ursache für Amputationen.

b) **Richtig.** Man geht davon aus, dass 4 von 5 Amputationen bei Diabetikern bei im Vorfeld optimierter konservativer Therapie vermeidbar gewesen wären. Hierzu gehören u. a.:
- optimierte Blutzuckerkontrolle und
- Diabetes-Einstellung (HbA1c-Wert als Langzeitwert sollte nicht > 7,5 % sein)
- orthopädisches Schuhwerk zur Vermeidung von Druckstellen
- Wundkontrollen und -versorgung

Bei Patienten, die mit einem diabetischen Fußsyndrom zur stationären Aufnahme und weiteren Versorgung in der Gefäßchirurgie vorstellig werden, sind die Ulcerationen aber meistens bereits so weit fortgeschritten, dass oft eine Amputation (zumindest eine Grenzzonen-bzw. Minor-Amputation) unausweichlich ist. Besonders zur Infektkontrolle bei Sepsis kann dies eine lebensrettende Maßnahme sein. Die Motivation sollte folglich in der Vermeidung von ausgedehnten Wunden und einer Gangrän liegen, nicht in einer Verschiebung bzw. Verzögerung zwingend notwendiger Amputationen. Immerhin entwickelt jeder dritte Diabetiker im Laufe seines Lebens Ulcera am Fuß bzw. ein DFS, dessen Entstehung und Progression oft vermeidbar wären.

c) **Richtig.** Prinzipiell können sich Diabetiker (und natürlich auch Nicht-Diabetiker) vor einer Amputation eine Zweitmeinung über die Notwendigkeit der Amputation und alternative Behandlungsmethoden einholen. Dies gilt auch bei sehr ausgedehnten Befunden und einer manifesten oder drohenden Sepsis. Allerdings sollte man sich absichern und die Ablehnung der Amputation unterschreiben lassen. Im Falle eines septischen Zustandes und fraglicher Einwilligungsfähigkeit des Patienten sollte zwingend die Ablehnung durch bevollmächtigte Angehörige eingeholt oder ein richterlicher Beschluss zur Vollmacht-Übernahme veranlasst werden.

d) **Falsch.** Eine 2023 veröffentlichte prospektiv durchgeführte klinische Studie aus Frankreich hat ergeben, dass zwei Faktoren entscheidende Risikofaktoren für eine Amputation bei Diabetikern zu sein scheinen: nämlich der soziale Status und die Erreichbarkeit von Pflegepersonal. Die Autoren haben hiermit die Bedeutung von Pflegepersonal und einer regelmäßig durchgeführten Wundkontrolle und -versorgung unterstrichen.[1]

e) **Falsch.** Schätzungen nach wären ca. 25 % der Amputationen bei Diabetikern durch eine vorherige Gefäßdiagnostik, insbesondere die Duplexsonographie, vermeidbar. Im Falle von arteriellen Stenosen oder Verschlüssen könnte folglich jedem vierten Diabetiker durch eine frühzeitige interventionelle oder operative Therapie die Extremität erhalten werden. Da etwa 30 % der Diabetiker im Laufe ihres Lebens an einem DFS erkranken und hiervon bei etwa 2–5 % eine Amputation notwendig wird, hat die Prophylaxe des DFS und seiner Progredienz eine immense Bedeutung für Patienten, Behandler und das Gesundheitssystem.

Frage

6. Welche Aussagen zur Niereninsuffizienz bei Diabetikern mit pAVK sind zutreffend?

a) Diabetiker mit einer pAVK haben in > 50 % auch eine Niereninsuffizienz.
b) Patienten mit einem DFS sollten engmaschige Blutzuckerkontrollen erhalten.
c) Die diabetische Nephropathie ist häufiger bei Typ-I- als bei Typ-II-Diabetikern.
d) Niedermolekulare Heparine (NMH) führen zu einer Schädigung von Nierengewebe und sind bei Niereninsuffizienz nach einer Bypassanlage kontraindiziert.
e) Diabetiker mit terminaler Niereninsuffizienz sollten bevorzugt einen Kunststoffshunt erhalten.

Antworten

a) **Richtig.** Mehr als die Hälfte der Patienten mit Diabetes mellitus entwickeln eine diabetische Nephropathie, die in vielen Fällen klinisch kaum Beachtung findet. Insbesondere vor Kontrastmittelgabe sollte dies allerdings beachtet und eine sorgfältige nephroprotektive Vor- und Nachbehandlung durchgeführt werden.

---

[1] Bonnet JB, Nicolet G, Papinaud et al. Effects of social deprivation and healthcare access on major amputation following a diabetic foot ulcer in a French administrative area: Analysis using the French claim data. Diabet Med. 2022;39:e14820.

b) **Richtig.** Patienten mit einem DFS bei Angiopathie haben oft zusätzlich eine Niereninsuffizienz, die sich im Infektstadium verschlechtern kann. Deshalb ist die Gabe von oralen Antidiabetika, zum Beispiel Metformin, zu überwachen und im Idealfall vorübergehend zu pausieren. Metformin kann im Stadium der Niereninsuffizienz akkumulieren und deshalb zu Hypoglykämie führen. Das gleiche gilt für Glibenclamid sowie Gimepirid.

c) **Richtig.** Die diabetische Nephropathie tritt bei circa 30 % der Typ-I-Diabetiker und 20 % der Typ-II-Diabetiker auf. In dem Kollektiv der pAVK-Patienten haben geschätzt etwa 60–80 % der Typ-I-Diabetiker und etwas mehr als die Hälfte der Typ-II-Diabetiker eine diabetische Nephropathie. Dies sollte insbesondere im Hinblick auf gegebenenfalls notwendige Shuntanlagen beachtet und die Venen am Arm geschont werden. Die Entnahme für eine Bypassrekonstruktion am Bein sollte deshalb äußerst kritisch hinterfragt werden.

d) **Falsch.** NMH sollten zwar korrekterweise bei Patienten mit Niereninsuffizienz vermieden werden, allerdings nicht aufgrund einer potenziellen Nierengewebeschädigung, sondern der Akkumulationsgefahr bei eingeschränkter Ausscheidung. Das Hauptrisiko besteht also nicht in einer zusätzlichen Nierenschädigung, sondern in der Blutungskomplikation durch die relative Überdosierung.

e) **Falsch.** Auch bei Diabetikern gilt, dass dem nativen Hämodialyseshunt unbedingt der Vorzug gegeben werden sollte. Allerdings ist zu berücksichtigen, dass Diabetiker häufig auch eine pAVK vom Schulter-/Armtyp aufweisen und zentrale Stenosen vor Shuntanlage unbedingt ausgeschlossen beziehungsweise abgeklärt werden sollten. Zudem zeigen die Unterarmarterien bei einem Großteil der Patienten mit Diabetes mellitus eine Mediasklerose, sodass hier das Risiko eines Sofortverschlusses (= innerhalb von 72 h nach Anlage) bzw. eines Frühverschlusses/einer unzureichenden Ausreifung innerhalb von 4–6 Wochen höher ist als bei Nicht-Diabetikern. Selbst bei Nicht-Diabetiker weist der Ciminoshunt eine Frühverschlussrate von bis zu 30 % auf, was insbesondere bei jungen Patienten beachtet werden sollte. Bei älteren Patienten mit einem Typ-II-Diabetes und fortgeschrittener Mediasklerose der Unterarmarterien empfiehlt sich die Anlage eines nativen Oberarmshunts, im Idealfall unter Nutzung der V. cephalica ohne Einsatz von Fremdmaterialien.

7. Welche Aussagen zur perioperativen Blutzuckereinstellung bei Diabetikern sind zutreffend?

a) Orale Antidiabetika sollten präoperativ abgesetzt werden.
b) Typische perioperative Komplikation bei Diabetikern ist eine Hyperglykämie.
c) Da der Patient am OP-Tag normalerweise nüchtern ist, sollte auf eine Insulingabe unbedingt verzichtet werden.
d) Eine IE-Insulin senkt den Blutzuckerwert etwa um 50 mg/dl.
e) Eine perioperative Hypoglykämie kann mit 5–40 %igen Glucoselösungen behandelt werden.

a) **Richtig.** Orale Antidiabetika, insbesondere Biguanide (z. B. Metformin = Glucophage®), sollten präoperativ für 24–48 h pausiert werden. Dies insbesondere aufgrund der Gefahr einer Laktatazidose, die aus mehreren Gründen entstehen kann:
   1. Hemmung der intestinalen Glucoseresorption
   2. Hemmung der Atmungskette und dadurch
   3. Steigerung der anaeroben Glykolyse
   Bei der Laktatazidose handelt es sich um ein lebensbedrohliches Krankheitsbild. Besonders gefährdet sind niereninsuffiziente Patienten. Perioperativ sollte deshalb die Einstellung der Blutzuckerspiegel bevorzugt mit Insulin erfolgen.
b) **Richtig.** Durch den perioperativen Stress und die Pausierung von oralen Antidiabetika kann es zu einer Hyperglykämie kommen. Das Gefährliche an der Hyperglykämie ist allerdings nicht die Erhöhung der Blutzuckerwerte, sondern die lebensbedrohliche hyperosmolare Entgleisung sowie eine Ketoazidose. Eine Hypoglykämie gehört ebenfalls zu den typischen Komplikationen und schnell zu einem Bewusstseinsverlust des Patienten führen.
c) **Falsch.** Der nüchterne Patient nimmt zwar präoperativ keine Nahrung zu sich, sollte dennoch alle 1–2 h Blutzuckerkontrollen erhalten. Bei längerer Nüchternheit bzw. Abfall der Blutzuckerspiegel sollte frühzeitig mit einer Glucoseinfusion begonnen und Insulin appliziert werden. Ein Abfall der Blutzuckerspiegel unter Insulininfusion sollte nicht zu einer plötzlichen

Unterbrechung der Insulingabe führen. Hierbei bestünde sonst aufgrund der verstärkten Lipolyse die Gefahr einer Ketoazidose. Deshalb wird auch bei erniedrigten Blutzuckerwerten die Fortsetzung der Glucoseinfusion bei gleichzeitiger Insulingabe empfohlen.

d) **Richtig.** Eine IE-Insulin senkt den Blutzuckerspiegel um ca. 50 mg/dl. Dies gilt allerdings nur bei normwertigen Triglyceriden. Bei erhöhten Triglyceridwerten sinkt die Insulinwirksamkeit. Mehr als 4 IE-Insulin/h sollten auch bei Blutzuckerspiegeln von > 220 mg/dl nicht gegeben werden. Zur Senkung von Blutzuckerwerten > 140 mg/dl werden normalerweise 1–4 IE/h über einen Perfusor appliziert.

e) **Richtig.** Je nach Volumenstatus des Patienten können 5–40 %ige Glucoselösungen verabreicht werden. 40 %ige Lösungen sollten allerdings, da venenwandschädigend, nicht peripher verabreicht werden. Hier empfiehlt sich die Gabe über einen ZVK. 1 BE (=12 g Glucose) hebt den Blutzuckerspiegel um ca. 50 mg/dl. 30 ml 40 %ige Glucoselösung (12 g) sind sowohl innerklinisch als auch in der Notfallmedizin ein guter Start bei einer Hypoglykämie.

Moderne Wundbehandlung

4

1. Welche Aussagen zur Wundheilung sind korrekt?

a) Die Wundheilung läuft physiologischerweise in drei Phasen ab.

b) An die Wunde muss frische Luft, so heilt sie am schnellsten.

c) Bei einer bakteriellen Besiedelung des Ulcus cruris venosum (Gamaschenulkus) sollte unbedingt eine Antibiotikatherapie indiziert werden.

d) Die antibiotische Lokaltherapie sollte bei positiven Abstrichergebnissen erwogen werden.

e) Von einer chronischen Wunde spricht man, wenn diese nach 4 Monaten nicht abgeheilt ist.

a) **Richtig**. Die 3 Phasen der Wundheilung sind
1. die Reinigungs- bzw. Exsudationsphase
   - meist bis Tag 3
   - Blutstillung, Exsudation von Fremdstoffen und Erregern
2. die Granulationsphase
   - dauert ca. bis Tag 7
   - Aufbau von neuem Gewebe
   - Adaptation der Wundflächen
   - Exsudatmenge geringer als in 1. Phase
3. die Epithelialisierungsphase
   - dauert bis ca. Tag 14

© Der/die Autor(en), exklusiv lizenziert an Springer-Verlag GmbH, DE, ein Teil von Springer Nature 2023
S. Regus, *Gefäßchirurgie Fragen und Antworten*,
https://doi.org/10.1007/978-3-662-67231-0_4

- Gewebe wird gefestigt
- Exsudation kaum/nicht mehr vorhanden
- bei sekundärer Wundheilung Stabilisierung des Narbengewebes

b) **Falsch.** Die Wunde benötigt ein feuchtes Milieu, um ungestört heilen zu können. Dies ist insbesondere in der Granulationsphase wichtig und unterstützt die Heilungsprozesse. Aus diesem Grund wird in der modernen Wundbehandlung Wert auf ein feuchtes Wundmilieu gelegt sowie der Wunde Ruhe gegeben. Das bedeutet, dass die Verbandswechsel nicht täglich, sondern 2-3x/Woche, eventuell auch seltener erfolgen sollten. Ein täglicher Verbandswechsel bei nicht infizierten Wunden in der Gratulationsphase ist eher kontraproduktiv.

c) **Falsch.** Das Ulcus cruris venosum, klinisch oft als Gamaschenulkus imponierend, besteht meist viele Monate, teilweise auch Jahre. Eine bakterielle Besiedelung ist fast ausnahmslos nachweisbar, was allerdings noch keine Indikation für eine Antibiotikatherapie darstellt. Im Gegenteil, unkritischer und wiederholter Einsatz von Antibiotika erhöht das Risiko der Entwicklung von Resistenzen ohne Benefit für die Wundheilung. Bewährt hat sich bei bakteriell stark kontaminierten Wunden die Behandlung mit silberhaltigen Wundauflagen (z. B. Urgotüll AG®), die zu einer chemischen Reduktion der Keimdichte führen. Desweiteren können hydrophobe Wundauflagen verwendet werden (z. B. Cutimed Sorbact®), an die sich Bakterien binden und deshalb bei jedem Verbandswechsel eine Keimreduktion erzielt wird. Lokale und insbesondere systemische Infektionszeichen sollten allerdings Anlass für eine Antibiotikagabe sein. Vorher muss allerdings eine Abszedierung ausgeschlossen und ggf. chirurgisch behandelt werden (Debridement, Nekrosektomie, im Extremfall auch Amputation).

d) **Falsch.** Der Einsatz antibiotikahaltiger Cremes und Wundauflagen ist in der Gefäßchirurgie die Ausnahme. In der Dermatologie ist die Anwendung häufiger, z. B. bei der Impetigo contagiosa im Kindesalter oder anderen bakteriell verursachten Hauterkrankungen. Hier haben sich fusidinsäurehaltige Cremes bewährt. Allerdings zeigt sich hier eine erhöhte Resistenzentwicklung, insbesondere von Staphylokokken und Streptokokken. In der Gefäßchirurgie ist die Extremitätenischämie ursächlich für die Ulcerationen, eine bakterielle Besiedlung oder Infektion als Folgeerkrankung zu werten. Deshalb stehen hier die Wiederherstellung der arteriellen Perfusion sowie die chirurgische Wundsäuberung im Vordergrund. Der Einsatz topischer Antibiotikaanwendungen sollte die absolute Ausnahme bleiben.

e) **Falsch.** Man spricht bereits von einer chronischen Wunde, wenn diese nach 4–8 Wochen nicht abgeheilt ist. Die Initiative Chronische Wunden (ICW) definiert allerdings einige Wunden schon von Grund auf als chronisch, hierzu gehören das Ulcus cruris venosum bei chronisch venöser Insuffizienz sowie das Ulcus beim diabetischen Fußsyndrom. Diese Wunden werden bereits vom Tag ihrer Entstehung als chronisch bezeichnet, da ihnen Erkrankungen zugrunde liegen, die erfahrungsgemäß mit erheblichen Wundheilungsstörungen einhergehen und eine primäre Abheilung nahezu ausgeschlossen ist. Durch die von vornherein stattfindende Einstufung als chronische Wunde soll auf diese Problematik sensibilisiert werden.

Frage

2. Welche Aussagen zu Wundauflagen sind zutreffend?

a) Häufig verwendete Wundauflagen sind Hydrofasern, Hydrokolloide, Hydrogele, Kompressen und Schaumverbände.
b) Der Schaum des Vacuumocclusivverbandes (VAC) ist antibakteriell wirksam.
c) Bei stark sezernierenden Wunden bieten sich Superabsorber als direkte Wundauflage sowie als Sekundärverband an.
d) TenderWet® ist für nicht kontaminierte, wenig sezernierende Wunden geeignet.
e) Durch Künstliche Intelligenz (KI) können fibrinbelegte Wundflächen und Wundauflagen unterschieden werden.

Antworten

a) **Richtig.** Wundauflagen werden grob unterteilt in
  1. flüssigkeitsaufnehmende (Hydrofaser, Alginate, Hydropolymere, PU-Schaumverbände)
  2. flüssigkeitsabgebende (Hydrogele, Hydrokolloide)
  3. antibakterielle (Cutimed sorbact®-Kompressen)
  4. versiegelnde (Vacuumocclusivverband)
b) **Falsch.** Wirkprinzip der Vakuumokklusiv-Therapie (VAC) ist die granulationsfördernde Wirkung des Unterdrucks, der kontinuierlich oder intermittierend angelegt wird. Die zur Verwendung kommenden Wundschwämme bestehen aus Polyurethan (großporig, schwarz) oder Polyvinylalkohol

(kleinporig, weiß). Letzterer kann auch direkt auf die Haut gelegt werden, z. B. bei postoperativ stark sezernierenden Lymphfisteln in der Leiste.
Der Polyurethanschaum sollte nur auf das Granulationsgewebe und nicht
darüber hinaus (auch nicht auf die Haut) gelegt werden). Grund hierfür ist
die stärkere Sogwirkung und somit Granulationsförderung außerhalb der
Wunde. Antibakterielle Wirkstoffe sind in den zur Verfügung stehenden
Schäumen nicht enthalten.

c) **Richtig.** Superabsorber bestehen aus einem Polymerkern, der ein Vielfa-
ches seines eigenen Gewichtes an Flüssigkeit aufnehmen kann. Beispiele
für im Klinikalltag häufig verwendete Superabsorber sind Zetuvit® (der
Firma Hartmann), DracoSuperabsorber® (der Firma Draco), Vliwasorb®
(von Lohmann & Rauscher), DuraMax® (von Smith & Nephew) oder Cutimed Sorbion® (von BSN Medical). Gängige Größen sind 10×10 cm bis
20×40 cm. Der Superabsorber besteht aus einem Kissen, in dem sich ein
weißes Pulver (der eigentliche superabsorbierende Stoff) befindet. Dieses
nimmt Flüssigkeit auf und wandelt sich in ein Gel um, aus dem die Flüssigkeit nicht mehr abgegeben wird. Eine 10×10 cm große Kompresse wiegt
2 g und kann bis zum 250 ml Sekret aufnehmen.

d) **Falsch.** TenderWet® sind Wundkissen der Firma Hartmann, welche einen
Superabsorber enthalten, der allerdings als Besonderheit eine Spül-Saug-
Funktion hat. Die Wundkissen werden vor dem Auflegen auf die Wunde
mit steriler Ringerlösung aktiviert. Diese wird beim Kontakt mit der Wund-
oberfläche kontinuierlich im Tausch gegen Wundflüssigkeit und Keime an
die Wunde abgegeben, da die Affinität des Absorbers für Wundsekret und
Bakterien größer ist. Sobald alle Moleküle des Wundkissens Wundbestand-
teile gebunden und Ringerlaktat abgegeben haben, endet die Spülfunktion
und ein Verbandswechsel ist indiziert. Dies ist nach 2–3 Tagen der Fall.
TenderWet® eignet sich besonders für die schmerzhafte Wundreinigung
mäßig belegter und kontaminierter Wunden. Diese Wundauflagen erset-
zen ein chirurgisches Debridement stark kontaminierter oder nekrotischer
Wunden allerdings nicht.

e) **Falsch.** Die KI ist in vielen Bereichen der Medizin, auch im Hinblick
auf die Wundversorgung, eine sehr hoffnungsvolle und zukunftsträchtige
Innovation. Insbesondere bei der Wundversorgung kann durch konsequente Bilddokumentation ein zunehmend umfangsreicheres Wundregis-
ter angelegt werden. Hiermit erfolgt eine Dokumentation von Wunden,
deren Abheilung und des Einflusses unterschiedlicher Wundauflagen auf
den Heilverlauf. Durch die aktuell zur Verfügung stehenden Software-
Programme ist es allerdings noch nicht möglich, fibrinbelegte Wunden von

modernen Wundauflagen zu unterscheiden. Deshalb ist es bei der Wunddo-kumentation immens wichtig, die Wunde nach deren Reinigung inklusive Entfernung aller Wundauflagen vorzunehmen.

Frage

3. Welche Aussagen zu Ursachen postoperativer Wundheilungsstörungen sind korrekt?

a) Die häufigste Ursache postoperativer Wundheilungsstörungen inguinal ist die Lymphfistel.
b) Das Aufbringen eines VAC-Verbandes auf die Leistenwunde ist nur bei Komplikationen sinnvoll.
c) Die Länge des operativen Eingriffes spielt hinsichtlich des Auftretens von Wundheilungsstörungen keine Rolle.
d) Adipöse Patienten haben häufiger Wundheilungsstörungen als schlanke Patienten.
e) Wundinfekte entstehen am häufigsten durch grampositive Keime.

Antworten

a) **Richtig.** Die häufigste Wundheilungsstörung in der Leiste ist die Lymph-fistel, welche durch unbemerkte Verletzung der Lymphgefäße und -knoten entsteht. Insbesondere bei Rezidiveingriffen hat erfahrungsgemäß mindes-tens jeder 4. Patient eine gestörte Wundheilung aufgrund von Lymphgefäß-komplikationen. Diese Lymphfisteln lassen sich allerdings oft konservativ behandeln.
b) **Falsch.** Unter dem Begriff Inzisions-Management System (IMS) wird die prophylaktische standardmäßige Anlage einer VAC-Versiegelung auf OP-Wunden verstanden. Dies führt in Studien zu einer Reduktion von Wundheilungsstörungen inguinal sowie von revisionspflichtigen Komplika-tionen. Auf intakte Haut aufgebracht kann der Schwamm 7 Tage belassen werden. Der empfohlene Unterdruck liegt bei -125 mmHg.
c) **Falsch.** Nicht nur die Zahl an Voreingriffen, sondern auch die Dauer des Eingriffs, die Höhe des Blutverlustes, die Gabe einer Single-Shot-Antibiose, der Einsatz von Wundspreizern sowie die Auswahl des Nahtma-terials spielen eine Rolle. Gewebeschonendes Operieren sowie bedachter Umgang mit Haken und Spreizern kann Wundheilungsstörungen reduzieren helfen.

d) **Falsch.** Das Risiko für Wundheilungsstörungen ist zwar bei adipösen Patienten höher als bei Normalgewichtigen, allerdings ist das Risiko bei sehr schlanken beziehungsweise untergewichtigen Patienten ebenfalls erhöht. Insbesondere die häufig beobachtete Kombination aus Untergewicht, Nikotin- und Alkoholabusus führt erfahrungsgemäß sogar noch häufiger zu Wundheilungsstörungen als Adipositas. Deshalb empfiehlt es sich bei sehr schlanken Patienten, außerordentlichen Wert auf gewebeschonendes Operieren zu legen, da hierdurch Wundheilungsstörungen z. T. vermieden werden können.

e) **Richtig.** Grampositive Erreger sind häufige Ursache postoperativer Wundinfekte, insbesondere Staphylo-, Strepto- und Enterokokken. Aber auch gramnegative Stäbchen sind zu nennen, hier vor allem E. coli und Klebsiellen.

Frage

4. Welche Aussagen zu antibakteriellen Wundauflagen sind korrekt?

a) Jodhaltige Verbandsmaterialien sind altbewährt und bevorzugt bei infizierten Wunden anzuwenden.

b) Das Entscheidende bei infizierten Wunden ist der Biofilm, der von Bakterien produziert wird.

c) Zu den hydrophoben Wundauflagen gehört Cutimed sorbact®, welches sich bei infizierten Wunden bewährt hat.

d) Polyhexanid oder auch **P**oly**h**exa**m**ethylen**b**iguanid (PHMB) ist ein Wundantiseptikum, welches allerdings nur zur Wundspülung zugelassen ist.

e) Octenisept® enthält hochprozentigen Alkohol und sollte deshalb für die Reinigung von Wunden nicht verwendet werden.

Antworten

a) **Falsch.** Jodhaltige Tamponaden und Wundauflagen sind zwar nach wie vor gängige Wundauflagen bei infizierten Ulcera, allerdings gibt es mittlerweile verträglichere und daher bevorzugte Materialien. Hierzu gehören z. B. hydrophobe Kompressen oder silberhaltige Verbände.

b) **Richtig.** Der Biofilm wird von Bakterien produziert und dient diesen als Schutz vor antibakteriellen Maßnahmen und Substanzen. Der Biofilm ist Angriffspunkt von silberhaltigen Wundauflagen, z. B. Anticoat® der Firma

Smith Nephew. Prinzip ist die kontinuierliche Freisetzung von Silber und hierdurch Zerstörung des bakteriellen Biofilms.

c) **Richtig.** Cutimed® Sorbact® ist eine hydrophobe Wundauflage und enthält den Wirkstoff D̲i̲a̲lkylc̲arbamoylc̲hlorid (DACC). Charakteristisch an dieser Verbandsauflage ist, dass Bakterien angezogen und in die Maschen der Auflage eingelagert und dort förmlich fixiert werden. Vergleichbar ist dies mit Fliegen, die in einem Spinnennetz eingeschlossen und fixiert werden. Auch hierbei ist der hydrophobe Effekt entscheidend. Bei jedem Verbandswechsel reduziert sich bei der Anwendung von DACC die Keimlast nachweislich.

d) **Falsch.** Polyhexanid wird zwar am häufigsten zur Wundspülung verwendet (Octenilin®), ist aber auch als Wundauflage in Form von PHMB-haltigen Schaumverbänden (z. B. DracoFoam® von Drago™) erhältlich. Es führt sehr selten zu lokalen oder systemischen Sensibilisierungen oder Nebenwirkungen und wird gut vertragen.

e) **Falsch.** Octenisept® enthält neben dem Antiseptikum Octenidindihydrochlorid zwar auch 2 % Phenoxyethanol, ist aber für Wunden zugelassen. Der Hersteller schreibt auf der Octenisept®-Flasche auch, dass die Lösung alkoholfrei ist, da Phenoxyethanol als Konservierungsmittel bezeichnet wird. Der Hersteller warnt lediglich vor dem Einspritzen von Octenisept® in tiefe Wundhöhlen und -taschen: „Um Gewebeschädigungen zu vermeiden, darf das Präparat nicht mittels Spritze in die Tiefe des Gewebes eingebracht werden".

Frage

5. Welche Aussagen zur Vakuumocclusivverbands-Therapie sind korrekt?

a) V.A.C.®-Therapie wird abgekürzt nach den ersten drei Buchstaben (**Vac**uum).

b) Der silberenthaltende Schwamm (GranuFoam silver™) ersetzt ein chirurgisches Debridement.

c) Der „weiße" Schwamm kann bedenkenlos auf Gefäßanastomosen gelegt werden.

d) Auf verschlossene chirurgische Wunden kann bedenkenlos ein VAC-Verband angelegt werden.

e) Der Sog beim VAC-Verband sollte prinzipiell auf 75–125 mmHg eingestellt werden.

a) **Falsch.** Die Abkürzung V.A.C.® kommt von **V**acuum **a**ssisted **c**losure und wurde von der Firma KCI eingeführt.

b) **Falsch.** Die VAC-Therapie sollte grundsätzlich, unabhängig von Art und Hersteller des Schwammes, nicht auf infiziertes abgestorbenes Gewebe aufgebracht werden. Vorher muss unbedingt ein chirurgisches Debridement durchgeführt werden. Auch bei infizierten ossären Prozessen (Osteomyelitis) ist diese Therapieform kontraindiziert. Auf eine sorgfältige Blutstillung sollte allerdings unbedingt geachtet werden, um ein Undicht-Werden des Verbandes sowie einen zu großen Blutverlust zu verhindern.

c) **Falsch.** Der „weiße" Schwamm der Firma KCI (WhiteFoam™) ist im Vergleich zum „schwarzen" Schwamm (GranuFoam™) zwar leichter vom Gewebe zu lösen, sollte dennoch nicht direkt auf Anastomosen, Nerven, Sehnen oder auch Bänder gelegt werden. Zum einen droht eine Arrosion (Anastomosen, Blutgefäße), zum anderen ein Austrocknen der Strukturen (bradytrophe Gewebe). Daher weist der Hersteller ausdrücklich auf die Notwendigkeit hin, zwischen Schaum und oben genannte Strukturen natürliches Gewebe zu platzieren oder ein nicht-haftendes Verbandsmaterial (z. B. Silikongitter) aufzubringen.

d) **Falsch.** Es ist zwar korrekt, dass ein VAC-Verband auf OP-Wunden angelegt werden kann, allerdings sollte zwischen Schwamm und Haut ein nicht-haftender Verband zwischengeschoben werden. Z. B. ein Silikongitter-Verband, um das Verkleben mit der Wunde zu verhindern.

e) **Falsch.** Es ist zwar üblich, dass im Klinikalltag der Sog am Gerät voreingestellt wird und hier meist im Bereich zwischen 75–125 mmHg liegt, allerdings empfiehlt der Hersteller für den „weißen" Schwamm (Polyvinylalkohol-Schaum = WhiteFoam®) einen Sog > 125 mmHg – 175 mmHg. Beim „schwarzen" Schwamm (Polyurethan = GranuFoam™), der sich in der innerklinischen Anwendung durchgesetzt hat, wird grundsätzlich ein Sog von 75–125 mmHg angelegt und vom Hersteller auch empfohlen.

6. Welche Aussagen zum Debridement und Shaving sind korrekt?

a) Das Debridement chronischer Wunden sollte stets chirurgisch mittels scharfem Löffel erfolgen.

b) Die ultraschallassistierte Wundreinigung kann nur bei nicht-infizierten Wunden verwendet werden.

c) Das sogenannte Shaving wird insbesondere beim Ulcus cruris venosum erfolgreich angewendet.

d) Ohne die Möglichkeit einer plastischen Deckung sollte kein Ulcus-Shaving erfolgen.

e) Bei der Spalthautdeckung (Meshgraft) sollte die entnommene Hautschicht ca. 0,2–0,4 mm dick sein.

Antworten

a) **Falsch.** Es gibt unterschiedliche Möglichkeiten und Methoden, Wunden zu säubern. Sicherlich gehören Skalpell, Schere und scharfer Löffel zu dem üblichen chirurgischen Repertoire, auf welches nicht verzichtet werden kann. Dennoch gibt es mittlerweile auch schonendere Verfahren, um chronische Wunden zu säubern und gesundes Gewebe zu erhalten. Hierzu gehört zum Beispiel die ultraschallassistierte Wundreinigung.

b) **Falsch.** Die ultraschallassistierte Wundreinigung kann bei allen Wunden, insbesondere chronischen, angewendet werden. Durch das Gerät, welches Ähnlichkeiten mit einer elektrischen Zahnbürste hat, entstehen durch den Ultraschall Blasen in der zugeführten Spülflüssigkeit (sogenannte Kavitationsblasen), wodurch Beläge und insbesondere der Biofilm chronischer Wunden entfernt wird. Das gesunde Gewebe wird dennoch schonend behandelt und zum größten Teil erhalten. Diese Blasenbildung nennt man auch „Kavitationseffekt" des Ultraschalls.

c) **Richtig.** Beim Ulcus cruris venosum entsteht typischerweise eine Dermatoliposklerose, also eine Verdickung der Haut und oberflächlichen Hautschichten. Diese verdickten Hautschichten liegen der Faszie auf und ähneln ihr von Form und Festigkeit. Bei einem einfachen Debridement mit dem scharfen Löffel können die festen und in ihrer Konsistenz harten Gewebeschichten nur unzureichend entfernt werden. Hier kann dann bevorzugt das Shaving angewendet wird. Vom Prinzip her werden oberflächliche Schichten schrittweise tangential entfernt, bis der Wundgrund sauber und gut durchblutet ist. Anschließend kann auf diese Wunden eine Spalthaut aufgebracht werden.

d) **Falsch.** Ein Ulcus-Shaving kann auch ohne plastische Deckung durchgeführt werden, allerdings ist der Heilungsprozess dann meist langwierig. Wenn zwischen Shaving und Spalthauttransplantation zu lange gewartet wird (einige Tage bis wenige Wochen genügen), dann ist der Wundgrund bereits wieder mit einem Biofilm überzogen und das Anwachsen der Haut erschwert.

e) **Richtig.** Bei der Spalthaut-Transplantation werden Hauttransplantate mit einer Dicke von 0,2–0,4 mm verwendet. Durch ein Dermatom, dessen Dicke entnommener Gewebeschichten eingestellt werden kann, werden bevorzugt vom ipsilateralen Oberschenkel Hautstreifen entfernt. Der laterale Oberschenkel sollte bevorzugt werden, da die Haut hier widerstandsfähiger ist und der Patient zudem anschließend weniger Schmerzen hat. Durch eine Messerwalze mit schlitzförmigen Klingen kann das Netz hegestellt werden.

Fragen

7. Welche Aussagen zur Kaltplasmatherapie sind zutreffend?

a) Plasma ist einer der vier Aggregatzustände.
b) Kaltes Plasma kann nur bei chronischen Wunden angewendet werden.
c) Kaltes Plasma hat eine Temperatur von $-80°$ Celsius.
d) „Heißes" Plasma hat in der Medizin keine Anwendung.
e) Kaltes Plasma ist in der Gefäßchirurgie lediglich bei der Wundbehandlung wichtig.

Antworten

a) **Richtig.** Es gibt vier Aggregatzustände:
  I. fest
  II. flüssig
  III. gasförmig
  IV. Plasma
Jeder Stoff kann nach Zufuhr von Energie von einem in den nächsten Aggregatzustand übergehen. „Fest" ist der energieärmste Zustand, „Plasma" der energiereichste. 99% der Materie im Universum ist Plasma, u. a. auch die Sonne.

b) **Falsch.** Kaltes Plasma wird nicht nur in der Medizin, sondern auch in der Landwirtschaft, der Industrie, der Raumfahrt etc. angewendet. In der Medizin wird es zur Desinfektion und Oberflächenbehandlung, aber auch für chirurgische Inzisionen sowie Regeneration von Wunden verwendet. Bei der Wundbehandlung wird es insbesondere zur Behandlung chronischer

Wunden indiziert, aber auch frische Wunden können mit Plasma behandelt werden, z. B. um eine überschießende Narbenbildung (Keloide) zu reduzieren. Der Bereich in der Medizin, der sich auf die Anwendung von Plasma spezialisiert hat, wird auch Plasmamedizin genannt.

c) **Falsch.** Kaltes Plasma hat eine Temperatur von 25–45° Celsius und führt somit nicht zu Gewebeschäden. Es wird im Vergleich zum „heißen Plasma" auch als nichtthermisches Plasma (NTP) bezeichnet. Dies liegt daran, dass der Großteil der Moleküle instabil ist und nur kurze Zeit das hohe Energieniveau hält, um dann in Bruchteilen von Sekunden wieder abzufallen. Hierdurch entsteht ein elektrisches Feld, wodurch die Mikrozirkulation verbessert wird. Klassisches atmosphärisches Plasma hat eine Temperatur von > 10.000° Celsius, da erst bei diesen Temperaturen der Wechsel des Aggregatzustandes stattfindet.

d) **Falsch.** Kaltes Plasma (nichtthermisches Plasma) ist erst seit 2013 in der Medizin als Medizinprodukt zugelassen ist und wird seither zunehmend angewendet. Im Gegensatz hierzu wird heißes Plasma schon seit 1990 verwendet, insbesondere in der endoskopischen Chirurgie zur Blutstillung und Durchführung von gastrointestinalen und hepatischen Tumorresektionen (Argon-Plasma-Koagulation).

e) **Falsch.** Kaltes Plasma wird in der Gefäßchirurgie primär und vordergründig in der Wundversorgung angewendet. Aber auch weitere Einsatzgebiete sind erwähnenswert und sehr vielversprechend. So wird kaltes Plasma bereits im Rahmen von Studien zur Vorbehandlung von synthetischen Bypass- und Stentmaterialien verwendet und hat hier sehr vielversprechende Ergebnisse geliefert. So wurde gezeigt, dass durch kaltes Plasma vorbehandelte Bypässe schneller ins Gewebe einwachsen und seltener Komplikationen (wie z. B. thrombotische Verschlüsse oder Infektionen) aufweisen.

Carotisstenosen

5

1.Welche Aussagen zur historischen Entwicklung der Carotis-Chirurgie sind zutreffend?

a) Die erste operative Rekonstruktion einer Stenose der extrakraniellen A. carotis interna war 1951.

b) Diese Operationstechnik war lange Zeit Standard der Carotis-Chirurgie.

c) Ende des letzten Jahrhunderts wurden mehr Carotisstenosen operiert als Appendektomien.

d) Dieser Trend ließ sich durch die breite Anwendung und Verfügbarkeit von Heparin erklären.

e) Es wurden lediglich symptomatische Patienten operiert, die aufgrund der verbesserten diagnostischen Möglichkeiten zunehmend identifiziert werden konnten.

Antworten

a) **Richtig.** Der Neurochirurg Raul Carrea aus Buenos Aires operierte 1951 einen Patienten mit einer symptomatischen Carotisstenose, indem er diese ligierte und auf die A. carotis externa anastomosierte.

b) **Falsch.** Am 07. August 1953 operierte der Herzchirurg Michael De Bakey einen 53-jährigen Busfahrer, der unter rezidivierenden TIAs litt, erfolgreich mittels der bis heute üblichen Thrombendarteriektomie, allerdings durch direkten Nahtverschluss ohne Patchplastik.

© Der/die Autor(en), exklusiv lizenziert an Springer-Verlag GmbH, DE, ein Teil von Springer Nature 2023
S. Regus, *Gefäßchirurgie Fragen und Antworten*,
https://doi.org/10.1007/978-3-662-67231-0_5

c) **Richtig.** Zwischen 1971 und 1983 hat sich die Zahl an operativen Eingriffen an der extrakraniellen A. carotis interna fast verzehnfacht (von 12.000 im Jahr 1971 auf 1.070.000 im Jahr 1983).

d) **Falsch.** Heparin und seine antikoagulatorische Wirkung wurden bereits 1916 entdeckt, woraufhin es ab 1936 in der klinischen Anwendung verfügbar war und zunehmend eingesetzt wurde. Vielmehr lag es an der Popularität dieses Eingriffs (relativ kurz, OP-Zeit ca. 1 h, gute Erlöse), nicht an der Verfügbarkeit von Heparin. Da die Carotischirurgie zu diesem Zeitpunkt nahezu inflationär angewendet wurde (häufiger als Leistenbruchoperationen), wurden bei einer nicht unerheblichen Zahl an perioperativen Schlaganfällen Studien initiiert, um festzustellen, welche Patienten wirklich von diesem bei Chirurgen (bis heute) so beliebten Eingriff wirklich profitieren.

e) **Falsch.** Die Indikation für Carotis-Eingriffe wurde ziemlich breit gestellt und sowohl symptomatische als auch zunehmend asymptomatische Patienten operiert. Dies ging mit einer steigenden Komplikationsrate einher (Letalität 2,8 %!). Daraufhin wurde in randomisierten Multicenterstudien (CASANOVA, ACAS, ACT, ACST) die operative Carotis-Rekonstruktion mit der rein konservativen Therapie verglichen.

Frage

2. Welche Aussagen zum Apoplexrisiko sind richtig?

a) Das Apoplexrisiko ist bei embolischer Genese (Vorhofflimmern) geringer als bei einer hochgradigen Stenose der A. carotis interna (ACI).

b) Bei einer hochgradigen (> 70 %igen) Stenose der ACI liegt das Apoplexrisiko bei 10–20 % im Jahr.

c) Sogenannte „weiche" Plaques haben ein deutlich höheres Apoplexrisiko als stark verkalkte harte Plaques.

d) Bei einem kontralateralen Verschluss ist das ipsilaterale Apoplexrisiko bei einer hochgradigen Stenose deutlich höher als bei stenosefreien Verhältnissen.

e) Männer haben ein höheres Apoplexrisiko als Frauen bei asymptomatischen 60–99 %igen Stenosen.

a) **Falsch.** Das Risiko eines Schlaganfalls ist bei embolischer Genese größer als bei dem durch arteriosklerotische Stenosen. Im Verhältnis werden 80 % der Schlaganfälle durch Embolien verursacht, wohingegen nur 20 % auf Boden einer höhergradigen vorgeschalteten Stenose entstehen.

b) **Falsch.** Bei einer hochgradigen asymptomatischen Carotisstenose beträgt das Risiko, an einem Schlaganfall zu leiden, 1–2 %/Jahr. In den großen randomisierten Studien (ACAS, asymptomatic carotid atherosclerosis trial; ACST-1, asymptomatic carotid surgery trial) wurde die operative Carotisrekonstruktion mit Best Medical Treatment (BMT) verglichen. Hierbei lag das Schlaganfall-Risiko in der BMT-Gruppe bei 10 % nach 5 Jahren und ca. 20 % nach 10 Jahren. Es bestand allerdings kein signifikanter Unterschied zwischen 50–69 %igen sowie 70–99 %igen Stenosen. Die Studienergebnisse stammen allerdings aus einer Zeit, in der das BMT weniger effektiv war als heute, sodass es durchaus berechtigt ist zu hinterfragen, ob mittlerweile bei Patienten mit asymptomatischen Stenosen strengere Indikationsgrenzen zur invasiven Therapie gestellt werden sollten. Insbesondere bei Patienten > 75 Jahre sollte dies im Hinblick auf das zunehmende perioperative Risiko und die (zumindest statistisch) limitierte Restlebenserwartung berücksichtigt werden.

c) **Richtig.** In einer Metaanalyse aus dem Jahr 2015 zeigten Gupta et al., dass echoarme, „weiche" Plaques mit einem jährlichen Apoplexrisiko von bis zu 5 % einhergehen, wohingegen echoreiche „harte" Plaques ein Risiko von ca. 1 %/Jahr aufweisen. Dieser Umstand wird allerdings in den Leitlinien der DGG sowie ESVS nicht berücksichtigt, hier wird die Therapieindikation hauptsächlich von Symptomatik und Stenosegrad abhängig gemacht, nicht von der Beschaffenheit der Plaques.

d) **Falsch.** In Subgruppen-Analysen der ACAS- und ACST-1-Studien bestand kein Unterschied im ipsilateralen Apoplexrisiko bei kontralateralen Stenosen in der BMT-Gruppe sowohl nach 1, 5 als auch 10 Jahren.

e) **Richtig.** Männer haben ein doppelt so großes Risiko wie Frauen, bei einer hochgradigen ACI-Stenose unter BMT einen Apoplex zu erleiden (1,4–2,8 % vs. 0,6–1,4 %). Dies ergaben erneut Subgruppenanalysen der ACAS- und ACST-1-Studienergebnisse. Bei gleichem Komplikationsrisiko nach CEA (Carotis Endarteriektomie) profitieren Männer somit bereits nach 5 Jahren von der invasiven Therapie, bei Frauen tritt dieser Effekt aufgrund des geringeren Risikos unter konservativer Therapie etwas später (nach 10 Jahren) auf.

Frage

3. Welche Aussagen zu neurologischen Symptomen einer Carotisstenose sind zutreffend?

a) Typisches Symptom einer hochgradigen Carotisstenose sind Schwindel sowie Gedächtnisstörungen.

b) Eine transitorisch ischämische Attacke (TIA) bei zugrunde liegender ACI-Stenose äußert sich meist durch eine kontralaterale Sehstörung.

c) TIA-Symptome dauern definitionsgemäß < 24 h.

d) Die TIA dauert durchschnittlich 2–3 h und führt dann zur kompletten Rückbildung der Symptome.

e) Eine ipsilaterale Facialisparese ist ein weiteres typisches Symptom der TIA.

Antworten

a) **Falsch.** Die Mehrzahl der Carotisstenosen sind klinisch asymptomatisch. Eine Minderperfusion wie bei den Extremitäten wird aufgrund der meist ausreichenden Perfusion über die Gegenseite sowie die ipsilaterale Arteria vertebralis so gut wie nie beobachtet.

b) **Falsch.** Die meisten Patienten mit einer TIA haben Symptome im Sinne einer hemisphärischen Ischämie und Bewegungsstörungen der kontralateralen Extremität (meist der oberen, selten der unteren), desweiteren sind ipsilaterale Sehstörungen (Amaurosis fugax) sowie Sprachstörungen bei Beteiligung der dominanten Hemisphäre zu nennen.

c) **Richtig.** Definitionsgemäß handelt es sich bei der TIA um neurologische Ausfälle, die sich innerhalb von spätestens 24 h komplett zurückgebildet haben. Die TIA muss als Warnsignal für einen drohenden Schlaganfall gewertet werden, nach Rückbildung der Symptome besteht innerhalb von 48 h ein erhöhtes Apoplexrisiko.

d) **Falsch.** Eine TIA dauert durchschnittlich 2–15 min und hat dann eine fast 100 %ige Chance, sich komplett zurückzubilden. Bei zwei Stunden anhaltender Symptomatik liegt die Chance auf eine Restitutio ad integrum bei weniger als 10 %.

e) **Falsch.** Es kann bei einer TIA zu einer zentralen Facialisparese kommen, wenn der Facialiskern betroffen ist. Dies äußert sich aber kontralateral zur betroffenen Hirnhälfte durch einen hängenden Mundwinkel und eine Einschränkung der mimischen Muskulatur.

4.Welche Aussagen zu Sprachstörungen einer symptomatischen Carotisstenose sind zutreffend?

a) Sprachstörungen treten bei circa 10 % der akuten Schlaganfälle auf.
b) Sprachstörungen betreffen grundsätzlich die Sprachproduktion, wohingegen das Sprachverständnis uneingeschränkt ist.
c) Etwa jeder dritte Patient mit einem Schlaganfall leidet unter einer Aphasie.
d) Das Sprachzentrum wird von der A. cerebri media versorgt.
e) Eine globale Sprachstörung (motorisch und sensibel) spricht meist für ein großes Infarktareal.

a) **Falsch.** Sprachstörungen treten bei bis zu 30 % der akuten Schlaganfälle auf, wenn die dominante Hemisphäre betroffen ist. Diese befindet sich aufgrund der mengenmäßigen Dominanz an Rechtshändern auf der linken Seite.
b) **Falsch.** Es gibt unterschiedliche Formen und Ausprägungen von Sprachstörungen. Unterschieden werden nach Schweregrad, Art der Störung und Sprachverständnis in

	Schweregrad	Sprachproduktion	Sprachverständnis
Globale	Sehr schwer	Nur einzelne Wörter, ohne Zusammenhang	Stark eingeschränkt
Wernicke	Schwer	Oft flüssig, überschießend	Eingeschränkt
Broca	Mäßig	Einzelne Wörter, „Telegramm-Stil"	Meist gut
Amnestische	Leicht	Oft Umschreibung, Ersatzwörter	Uneingeschränkt

c) **Richtig.** Etwa 30–40 % der Patienten mit einer cerebralen Ischämie haben Sprachstörungen, von denen sich erfreulicherweise nach 6 Monaten mehr als die Hälfte komplett erholt hat.
d) **Richtig.** Es gibt letztlich zwei Sprachzentren, die bei > 95 % der Menschen in der dominanten Hemisphäre im Bereich der Großhirnrinde liegen. Das Broca- (Sprachbildung = Sprachmotorik) und das Wernicke-

(Sprachverständnis) Zentrum. Das Broca-Zentrum liegt frontotemporal, das Wernicke parietotemporal.

e) **Richtig.** Eine globale Sprachstörung mit simultaner Einschränkung des Sprachverständnisses (sensorisch = Wernicke = parietotemporal) und der Sprachproduktion (motorisch = Broca = frontotemporal) zeigt morphologisch-anatomisch meist ein deutlich größeres Infarktareal als isolierte Ausfälle. Da die Ausdehnung des Infarktareals allerdings meist erst nach einer gewissen zeitlichen Latenz bildmorphologisch dargestellt werden kann, ist die Ausprägung und Qualität der Sprachstörungen ein wichtiger prognostischer Marker.

Frage

5. Welche Aussagen zur Amaurosis fugax sind zutreffend?

a) Die Amaurosis fugax wird auch als „TIA des Auges" bezeichnet.
b) Bei einer Amaurosis fugax berichten Patienten über einen plötzlichen kompletten Sehverlust eines Auges.
c) Das Schlaganfallrisiko nach abgelaufener Amaurosis fugax liegt bei 20 % innerhalb von 14 Tagen nach dem Ereignis.
d) Auch Vaskulitiden können eine Amaurosis fugax hervorrufen.
e) Die Amaurosis fugax kann auch bei Stenosen des Truncus brachiocephalicus auftreten.

Antworten

a) **Richtig.** Bei der Amaurosis fugax handelt es sich um eine kurzzeitige Blindheit bzw. Sehstörungen auf dem Auge, die unbedingt weiter abgeklärt werden sollte. Häufig liegt eine Stenose der zuführenden A. carotis interna im extrakraniellen Abschnitt vor. Die A. centralis retinae ist ein Ast der A. ophthalmica, welche wiederum ein Ast (der zweite nach der A. hypophysialis superior) ist.
b) **Falsch.** Nach stattgehabter Amaurosis fugax berichten die Patienten typischerweise über eine vorübergehende einseitige Sehstörung, allerdings im Sinne von Schleier- bzw. Nebelsehen auf dem betroffenen Auge. Ein kompletter Ausfall des Sehvermögens ist nicht typisch für die Amaurosis fugax.
c) **Falsch.** Das Risiko eines Apoplex cerebri innerhalb von 15 Tagen nach stattgehabter Amaurosis fugax liegt bei ca. 5 %. Allerdings weisen bereits

etwa 20 % der Patienten nach Amaurosis fugax in der zerebralen Bild-gebung (meist MR) Ischämien auf. Genau genommen handelt es sich bei diesen okulären Ereignissen dann nicht mehr um eine TIA, sondern schon um einen Stroke. Deshalb gilt die Amaurosis fugax unter Klinikern als ernstzunehmender „Vorbote" eines Schlaganfalls, und die operative Caro-tisrekonstruktion bei zugrunde liegender Stenose sollte unbedingt zeitnah (so schnell als möglich innerhalb von 14 Tagen) erfolgen.

d) **Richtig.** Auch Vaskulitiden können ursächlich für eine Amaurosis fugax sein. Hier sind insbesondere die Arteriitis temporalis oder Panarteriitis nodosa zu nennen.

e) **Richtig.** Auch bei Stenosen des Truncus brachiocephalicus kann es zu Symptomen einer Amaurosis fugax kommen. Sehr selten handelt es sich hier allerdings um Mikroembolien wie bei Stenosen der A. carotis interna (ACI), häufiger um ein hämodynamisches Problem. Man spricht in die-sem Zusammenhang dann auch von einem Carotis-Steal-Syndrom. Bei unauffälliger ACI und nach stattgehabter Amaurosis fugax sollte des-halb unbedingt auch eine Beurteilung aortenbogennaher hirnversorgenden Arterien erfolgen, um hier eine ursächliche Pathologie nicht zu übersehen.

Frage

6. Welche Aussagen zu neurologischen Ausfällen bei symptomatischer ACI-Stenose sind korrekt?

a) Bei einer symptomatischen Carotisstenose ist die periphere Hemisympto-matik meist armbetont.

b) Ein linksseitiger Neglect kann ein typisches Zeichen einer symptomati-schen ACI-Stenose sein.

c) Die Hemiparese bei der symptomatischen ACI-Stenose ist selten beinbe-tont.

d) Der Herdblick ist Zeichen eines schweren Mediainfarktes.

e) Der hängende Mundwinkel ist eines der häufigsten Anzeichen eines Schlaganfalls.

Antworten

a) **Richtig.** Da bei einer symptomatischen extrakraniellen ACI-Stenose meist ein Infarkt im Mediastromgebiet vorliegt, entwickeln die Patienten eine

armbetonte Parese bzw. Plegie. Der Unterschied zwischen Parese und Plegie ist, dass bei der Plegie ein kompletter Ausfall der Muskulatur vorliegt,
bei der Parese handelt es sich um eine Muskelschwäche.

b) **Richtig.** Bei einem Neglect handelt es sich um eine Aufmerksamkeits-
störung und Vernachlässigung einer Körperseite, meist der linken. So wie
Sprachstörungen auf eine Ischämie in der dominanten Hemisphäre hin-
weisen können, spricht ein linksseitiger Neglect für eine Ischämie der
nicht-dominanten Hemisphäre (beim Rechtshänder also der rechten Hemisphäre). Ein genaues Areal (Zentrum) kann selten vorhergesagt werden,
aber es ist im Normalfall im Mediastromgebiet befindlich.

Merke:
- rechte (bzw. nicht-dominante) Hemisphäre: Neglect der linken Körperseite
- linke (bzw. dominante) Hemisphäre: Aphasie

c) **Richtig.** Da es bei einer symptomatischen ACI-Stenose normalerweise zu
einer Ischämie im Mediastromgebiet kommt, ist bei der resultierenden
Hemiparese bevorzugt die obere Extremität betroffen. Nur wenn zusätzlich oder isoliert das Anteriorstromgebiet befallen ist, tritt eine Parese der
Beine auf. Dies lässt sich auch anhand der Grafik des Homunculus verstehen: es ist ein auf dem Kopf stehendes Männchen mit überdimensionierten
Körperteilen (Kopf, Zunge, Mund, Arme und Hände), welches sich über
das gesamte Mediastromgebiet legt. Die Beine und Füße sind dünn und
klein und liegen über dem vorderen Stromgebiet der A. cerebri anterior.

Ein kompletter Ausfall der Muskulatur, hier spricht man von einer
Plegie, ist selten auf eine zerebrale Ischämie, sondern häufiger auf Mus-
kelfunktionsstörungen zurückzuführen.

d) **Richtig.** Ein Herdblick ist eine Blickdeviation hin zur von der Ischämie
betroffenen Hemisphäre, wobei häufig das gesamte Mediastromgebiet
betroffen ist, insbesondere die anterioren Mediaanteile. Hier befindet
sich das frontale Augenfeld. Diese unbewusste und nicht beeinflussbare
Blickabweichung beider Augen (ohne Schielen) wurde zuerst von dem
Franzosen Jean Louis Prévost beschrieben. Er hat sie auch als Déviation conjuguée (frz. „vereinte Abweichung") bezeichnet, oft spricht man
auch vom Prévost-Zeichen. Zusätzlich zur unwillkürlichen Augenbewe-
gung kann auch eine Drehung des Kopfes in dieselbe Richtung auftreten.
Die Déviation conjuguée (beim Infarkt) kann durch eine schnelle passive
Kopfwendung (Auslösen des vestibulookulären Reflexes) kurzzeitig über-
wunden werden. Hierdurch wird ein vestibulookulärer Reflex ausgelöst.
Auch bei Schädigungen der Brücke (Pons) kann ein Abweichungsblick

auftreten, er lässt sich allerdings durch passive Kopfbewegungen nicht überwinden.

e) **Richtig.** Da es beim ischämischen Infarkt in > 80 % der Fälle zu einem Mediainfarkt kommt, sind an klinischen Ausfällen insbesondere die hier repräsentierten und versorgten Körperareale betroffen. Hierzu zählen Mund (und mimische Muskulatur), Zunge (verwaschene Sprache) und die obere Extremität. Wenn derartige Symptome vorliegen, besteht dringender Verdacht auf eine cerebrale Ischämie und ein schneller Transport in die nächstgelegene Klinik hat oberste Priorität. Es liegt ein absoluter Notfall vor. Dies kann man sich auch durch die Abkürzung FAST (Face-Arm-Speech-Time) gut merken.

Frage

7. Welche Aussagen zu Stadieneinteilungen nach einem Schlaganfall sind korrekt?

a) Die modifizierte Einteilung nach Rankin erfolgt in 7 Stadien und beschreibt das Ausmaß der Behinderung nach einem Schlaganfall.

b) Die National Institutes of Health Stroke Scale (NIHSS) ist ein Scoresystem zur Beurteilung eines akuten Schlaganfalls.

c) Der NIHSS-Score gibt Hilfestellungen bei der Indikationsstellung der operativen Versorgung einer symptomatischen Carotisstenose.

d) Der ABCD2-Score ist ein Risikoscore für die Entwicklung eines Schlaganfalls innerhalb von zwei Tagen nach einer TIA.

e) Ab einem ABCD2-Score von > 5 ist das 2-Tages-Risiko für einen Apoplex > 20 %.

Antworten

a) **Richtig.** Die modifizierte Rankin-Skala (mRS) ist eine standardisierte Maßzahl, die das Ausmaß der Behinderung nach einem Schlaganfall angibt.

   0 – keine Symptome

   1 – keine relevante Beeinträchtigung

   2 – leichte Beeinträchtigung

   3 – mittelschwere Beeinträchtigung, gehen ohne Hilfsmittel möglich

   4 – höhergradige Beeinträchtigung, benötigt Hilfe bei Körperpflege und dem Gehen

5 – schwere Behinderung, Patienten ist bettlägerig
6 – Tod infolge Schlaganfall

b) **Richtig.** Beim NIHSS-Score werden Bewusstseinslage, Okulomotorik, Funktionsfähigkeit der mimischen Muskulatur so wie der Extremitätenmuskulatur, die mimische und periphere Sensibilität, Sprache und Aufmerksamkeit beurteilt. Insgesamt werden 13 Qualitäten mit Punkten bewertet, die maximale Punktzahl beträgt 42, die minimale 0. Je höher die Punktzahl, desto ausgeprägter ist die neurologische Ausfallsymptomatik.

c) **Falsch.** Der NIHSS-Score gibt Hilfestellungen bei der Indikationsstellung zur Lysetherapie eines akuten Schlaganfalls. Bei einem Score von 6–22 empfiehlt sich die Lysetherapie, bei einem geringeren Wert ist der Patient so geringgradig eingeschränkt, dass er von Lysetherapie in Anbetracht des prinzipiell möglichen Komplikationsrisikos nicht profitiert. Bei einem Wert von > 22 ist er so stark eingeschränkt, dass mit einem großen Gewebeschaden inklusive dem Risiko einer hämorrhagische Komplikation oder dem Auftreten von Kolliquationsnekrosen zu rechnen ist.

d) **Richtig.** Im ABCD2-Score erfolgt eine Einschätzung des Apoplexrisikos innerhalb von 48 h nach stattgehabter TIA, beurteilt werden Alter > 60, Blutdruck > 140/90 mmHg, Clinical features (= Symptome), Dauer und Diabetes mellitus. Die Punktevergabe erfolgt folgendermaßen:

Alter > 60	Nein: 0	Ja: 1	
Blutdruck > 140/90 mmHg	Nein: 0	Ja: 1	
Clinical symptoms	Keine: 0	Verwaschene Sprache: 1	Hemischwäche: 2
Dauer der Symptome	< 1 h: 0	> 1 h: 2	
Diabetes mellitus	Nein: 0	Ja: 1	

e) **Falsch.** Die mögliche Punktzahl liegt bei 0–7. Das Risiko für einen Schlaganfall beträgt ca.
  - bei einem Punktwert von 0–3 = 2 %
  - 4–5 = 4 %
  - 6–7 = 8 %

Frage

8. Welche Aussagen zur Terminierung einer symptomatischen Carotissstenose sind richtig?

a) Die Größe des Infarktareals spielt bei der OP-Indikation einer höhergradigen symptomatischen ACI-Stenose keine Rolle.

b) Nach stattgehabter TIA sollte eine symptomatische 60 %ige ACI-Stenose innerhalb von 48 h operiert werden.

c) Nach erfolgreicher Lysetherapie eines akuten Verschlusses der ACI und zugrunde liegender höhergradiger Stenose abgangsnah sollte so früh als möglich innerhalb von 14 Tagen die operative Rekonstruktion indiziert werden.

d) Eine sogenannte Crescendo-TIA bei zugrunde liegender extrakranieller ACI-Stenose stellt eine notfallmäßige OP-Indikation dar, die operative Rekonstruktion sollte innerhalb von 24 h erfolgen.

e) Ein Patient mit einem sogenannten „stroke in evolution" sollte unabhängig vom Stenosegrad der ipsilateralen ACI innerhalb von 24 h operativ versorgt werden.

Antworten

a) **Falsch.** Neben dem Stenosegrad der ipsilateralen ACI, dem neurologischen Status (Rankin-Stadium) sowie dem zeitlichen Abstand zum neurologischen Ereignis spielt die Größe des Infarktareals bei der Indikationsstellung durchaus eine Rolle. Wenn das Infarktareal ein Drittel (oder mehr) des Mediastromgebietes einnimmt, sollte die frühzeitige operative Versorgung sehr kritisch gestellt bzw. besser ins Intervall nach den Rehabilitationsmaßnahmen terminiert werden. Andernfalls besteht ein hohes Risiko einer Hämorrhagie des Infarktareals sowie einer Kolliquationsnekrose, wodurch sich der neurologische Status deutlich verschlechtern kann und der Patient nicht profitiert.

b) **Falsch.** Nach einer TIA-Symptomatik mit kompletter Rückbildung der neurologischen Ausfallserscheinungen sollte die operative Versorgung einer ipsilateralen Carotisstenose so früh als möglich **innerhalb von 14 Tagen** erfolgen. Eine Notfallindikation besteht nicht, weshalb in den meisten Kliniken der operative Eingriff nach 3–5 Tagen und innerhalb der Regelarbeitszeit durchgeführt wird.

c) **Richtig.** Ähnlich wie bei der symptomatischen ACI-Stenose ohne vorausgehende Lysetherapie sollte auch im Falle einer erfolgreichen Lysetherapie und nachfolgender Demaskierung einer höhergradigen Stenose der operative Eingriff sobald als möglich innerhalb von 14 Tagen erfolgen. Voraussetzung für diesen frühelektiven Eingriff ist allerdings, dass der neurologische Status gut ist (Rankin < 3) und das Infarktareal weniger als ein Drittel des Mediastromgebiet einnimmt. Andernfalls empfiehlt sich der operative Eingriff erst nach Abschluss der Rehabilitationsmaßnahmen und Re-Evaluation des klinischen neurologischen Zustandes. Zusätzlich empfiehlt sich zu diesem Zeitpunkt dann auch noch eine intrakranielle Bildgebung zur Beurteilung des Infarktareals.

d) **Richtig.** Die Crescendo-TIA, bei der es zu rezidivierenden neurologischen Ausfallserscheinungen mit zunehmender Ausprägung und Intensität kommt, stellt eine Notfallindikation dar und sollte so schnell als möglich, innerhalb von 24 h, operativ versorgt werden. Somit stellt die Crescendo-TIA neben dem akuten symptomatischen Carotisverschluss die häufigste Indikation für eine notfallmäßige operative oder interventionelle Therapieindikation dar.

e) **Falsch.** Auch bei einem „stroke in evolution" sollte laut Leitlinien eine vorgeschaltete Stenose der ACI erst ab 50 % operativ versorgt werden. Zudem sind der klinische Zustand des Patienten sowie die Größe des Infarktareals zu berücksichtigen: ab Rankin 3 bzw. wenn das Infarktareal > ein Drittel des Mediastromgebietes einnimmt, sollten die operative Versorgung zurückgestellt und der klinische Verlauf während der Rehabilitationsmaßnahmen abgewartet werden.

Frage

9. Welche Aussagen zur perioperativen Antikoagulation bzw. Thrombozytenfunktionshemmung (TFH) bei Carotisstenosen sind richtig?

a) Nach der CEA einer symptomatischen ACI-Stenose ist die duale TFH der Monotherapie mit Acetylsalicylsäure (ASS) eindeutig überlegen.

b) Die Gabe von Heparin in therapeutischer Dosierung hat bei der symptomatischen Carotisstenose keinen Stellenwert.

c) Die dauerhafte TFH mit Acetylsalicylsäure nach operativer Carotis-Rekonstruktion kann Schlaganfälle im Langzeitverlauf signifikant reduzieren.

d) Brilique® (Ticagrelor) ist zur TFH bei Carotisstenosen nicht zugelassen.

e) Nach operativer Rekonstruktion einer symptomatischen Carotisstenose sollte die duale TFH baldmöglichst abgesetzt und durch die Monotherapie mit Acetylsalicylsäure ersetzt werden.

Antworten

a) **Falsch.** Nach der aktuellen Studienlage führt nach der CEA die duale TFH im Vergleich zur ASS-Monotherapie zu keiner Reduktion der 30-Tage-Mortalität (Tod, Schlaganfall). Auch höhere Dosierungen (300–1200 mg/Tag) bringen keinen Benefit, weshalb die Gabe von ASS 100 mg täglich empfohlen wird.

b) **Falsch.** Es gibt zwar keine eindeutige Evidenz für die Anwendung einer prä- bzw. perioperativen Heparingabe in therapeutischer Dosierung bei einer symptomatischen ACI-Stenose, aber in vielen Kliniken ist es üblich. Insbesondere bei der Crescendo-TIA oder auch weichen Plaques sowie flottierenden Thromben wird es verwendet und hat für viele Kliniker einen großen Stellenwert.

c) **Falsch.** Entscheidend für das Risiko eines Schlaganfalls im Follow-up nach operativer Carotis-Rekonstruktion ist primär das Ergebnis der operativen Rekonstruktion, aber auch der Progress der Grunderkrankung Atherosklerose. Ein Sofortverschluss ist fast ausnahmslos auf technische Fehler zurückzuführen und kann auch durch aggressive TFH nicht verhindert werden, sodass eine operative Revision dringlich indiziert ist. Dennoch wird die Gabe von Acetylsalicylsäure in niedriger Dosierung (75–325 mg) in den Leitlinien eindeutig und mit hohem Empfehlungsgrad indiziert (Class of recommendation, Cor: I, Level of evidence, Loe: A). Dies ist allerdings weniger durch den Einfluss auf die Stenosierung der hirnversorgenden Gefäße, sondern durch das hierdurch signifikant reduzierte Risiko eines kardialen Ereignisses im perioperativen sowie Langzeitverlauf zu sehen.

d) **Falsch.** Brilique® (Ticagrelor) kann alternativ zu Clopidogrel auch bei symptomatischen Carotisstenosen verabreicht werden. Dies ist insbesondere bei Non-Respondern gegen Acetylsalicylsäure und/oder Clopidogrel unbedingt zu empfehlen. In Studien hat sich unter Monotherapie mit Acetylsalicylsäure ein signifikant höheres perioperatives Schlaganfallrisiko gezeigt, insbesondere nach interventioneller Carotis-Therapie. Non-Responder können mit dem Multiplate-Test nachgewiesen werden.

Ticagrelor oder Prasugrel sind P2Y12-Hemmer, deren protektiver Effekt auf kardiovaskuläre Ereignisse (kardiovaskulärer Tod, Herzinfarkt und Schlaganfall) bei Patienten nach einem NSTEMI gezeigt werden konnte

(TRITON-TIMI-38- und PLATO-Studien). Beide zeigten sich jeweils in Kombination mit Acetylsalicylsäure der Kombination von Clopidogrel mit Acetylsalicylsäure überlegen, allerdings bei signifikant höherem Blutungsrisiko. Insbesondere ältere Patienten ab 75 erlitten deutlich mehr schwerwiegende Blutungskomplikationen, sodass die Indikationsstellung kritisch erfolgen sollte.

e) **Richtig.** Patienten mit einer symptomatischen Carotisstenose erhalten auf der Stroke-Unit im Normalfall eine duale TFH mit Acetylsalicylsäure und Clopidogrel. Dies ist auch leitlinienkonform die konservative Therapieempfehlung mittel- bis höhergradiger symptomatischer Carotisstenosen. Nach dem Carotis-Stenting wird in den Leitlinien empfohlen, die duale TFH für 4 Wochen fortzusetzen. Diese Empfehlung existiert nach der operativen Rekonstruktion nicht, weshalb die meisten Chirurgen postoperativ die dauerhafte Monotherapie empfehlen. Da bei früh-elektiver operativer Versorgung der Benefit der dualen TFH (bei allerdings erhöhtem Blutungsrisiko) nicht eindeutig nachgewiesen werden konnte, bevorzugen viele Gefäßchirurgen das Absetzen von Clopidogrel bereits präoperativ und die operativen Maßnahmen unter Monotherapie mit Acetylsalicylsäure.

Frage

10.Welche Aussagen zu vertebrobasilären Stenosen und Verschlussprozessen sind korrekt?

a) Ca. die Hälfte aller Schlaganfälle betrifft das sogenannte „hintere" Stromgebiet.
b) Die Indikationsstellung zur interventionellen Therapie einer Stenose der A. vertebralis entspricht der einer Stenose der A. carotis interna.
c) Die A. vertebralis (AV) wird in 4 Abschnitte eingeteilt (V1-4), wobei Abschnitt V2 und V4 chirurgisch gut rekonstruierbar sind.
d) Das Subclavian Steal Syndrom hat in Europa eine Prävalenz von 20 %.
e) Bei hochgradigen symptomatischen Stenosen der ACI sowie AV sollte eine simultane operative Versorgung indiziert werden.

Antworten

a) **Falsch.** In 80 % der akuten ischämischen Schlaganfälle ist das „vordere Stromgebiet" der A. carotis interna, A. cerebri media und anterior betroffen. Lediglich 20 % betreffen das „hintere Stromgebiet", welches durch die

A. vertebralis gespeist wird. In beiden Stromgebieten überwiegt mit ca. ¾ die embolische Genese als Ursache cerebraler Ischämien, meist durch kardiale Arrhythmien verursacht. Arteriosklerotische Prozesse und arterielle Thrombosen bzw. Thrombembolien auf Boden von Stenosierungen sind mit ¼ der Mediainfarkte deutlich seltener als Ursache cerebraler Infarkte zu beobachten.

b) **Falsch.** Die Indikationsstellung zur invasiven Therapie einer Vertebralisstenose ist deutlich strenger und zurückhaltender zu stellen als bei der extrakraniellen Carotisstenose. Dies ist in dem deutlich höheren perioperativen beziehungsweise periinterventionellen Komplikationsrisiko zu sehen. Es gibt nur drei randomisierte Studien (VIST, VAST, SAMMPRIS), die die interventionelle Therapie (Stentimplantation) mit der konservativen Therapie bei symptomatischen Stenosen der A. vetrebralis verglichen haben. Hier zeigte sich in der Auswertung der einzelnen Studien sowie in einer Metaanalyse kein Vorteil der Stentimplantation im Gegensatz zur medikamentösen Therapie. Daher wird ein routinemäßiges Stenten einer symptomatischen Stenose der Vertebralarterien nicht empfohlen.

c) **Falsch.** Die A. vertebralis wird in 4 Abschnitte eingeteilt:
- Abschnitt 1 = Pars prevertebralis umfasst den Anteil nach ihrem Abgang aus der A. subclavia bis zum Eintritt in den Vertebraliskanal der Halswirbelsäule
- Abschnitt 2 = Pars transversaria umfasst den Verlauf im Vertebraliskanal (Foramina transversaria HWK 6–2)
- Abschnitt 3 = Pars atlantica ist der Abschnitt nach Austritt aus dem Vertebraliskanal und Durchtritt durch den Atlasbogen bis zum Eintritt durch die Schädelbasis (Foramen magnum)
- Abschnitt 4 = Pars intracranialis ist der intrakranielle Teil bis zur Vereinigung beider Vertrebralarterien zur Arteria basilaris
  Hieraus wird bereits ersichtlich, dass chirurgisch zugänglich eigentlich nur der Abschnitt 1 und ein kurzes Segment des Abschnittes 3 sind. Aufgrund des hohen Komplikationsrisikos, der herausfordernden Zugangsbedingungen sowie der Seltenheit des Krankheitsbildes sind operative Eingriffe an der Vertebralarterie als Rarität anzusehen.

d) **Falsch.** Es wird geschätzt, dass die Prävalenz von Stenosen im vertebrobasilären Stromgebiet bei ca. 2–5 % liegt. Dies ist allerdings lediglich eine Schätzung, da die Mehrzahl der Stenosen klinisch asymptomatisch bleiben, lediglich 5 % entwickeln eine klinische Symptomatik. Richtig ist, dass ca. 20–30 % der Patienten mit Stenosen der A. carotis auch entsprechende Veränderungen der Vertebralarterien aufweisen.

e) **Falsch.** Das perioperative Komplikationsrisiko bei der simultanen Versorgung von Stenosen der AV und ACI ist signifikant größer als bei der alleinigen Versorgung der ACI und nachfolgender Stentangioplastie der AV. Insbesondere das Risiko eines perioperativen Schlaganfalls, aber auch von Nervenläsionen (N. accessorius Parese, Horner-Syndrom) sind nach gleichzeitiger Rekonstruktion der ACI und AV deutlich erhöht und liegen bei bis zu 30 %.

Frage

11.Welche Aussagen zur Entstehung einer Demenz bei Stenosen der extrakraniellen A. carotis interna (ACI) sind zutreffend?

a) Etwa 50 % der Patienten mit vaskulärer Demenz und Alzheimer-Erkrankungen haben höhergradige Stenosen der ACI.

b) Zerebrale Mikroembolisationen gelten als wichtiger Risikofaktor in der Progredienz von Demenz und Alzheimer-Erkrankung.

c) Es gibt Hinweise aus Studien (Tromso-Studie), dass Stenosierungen der ACI (ab >35 %) bereits mit kognitiven sowie neuropsychologischen Störungen einhergehen können.

d) Buratti et. al. publizierten 2014 Ergebnisse ihrer Studien, die Hinweise dafür lieferten, dass Patienten mit eingeschränkter zerebraler Durchblutung ein höheres Risiko aufweisen, Gedächtnisstörungen zu entwickeln.

e) Risikofaktoren für die Entwicklung einer Demenz sind u. a. arterielle Hypertonie, Hyperlipidämie, Nikotinabusus, Diabetes mellitus und Alkoholabusus.

Antworten

a) **Falsch.** In einer Studie von Purandare et al. aus dem Jahr 2012, in der ein Zusammenhang zwischen Demenz und zerebraler Mikroembolisation untersucht wurde, wiesen lediglich 8 % der an Alzheimer und 21 % der an Demenz erkrankten Patienten eine höhergradige ACI-Stenose auf.

b) **Richtig.** Fast die Hälfte aller Demenz- und Alzheimer-Patienten wiesen in der kraniellen MRA Mikroembolisationen auf, allerdings hatten nur 2 % > 70 %ige ACI-Stenosen. Allerdings fiel auf, dass 35 % der Patienten mit Mikroembolien eine andere Emboliequelle aufwiesen (Arrhythmie oder offenes Foramen ovale). Dies unterstreicht die Bedeutung der oralen Antikoagulation, rechtfertigt aber keine großzügigere OP-Indikationsstellung bei Demenzpatienten mit ACI-Stenosen. Letzteres wird unterstützt durch Untersuchungen an gesunden älteren Probanden, in denen asymptomatische zerebrale Mikroembolien festgestellt wurden, die aber im Follow-up (2,5 Jahre) kein erhöhtes Demenzrisiko aufwiesen (Volshaar et al., 2007).

c) **Richtig.** In mehreren Studien wurden Patienten mit ACI-Stenosen auf Funktionsstörungen der Halsschlagadern kontrolliert und wiesen im Verlauf von bis zu 15 Jahren signifikant häufiger Beeinträchtigungen der Gedächtnisleistungen sowie der psychischen Situation auf.

d) **Richtig.** Die Autoren fanden im 3-Jahres-Follow-up bei Patienten mit sonographisch diagnostizierten höhergradigen Stenosen der ACI, dass diejenigen mit eingeschränkter Hirnperfusion das höchste Risiko aufwiesen, Gedächtnisstörungen sowie eine Demenz zu entwickeln. Interessanterweise war bei Patienten mit beidseits hochgradigen ACI-Stenosen, aber ohne nachgeschaltete Perfusionseinschränkung, das Risiko der Demenzentwicklung nicht erhöht.

e) **Richtig.** Die Demenz, insbesondere die vaskuläre, hat die gleichen Risikofaktoren wie die Atherosklerose. Dies ist ein Hinweis für oben bereits geschilderte Zusammenhänge zwischen Stenosen supraaortaler Äste und dem dementiellen Syndrom.

Frage

12. Welche Aussagen zu Anästhesieverfahren in der Carotischirurgie sind zutreffend?

a) Das perioperative Schlaganfallrisiko ist bei der Regionalanästhesie deutlich geringer als bei der Vollnarkose.

b) Patienten bevorzugen grundsätzlich die Regionalanästhesie aufgrund geringerer Nebenwirkungen.

c) Unter Allgemeinanästhesie ist das perioperative Myokardinfarktrisiko erhöht.

d) Beim Zervikalblock erfolgt grundsätzlich eine tiefe Infiltration mit gezielter Nervenblockade.

e) Die Möglichkeit der Regionalanästhesie sollte bei operativen Carotis-Eingriffen angeboten werden.

a) **Falsch.** In der GALA-Studie (General Anesthesia vs Local Anesthesia in carotid endarterectomy) wurde genau diese Frage gestellt und in einem multizentrischen (95 Zentren in 30 Ländern) randomisierten Design beantwortet. Es wurden knapp 3500 Patienten zwischen 1999 und 2007 eingeschlossen und der Operation in Vollnarkose (VN) oder Regionalanästhesie (RA) zufällig zugeteilt. Das 30-Tage-Risiko des kombinierten Endpunktes Schlaganfall, Herzinfarkt oder Tod war in beiden Gruppen vergleichbar (kein signifikanter Unterschied) mit 4,8 % in VN und 4,5 % in RA sowie einer ebenfalls vergleichbaren Risk Ratio von 0,94 (95-%-Konfidenzintervall 0,70–1,27). Auffällig war allerdings die relativ hohe Zahl an intraoperativen Shunteinlagen mit 43 % in VN vs. 14 % in RA. Erfahrungsgemäß liegt die Notwendigkeit der Einlage eines Shunts in VN mit suffizientem Neuromonitoring bei ca. 1 %, weshalb kritisch die intraoperative Kontrolle der Durchblutung und Indikation zur Shunteinlage in dem damaligen Studiendesign hinterfragt werden muss.

b) **Falsch.** Erfahrungsgemäß bevorzugen viele Patienten die Operation in Vollnarkose, da die Regionalanästhesie mit der Notwendigkeit des längeren ruhigen Liegens bei rekliniertem Kopf für die Mehrzahl der Patienten unangenehm ist. Zudem berichten etliche von dem Wunsch, nichts mitzubekommen. Interessant und erwähnenswert in diesem Zusammenhang sind Studienergebnisse, bei denen ein vorausgegangener Carotis-Eingriff (meist kontralateral) in Regionalanästhesie der größte Einflussfaktor war für den Patientenwunsch, die Operation in Vollnarkose durchzuführen. Eine Erklärung hierfür sind negative Erfahrungen während des vorausgegangenen Eingriffs.

c) **Falsch.** In manchen Studien wurde zwar eine bessere, kardiale Stabilität bei Carotis-Eingriffen in Regionalanästhesie berichtet. In keiner dieser Studien, inklusive der GALA-Studie (General anesthesia vs loco-regional anesthesia), zeigte sich allerdings ein signifikanter Unterschied im Auftreten eines Myokardinfarktes innerhalb von 30 Tagen postoperativ.

d) **Falsch.** Es gibt drei Formen des Zervikalblocks als Anästhesieform bei Carotis-Eingriffen:
   1. den oberflächlichen,
   2. den mittleren und

3. den tiefen Zervikalblock (im Klinikalltag ist dieser Block meistens mit
   dem Zervikalblock gemeint).
   – ad 1: Der oberflächliche Zervikalblock ist technisch einfach und
   kann sowohl vom Chirurgen als auch vom Anästhesisten gesetzt werden. Eine Ultraschalluntersuchung ist selten notwendig. Es werden
   allerdings nur die oberflächlichen Schichten (kutan und subkutan)
   infiltriert, weshalb intraoperativ nach Präparation der Haut und Subkutis stets nachinfiltriert werden muss. Dies führt häufig zu einer
   Verzögerung des Ablaufes der Operation und ist zudem schlecht für
   den Patienten-Komfort.
   – ad 2: Beim mittleren Zervikalblock erfolgt eine Infiltration zwischen
   oberflächlicher und tiefer Halsfaszie. Räumlich handelt es sich hier
   um die gesamte Region der zervikalen Gefäß-Nervenscheide, welche
   unterhalb des M. sternocleidomastoideus und über der präverte-
   bralen Muskulatur liegt. Die Verwendung eines Ultraschalls wird
   empfohlen, die Komplikationsrate ist relativ gering.
   – ad 3: Beim tiefen Zervikalblock erfolgt die Infiltration des Lokalan-
   ästhetikums direkt an die zervikalen Nervenwurzeln im Bereich von
   C2 bis C4. Hierzu ist allerdings die Verwendung eines Ultraschallge-
   rätes unbedingt notwendig. Dennoch ist die Rate an Komplikationen
   deutlich höher als bei der oberflächlichen und mittleren Infiltration. Insbesondere sind länger anhaltende Nervenausfälle von N.
   phrenicus, vagus sowie Grenzstrang, die sich klinisch durch Schluckstörungen oder Heiserkeit bemerkbar machen, als Komplikationen zu
   nennen.
e) **Richtig.** Nach aktuellen Leilinien der ESVS (2022) sollten möglichst
   beide Anästhesieverfahren angeboten und routiniert beherrscht werden,
   insbesondere das Setzen des tiefen Zervikalblockes. In der Auswahl des
   Anästhesieverfahrens sollten Routine und Präferenz des chirurgischen
   Teams sowie der Wunsch des Patienten berücksichtigt werden. Nach aktueller Studienlage zeigt sich im perioperativen Outcome kein signifikanter
   Unterschied zwischen den beiden Anästhesieverfahren, obwohl sich seit
   der in diesem Zusammenhang oft und einzig zitierten GALA-Studie von
   2007 einiges hinsichtlich des intraoperativen Neuromonitorings getan hat.
   Deshalb ist eine aktuelle Studie mit dieser Fragestellung überfällig, insbesondere aufgrund der Tatsache, dass in der GALA-Studie der Großteil der
   Patienten in Allgemeinanästhesie ohne Neuromonitoring und unter routi-
   nemäßiger Einlage eines intraluminalen Shunts operiert wurden. Mit einem
   suffizienten Neuromonitoring ist in allenfalls 5 % der Operationen die

Einlage eines Shunts notwendig, was auf die meist ausreichende Kollateralversorgung über die Gegenseite und den Circulus willisii erklärbar ist. Selbst bei hochgradigen ACI-Stenosen (oder gar Verschlüssen) kontralateral ist die Notwendigkeit einer Shunteinlage während der Klemmphase gering.

Frage

13. Welche Aussagen zum intraoperativen Neuromonitoring (IONM) bei der Carotis-Rekonstruktion sind zutreffend?

a) Bei der operativen Rekonstruktion der Arteria carotis interna (ACI) in Allgemeinanästhesie muss ein intraluminaler Shunt eingelegt werden.

b) Das beste Neuromonitoring ist der wache Patient.

c) Dem IONM bei der Carotis-Rekonstruktion liegen vereinfacht drei Überwachungsprinzipien zugrunde: funktionell, hämodynamisch und metabolisch.

d) Bei der NIRS kann mit Nah-Infrarotstrahlung das Hirngewebe bis zu einer Eindringtiefe von 4 cm untersucht werden.

e) Die Stimulation des N. medianus beim SEP erfolgt stets mit der gleichen Reizstromstärke von 10 mA.

Antworten

a) **Falsch.** In den allermeisten Fällen ist die cerebrale Durchblutung auch während der Ausklemmphase gewährleistet, sodass nur einem geringen Prozentsatz ein intraluminaler Shunt notwendig ist (ca. 3–5 %). Die Indikation hierfür kann durch unterschiedliche intraoperative Messmethoden gestellt werden, z. B. somatosensorisch evozierte Potentiale (SEP), Messung der Hirnströme im Elektroenzephalogramm (EEG), transkranielle Dopplersonographie (TCD) sowie Nah-Infrarotspektroskopie (NIRS). Laut aktuell zur Verfügung stehender Evidenz gibt es allerdings keine Kontraindikationen für die routinemäßige intraluminale Shunteinlage. Das perioperative Komplikationsrisiko unterscheidet sich nicht von der selektiven Shuntanlage unter Neuromonitoring oder in Regionalanästhesie. Nebenbei erwähnt kann die intraluminale Shunteinlage bei rekonstruktiven Eingriffen nach GOÄ zusätzlich abgerechnet werden, was allerdings kein Grund für oder gegen die Verwendung sein sollte.

b) **Richtig.** Genau genommen können am wachen Patienten, also während der Operation in Regionalanästhesie, zerebrale Durchblutungsstörungen während der Klemmphase am zuverlässigsten festgestellt werden. Allerdings hat die Operation in Regionalanästhesie Nachteile, nämlich dass es durchaus unbequem als auch unruhig im OP-Gebiet werden kann. Insbesondere bei einer Ischämie wird der Patient unruhig, ist nicht mehr führbar und das Einlegen eines Shunts kann technisch sehr schwierig und komplikationsträchtig werden. Aus diesem Grunde wurden unterschiedliche Überwachungsmethoden der Gehirnperfusion entwickelt, subsummiert unter dem Begriff des intraoperativen Neuromonitorings (IONM).

c) **Richtig.** Beim IONM wird entweder

- die **Funktion** des Nervengewebes (beim EEG sowie SEP):
  - Beim EEG wird die eigene Aktivität (Ruheaktivität, spontane elektrische Aktivität) der Gehirnzellen dargestellt. Vorherrschend ist ein Alpha-Rhythmus (8–13 Hz), der bei 85 % der Menschen gemessen wird. Es gibt aber auch einen Beta- (13–30 Hz), Delta- (0,5–4 Hz), Theta-Rhythmus (4–8 Hz) und zahlreiche Mischformen.
  - Beim SEP wird der N. medianus durch oberflächlich angebrachte Elektroden gereizt und die resultierenden Aktionspotentiale gemessen und dargestellt. Zudem erfolgt eine Darstellung der Latenzzeit zwischen Reiz und Antwort sowie der Ausbreitungsgeschwindigkeit des Aktionspotentials vom Austritt aus dem Rückenmark (C7) sowie der kortikalen Reaktion. Sowohl eine Verlängerung der Ausbreitungsgeschwindigkeit als auch ein Abfall der Potentiale sind ein Hinweis für eine Ischämie im Mediastromgebiet.
- die **Hämodynamik** (beim TCD, transkranieller Ultraschall) oder
- der **Stoffwechsel** der Nervenzellen (beim NIRS, Nah-Infrarotspektroskopie) überprüft.

d) **Richtig.** Bei der NIRS kann das oxygenierte (Oxyhämoglobin) sowie das desoxygenierte Hämoglobin (Desoxyhämoglobin) in den Nervenzellen unter der Schädelkalotte bis zu einer Eindringtiefe von 4 cm gemessen werden. Die auf die Stirn aufgebrachten Sensoren emittieren Licht und messen die reflektierten Strahlen, allerdings ist die Beurteilung des Mediastromgebietes teilweise eingeschränkt. In der Kardiochirurgie wird das NIRS bevorzugt angewendet, um hämodynamisch bedingte cerebrale Oxygenierungsprobleme zu erkennen. Hier weist es eine hohe Sensitivität und Spezifität auf, da die Perfusion des gesamten Hirnstromgebietes von Interesse ist. Bei der Carotis-Chirurgie ist die Aussagekraft eingeschränkt, da vordergründig Aussagen über das Mediastromgebiet getroffen werden sollen. Hier wird das SEP bevorzugt, weil es zuverlässiger cerebrale Ischämien im Mediastromgebiet erkennen lässt.

e) **Falsch.** Die Stimulation des Nervus medianus muss individuell erfolgen und orientiert sich an der motorischen Reizschwelle. Diese ist an der motorischen Antwort („Daumenzucken", Kontraktion M. opponens pollicis) abzulesen. Die Stimulation des Nervus medianus beim IONM erfolgt mit einer Stromstärke, die 5 mA über der motorischen Reizschwelle liegen sollte. Diese Reizschwelle steigt mit zunehmendem Alter. Bei dem durchschnittlichen gefäßchirurgischen Patienten (Alter > 65 Jahre) werden Reizstromstärken von etwa 15–35 mA eingesetzt.

Frage

14. Welche Aussagen zur sonographischen Diagnostik bei Carotisstenosen sind korrekt?

a) Es gibt unterschiedliche Stenosegraduierungen in Europa sowie den Vereinigten Staaten.

b) Asymptomatische ACI-Stenosen sollten unabhängig vom Stenosegrad regelmäßig kontrolliert werden.

c) Bei den sonographischen Kontrollen höhergradiger ACI-Stenosen ist weniger der Plaqueprogress, sondern vielmehr der absolute Stenosegrad entscheidend.

d) Mit zunehmender Stenose nähern sich die Stenosegrade von NASCET und ECST aneinander an.

e) Eine poststenotische Spitzengeschwindigkeit von > 50 cm/Sekunde spricht gegen eine hochgradige vorgeschaltete Stenose der ACI.

Antworten

a) **Richtig.** In Europa erfolgt die Graduierung nach ECST (European carotid surgery trial), in den Staaten nach NASCET (North American Symptomatic Carotid Endarterectomy trial). Hauptunterschied zwischen beiden Methoden ist, dass bei der europäischen Einteilung der Stenosegrad in Relation zum gedachten Durchmesser der ACI auf Höhe der Stenose gesetzt wird, bei der amerikanischen erfolgt die Relation zum Durchmesser der A. carotis interna oberhalb der Stenose.

Bei ECST wird vom gedachten stenosefreien Durchmesser auf Höhe der Stenose der durchflossene Durchmesser abgezogen, bei NASCET wird der durchflossene Stenosedurchmesser vom Durchmesser der ACI oberhalb der Stenose abgezogen. Da der Durchmesser der ACI oberhalb der Stenose in aller Regel geringer ist als auf Höhe der Stenose, ist der errechnete Stenosegrad nach NASCET (bei gleichem durchflossenen Stenosedurchmesser) stets niedriger als bei ECST. So entspricht eine 50 %ige Stenose nach NASCET einer 70 %igen nach ECST.

b) **Falsch.** Mehrere Faktoren entscheiden darüber, ob regelmäßige sonographische Kontrollen empfohlen werden sollten oder nicht.

1. **Alter des Patienten:** Die Lebenserwartung sollte mehr als fünf Jahre betragen, andernfalls würde man selbst bei einer hochgradigen asymptomatischen ACI-Stenose sich bezüglich invasiver Maßnahmen zurückhalten. Ein statistischer Benefit besteht erst ab einer Rest-Lebenserwartung von > 5 Jahren. Konsequenterweise sollte man Patienten mit einer geschätzten Lebenserwartung von < 5 Jahren selbst bei einer hochgradigen ACI-Stenose nicht mehr regelmäßig kontrollieren, da es keinerlei therapeutische Konsequenzen hätte. In der Praxis wird dies allerdings aus unterschiedlichen Gründen selten konsequent durchgeführt, zum einen aus wirtschaftlichen Gründen, zum anderen auch da Patienten und den Angehörigen dieses Vorgehen teilweise schwierig zu erklären ist und häufig zu Unsicherheit führt.

2. **Stenosegrad:** Der Stenosegrad hat einen Einfluss auf die empfohlenen Untersuchungsintervalle.

   I. Bei einer < 50 %igen asymptomatischen ACI-Stenose genügt es in aller Regel, alle 2–3 Jahre eine Kontrolle durchzuführen, wenn überhaupt.

   II. Bei einer mittelgradigen Stenose wird neben dem Best Medical Treatment die jährliche Kontrolle empfohlen.

   III. Bei einer hoch- bis höchstgradigen Stenose empfiehlt sich die Kontrolle alle 3–6 Monate, sofern eine operative Therapie prinzipiell möglich und erwünscht ist.

3. **Voroperationen:**

   I. Nach einem ACI-Eingriff (offen oder interventionell) sollten sonographische Kontrollen erfolgen. Dies zunächst alle 3 Monate, bei unauffälligen Befunden kann auf längere Intervalle übergegangen werden.

   II. Bei Rezidivstenosen sollte mindestens alle 6 Monate kontrolliert werden, aber auch hier in Abhängigkeit vom Zustand des Patienten und der prinzipiellen Möglichkeit/Bereitschaft für einen Folgeeingriff.

c) **Falsch.** In der **CAR**otid **A**symptomatic **S**tenosis (CARAS)-Studie wird genau dieser Fragestellung nachgegangen. Es handelt sich hierbei um eine prospektive Beobachtungsstudie, bei der 300 Patienten mit einer asymptomatischen >

60-%igen (NASCET) Stenose im Jahr 2020 eingeschlossen wurden. Sonographische Kontrollen sind Hauptbestandteil der Studie sowie die Dokumentation des Risikos eines ischämischen Ereignisses im Verlauf unter konservativer Therapie. In den 1-Jahres-Follow-up-Ergebnissen zeigte sich, dass das Risiko eines ischämisches Insultes bei > 60 %igen Stenosen (NASCET) ca. 1 % pro Jahr beträgt. Allerdings wiesen Patienten mit einem Stenoseprogress im Untersuchungszeitraum ein fast zehnfach höheres Risiko auf, ein ischämisches Ereignis zu erleiden. Deshalb sind standardisierte Untersuchungsprotokolle, im Idealfall von einem erfahrenen Untersucher unter standardisierten Abläufen äußerst wichtig, um hier Fehlerquellen bei der Stenosegraduierung zu vermeiden. Eine Empfehlung bezüglich der Zunahme des Stenosegrades (wie es z. B. bei Aortenaneurysmen gehandhabt wird, nämlich Vorliegen der OP-Indikation bei einer Größenprogredienz von mehr als 5 mm im halben Jahr, unabhängig vom absoluten Durchmesser) gibt es bei den Carotisstenosen nicht. Die weiteren Follow-up-Ergebnisse bleiben abzuwarten, insbesondere auch genau im Hinblick auf die Risikokonstellation unter Stenoseprogress.

d) **Richtig.** Vereinfacht kann man sich merken:
  1. NASCET 50 % = ECST 70 % (Differenz 20)
  2. NASCET 70 % = ECST 80 % (Differenz 10)
  3. NASCET 90 % = ECST 95 (Differenz 5)
  4. NASCET 99 % = ECST 99 %

Dies liegt an der Berechnungsformel:

- Es wird hier der Durchmesser des durchflossenen Lumens der Stenose vom stenosefreien Durchmesser der ACI oberhalb der Stenose (NASCET) bzw. auf Höhe der Stenose (ECST) subtrahiert, dieser Wert wird vom stenosefreien Durchmesser der ACI oberhalb der Stenose (NASCET) bzw. auf Höhe der Stenose (ECST) dividiert. Mit zunehmender Stenosierung nimmt der Durchmesser des durchflossenen Lumens ab und beide Werte nähern sich dem Wert 1 = 100 %.
- Durchmesser stenosefreie ACI (free) – Durchmesser Stenose (stenotic): Durchmesser stenosefreie ACI (free)
- free-stenotic/free

e) **Falsch.** Die Bestimmung der poststenotischen Spitzengeschwindigkeit ist in Fällen einer Schallauslöschung auf Höhe der Stenose (oft bei starker Verkalkung) hilfreich. Allerdings spricht eine Spitzengeschwindigkeit von 50 cm/s für eine vorgeschaltete hochgradige Stenosierung (ECST 80 %/NASCET 70 %), < 30 cm/s weist auf eine höchstgradige vorgeschaltete Stenose hin.

15.Welche Aussagen zum Vergleich Carotis-Stenting (CAS) versus TEA sind zutreffend?

a) Die CAS asymptomatischer Carotisstenosen geht mit einem höheren prozeduralen (30 Tage) Komplikationsrisiko einher als die operative Versorgung mittels TEA.

b) Die nicht-prozedurale Schlaganfallrate (> 30 Tage seit Eingriff) ist bei der CAS höher als bei der TEA.

c) Es gibt eine große multizentrische randomisiert kontrollierte Studie (RCT), die Aussagen über den Vergleich zwischen CAS und TEA bei Patienten mit asymptomatischer hochgradiger Carotisstenose macht.

d) Bei den symptomatischen Carotisstenosen hat die Operation eine signifikant geringere 30-Tages-Schlaganfallrate als die stentgestützte Angioplastie.

e) Ältere Patienten (>75 Jahre) hatten ein geringeres 30-Tage-Mortalitätsrisiko nach CAS als nach TEA, unabhängig von der klinischen Symptomatik (asymptomatisch oder symptomatisch).

a) **Falsch.** Ergebnisse der ACST-2 Studie, in die mehr als 3000 Patienten mit > 60 %iger asymptomatischer ACI-Stenose eingeschlossen wurden, zeigen für beide Verfahren ein geringes perioperatives bzw. -interventionelles Komplikationsrisiko. So lag die prozedurale Schlaganfallrate für beide Verfahren bei ca. 2 % und wies keine signifikanten Unterschiede auf.

b) **Falsch.** Auch hier zeigte sich für beide Verfahren kein signifikanter Unterschied im Schlaganfallrisiko, es lag bei ca. 5 % für alle Schlaganfälle und bei ca. 2,5 % für invalidisierende oder tödliche Schlaganfälle.

c) **Falsch.** Es gibt vier oft zitierte RCTs, die CAS und TEA bei hochgradigen asymptomatischen Stenosen der ACI verglichen und jeweils > 500 Patienten eingeschlossen haben. Diese sind:

   I. SPACE-2 (**S**tent **P**rotected **A**ngioplasty of the **C**arotid artery versus **E**ndarterectomy)

   II. ACST-2 (**A**symptomatic **C**arotid **S**urgery **T**rial-2)

   III. ACT-1 (**A**symptomatic **C**arotid **T**rial-1)

IV. CREST-1 (Carotid Revascularisation Endarterectomy vs. Stenting Trial)

In der Einzelauswertung als auch der Metaanalyse dieser Studien ergab sich eine signifikant höhere **30-Tage-Mortalität** (Schlaganfall, Tod jeweils für sich betrachtet und in Kombination) nach CAS (ca. 3 %) vs. TEA (1,6–2 %). Das Risiko, innerhalb von 30 Tagen an einem Myokardinfarkt zu leiden, war bei der CAS (0,5 %) signifikant geringer als nach TEA (1 %).

Bei den **Langzeitergebnissen** (> 30 Tage bis zu 10 Jahren) bestand kein signifikanter Unterschied hinsichtlich der Schlaganfallrate zwischen beiden Verfahren. Das jährliche Schlaganfallrisiko betrug jeweils ca. 1 %. Miteingeschlossen in diese Langzeitauswertung wurden auch zwei weitere RCTs, die allerdings weniger als 500 Patienten untersuchten (Lexington und Mannheim).

d) **Richtig.** In 4 Studien mit > 500 eingeschlossenen Patienten (multizentrisch randomisiert) wurden die Ergebnisse nach CAS und TEA bei **symptomatischen** Stenosen der ACI miteinander verglichen.

   I. CREST-1 (Carotid Revascularization versus Stenting Trial)
   II. EVA-3S (Endarterectomy versus Stenting in patients with Symptomatic Severe carotid Stenosis)
   III. ICSS (The International Carotid Stenting Study)
   IV. SPACE-1 (Stent Protected Angioplasty versus Carotid Endarterectomy)

   Die 30-Tage-Ergebnisse favorisierten die TEA: Das Risiko, einen Schlaganfall oder Myokardinfarkt zu erleiden bzw. zu versterben, war nach CAS fast doppelt so hoch wie nach TEA (absolutes Risiko (AR) ca. 8 % vs. 4 %).

   Die Langzeitergebnisse nach Ausschluss der 30-Tage-Mortalität ergaben allerdings keine signifikanten Unterschiede zwischen beiden Methoden, was sowohl für die symptomatischen als auch die asymptomatischen Stenosen galt. Das Risiko, einen ipsilateralen Schlaganfall zwischen 31 Tagen und 5 Jahren nach beiden Methoden (CAS sowie TEA) zu erleiden, betrug 3 %. Das jährliche Schlaganfallrisiko somit circa 0,5 Prozentpunkte.

e) **Falsch.** Man hat zwar vermutet, dass aufgrund der geringeren Invasivität der Intervention (perkutaner Zugang, kein Blutverlust, kein Abklemmen der Carotis, keine Intubationsnarkose, etc.) diese ein geringeres periinterventionelles Komplikationsrisiko aufweist, was sich allerdings nicht bestätigt hat. Im Gegenteil, bei den Subgruppenanalysen der oben zitierten

4 großen RCTs (CREST-1, EVA-3S, ICSS, SPACE-1) zeigte sich hinsichtlich des kombinierten Endpunktes Schlaganfall und Tod innerhalb von 30 Tagen Folgendes:

- bei CAS ein mit dem Alter signifikant steigendes Risiko (< 60: 3 % bis > 80: 13 %)
- bei TEA ein gleichbleibendes Risiko ohne signifikante Unterschiede (ca. 4–6 %)
- bei Patienten > 70 war das Risiko nach CAS signifikant höher (> 12 %) als nach TEA (5–6 %)

Folglich wird in den Leitlinien der ESVS (Version 2023) empfohlen, Patienten mit einer symptomatischen therapiepflichtigen ACI-Stenose bevorzugt operativ zu versorgen und nur in Ausnahmefällen eine Intervention zu indizieren (Class I, Level A).

Es gab unterschiedliche Erklärungsansätze für die nachgewiesene Altersabhängigkeit der CAS-Komplikationsraten. Die Autoren haben vermutet, dass die Zugangswege bei älteren Patienten häufiger Verkalkungen aufweisen und im Rahmen der Intervention Quelle von Embolisationen darstellen können. Zudem werden mit zunehmendem Alter vermehrt Veränderungen der Mikrozirkulation intracerebraler Gefäße beobachtet. Hierdurch kann eine reduzierte Toleranz auf Mikroembolien, die bei der CAS häufiger auftreten als bei der Operation, erklärt werden. Dennoch gibt es auf diesem Gebiet viele offene Fragen, die Gegenstand weiterer Forschungen sind.

Frage

16. **Welche Aussagen zu den unterschiedlichen Techniken operativer Carotis-Rekonstruktionen sind korrekt?**

a) Der direkte Verschluss der Arteriotomie einer Carotis-TEA geht mit einem hohen Rezidivrisiko einher.
b) Die Carotis-Eversionsendarteriektomie (EEA) ist die Technik mit dem geringsten Risiko einer Rezidivstenose.
c) Bei der Carotis-TEA weist ein Venenpatch deutlich bessere Ergebnisse auf als ein PTFE-Patch.
d) Bei der Carotis-TEA sollte die Längsarteriotomie nahe an die ACE heranreichen.

e) Bei hoher Carotisgabel kann der M. digastricus problemlos mit geringer Komplikationsrate durchtrennt werden.

a) **Richtig.** Der direkte Verschluss einer Längsarteriotomie nach Carotis-TEA sollte vermieden werden, da er mit einem signifikant erhöhten 30-Tage-Mortalitätsrisiko eines Schlaganfalls sowie einem hohen Rezidivrisiko von bis zu 50 % nach 5 Jahren einhergeht. Die Studien, die den Direktverschluss mit anderen Techniken verglichen haben, sind allerdings schon > 20 Jahre alt. Insbesondere natürlich auch deshalb, weil die Daten eindeutig gegen diese Verschlusstechnik sprechen und nicht mehr praktiziert werden.

b) **Richtig.** Nach der aktuellen Studienlage weist die EEA im Vergleich zur Direktnaht und Patchplastik das geringste Risiko einer 30-Tage-Mortalität sowie einer Rezidivstenose im Verlauf auf.

c) **Falsch.** Im Vergleich zur Patchplastik in der Leistenregion, wo durch einen autologen Patch das Risiko eines Infektes reduziert werden kann, spielt dies bei der Carotis-Rekonstruktion kaum eine Rolle. Dies liegt an dem deutlich geringeren Infektrisiko im Halsbereich. Der Venenpatch bei der Carotis-Rekonstruktion weist im Vergleich zur EEA, als auch zu bovinen und alloplastischen Rekonstruktionen, deutlich schlechtere Kurz- und Langzeitergebnisse auf. Lediglich im Vergleich zur Direktnaht schneidet er besser ab.

d) **Falsch.** Im Idealfall sollte die Schnittführung der Längsarteriotomie vor Carotis-TEA einen ausreichenden Abstand zur ACE aufweisen und nicht zu nahe an diese heranreichen. Andernfalls kann die Rekonstruktion schwierig werden und mit einem hohen Risiko einer Nachblutung, Rezidivstenose oder eines Sofortverschlusses einhergehen.

e) **Falsch.** Die Durchtrennung des M. digastricus bei hoher Carotisgabel ist eine durchaus praktikable Möglichkeit, um Zugang bei hoher Carotisgabel zu bekommen, geht allerdings mit einem nicht zu unterschätzenden Komplikationsrisiko einher. Ganz im Vordergrund steht hierbei die nervale Verletzung, weshalb der Muskel vor einer Durchtrennung genau dargestellt werden sollte. Zudem ist die Anwendung der Elektrokoagulation unbedingt zu vermeiden. Drei Nerven sind bei der Mobilisierung und Durchtrennung des M. digastricus gefährdet:
   I. N. hypoglossus
   II. N. accessorius
   III N. Glossopharyngeus

Frage

17. Welche Aussagen zu OP-Indikationen von Carotisstenosen sind korrekt?

a) Eine hochgradige asymptomatische abgangsnahe ACI-Stenose sollte grundsätzlich operativ versorgt werden.

b) Eine hochgradige symptomatische extrakranielle ACI-Stenose sollte, unabhängig vom neurologischen Zustand des Patienten, so schnell als möglich invasiv versorgt werden.

c) Alte und multimorbide Patienten mit einer behandlungsbedürftigen Carotisstenose sollten bevorzugt interventionell behandelt werden.

d) Es wird überlegt, in zukünftigen Leitlinien die Definition der symptomatischen Carotisstenose zu ändern und die Zeit vom Indexereignis (bisher gilt bis zu 6 Monate als symptomatisch) auf 9 Monate zu verlängern.

e) Bei akutem Herzinfarkt mit notwendiger kardiochirurgischer Versorgung sollte eine symptomatische 50–99 %ige ACI-Stenose grundsätzlich simultan versorgt werden.

Antworten

a) **Falsch.** Von einer hochgradigen ACI-Stenose spricht man ab einem Stenosegrad von > 60 %ig nach NASCET bzw. > 80 % nach ECST. Es ist durchaus korrekt, dass prinzipiell bei einer hochgradigen ACI-Abgangsstenose auch im asymptomatischen Stadium die invasive (chirurgisch oder interventionell) Therapie erwogen, allerdings nicht grundsätzlich und kritiklos empfohlen werden sollte. einige Voraussetzungen sollten vorliegen und vor einer invasiven Therapie abgeklärt werden. Hierzu gehört:

   I. restliche Lebenserwartung > 5 Jahre

  II. die perioperative (30 Tage) Schlaganfallrate des verantwortlichen Operateurs sollte < 3 % betragen

 III. selbstständiger Lebensstil

 IV. Patientenwunsch vorhanden

b) **Falsch.** Bei der Entscheidung für oder gegen die invasive Rekonstruktion symptomatischer Carotisstenosen sind neben dem Stenosegrad der ACI auch der Zustand des Patienten und die Größe eventuell vorhandener Schlaganfallareale entscheidend. Bei einem neurologischen Status nach der Rankin-Skala von 0 (keine Einschränkungen) bis 2 (mäßige Ausfälle) empfiehlt sich die baldmöglichste Durchführung der operativen oder interventionellen Rekonstruktion. Ab einem Rankin-Wert von 3 oder mehr ist der Patient in aller Regel erheblich eingeschränkt und die invasive Therapie sollte nach der Rehabilitation erfolgen. Andernfalls besteht ein hohes Risiko der neurologischen Befundverschlechterung nach der Carotis-Rekonstruktion und nachfolgender Reperfusion des Ischämieareals. Letzteres sollte bei einem früh-elektiven Eingriff (innerhalb von 14 Tagen nach dem Ereignis) nicht mehr als ein Drittel der betroffenen Hemisphäre einnehmen. Bei einem größeren Ischämieareal sollte ebenfalls bis nach der Anschlussheilbehandlung gewartet werden. Rankin-Einteilung und Größe des Ischämieareals sind meistens gleichsinnig verändert, sodass bei einem hohen Rankin-Wert in aller Regel auch mit einem großen Infarktareal zu rechnen ist.

c) **Falsch.** Ältere Patienten ab 75 Jahren mit behandlungsbedürftigen Carotisstenosen haben ein erhöhtes periinterventionelles sowie längerfristiges Apoplexrisiko nach CAS im Vergleich zu jüngeren Patienten, wohingegen das Komplikationsrisiko nach CEA bei älteren eher geringer ist als bei jüngeren. Dies wurde u. a. in mehreren randomisierten Multicenterstudien gezeigt (z. B. NASCET, ECST, CREST). Folglich sollte insbesondere älteren Patienten mit einer hochgradigen Carotisstenose zur chirurgischen Therapie geraten werden. Dies widerspricht zwar dem Impuls, älteren Menschen zu „weniger invasiven" Verfahren zu raten und muss den Patienten und ihren Angehörigen auch ausführlich erklärt und erläutert werden. Eine mögliche Ursache für das erhöhte prozedurale (30 Tage) sowie nicht-prozedurale (> 30 Tage) Komplikationsrisiko der Stent-PTA bei älteren Patienten könnte ein im Laufe des Lebens zunehmendes Kinking der Arterien sowie eine verminderte Elastizität sein. Zudem könnten zunehmende Verkalkungen im Bereich des Aortenbogens verantwortlich für das erhöhte Risiko von periinterventionellen Embolisationen sein.

d) **Falsch.** Im Gegenteil, vielmehr wird überlegt, das Zeitintervall nach dem Indexereignis, welches definitionsgemäß die symptomatische von der asymptomatischen Carotisstenose unterscheidet (bisher bis zu 6 Monate), auf 2–3 Monate zu verkürzen. Dies ist zunehmend durch Erkenntnisse und Studienergebnisse begründet, die zeigen, dass das Apoplexrisiko einer höhergradigen symptomatischen Carotisstenose bereits wenige Wochen nach dem Indexereignis fast nahezu wieder dem der asymptomatischen Stenose entspricht. Folglich wird sich dann auch die Indikationsstellung zur invasiven Carotisdesobliteration bzw. -intervention ändern und bereits wenige Wochen nach dem Indexereignis wieder strenger gestellt werden müssen.

e) **Falsch.** Vor einer geplanten oder notfallmäßigen koronaren Bypass-OP sollte eine symptomatische ACI-Stenose genau abgeklärt werden. Mögliche Vorgehensweisen sind:

I. die simultane Versorgung beider Gefäßregionen durch zwei getrennte OP-Teams

II. die sequenzielle Versorgung je nach Dringlichkeit und Ausprägung der Symptomatik

Da das simultane Vorgehen mit einem erhöhten Komplikationsrisiko einhergeht, sollte es Ausnahmefällen vorbehalten sein.

Frage

18.Welche Aussagen zu NASCET und ECST sind korrekt?

a) NASCET steht für North American Symptomatic Carotid Endarterectomy Trial.

b) Die NASCET-Graduierung wird nur bei symptomatischen Stenosen verwendet.

c) Bei der NASCET-Stenosegraduierung wird das Ausmaß der lokalen Engstelle in Relation zum Lumen der ACI oberhalb der Stenose gesetzt.

d) ECST steht für European Carotid Surgery Trial.

e) ECST ist eine Graduierung der Carotisstenosen, die die Stenose in Relation zur poststenotischen ACI setzt.

Antworten

a) **Richtig.** NASCET ist die Abkürzung für North American Symptomatic Carotid Endarterectomy Trial. Genau genommen steht NASCET für mehrere Themengebiete:

I. Für eine Studie, welche den Benefit der chirurgischen Therapie bei Patienten mit symptomatischen Carotisstenosen untersucht hat.

II. Für eine Stenosegraduierung der ACI.

III. Für eine Gruppe von Wissenschaftlern und Chirurgen, die sich mit der Chirurgie der Carotisstenosen beschäftigt haben.

b) **Falsch.** Die NASCET-Einteilung und Stenosegraduierung geht zwar auf die „North American Symptomatic Carotid Endarterectomy"-Studie zurück, hat sich als Messmethode aber für alle Stenosen bewährt und international durchgesetzt. Sie gilt für alle Stenosen, sowohl für symptomatische als auch für asymptomatische.

c) **Richtig.** Bei der NASCET-Einteilung wird der Stenosegrad in % durch Relation des Stenoseausmaßes in der Stenose zur ACI oberhalb (distal) der Engstelle gesetzt.

d) **Richtig.** ECST ist die Abkürzung für European Carotid Surgery Trial. Hierbei handelte es sich um eine multizentrische Studie in Europa, in der von 1981 bis 1994 insgesamt knapp über 3000 Patienten eingeschlossen wurden. Es handelte sich um Patienten mit einer höhergradigen symptomatischen (spezifische neurologische Ausfälle innerhalb der letzten 6 Monate) Carotisstenose, die entweder chirurgisch (60 %) oder konservativ (40 %) behandelt wurden. Das Follow-up erfolgte bis 1995 und war im Median 6 Jahre lang. Es zeigte sich ein Vorteil der Chirurgie-Gruppe gegenüber der konservativ behandelten bei Stenosen > 80 %. Das Risiko Tod oder Schlaganfall war nach 3 Jahren in der „Surgery-group" 14,9 % und in der „conservative" 26,5 %. Dies war gleichbedeutend mit einer absoluten Risikoreduktion von 11,6 % und einer Number needed to treat (NNT) von 8,6. Es müssen laut den Ergebnissen dieser Studie also 9 Patienten operiert werden, um einen Schlaganfall zu verhindern.

e) **Falsch.** Die Graduierung nach ECST wird offiziell nicht mehr verwendet und durch die Einteilung nach NASCET abgelöst. Bei der ECST-Graduierung wird der Stenosegrad in Relation zum gedachten stenosefreien Durchmesser auf Höhe der Stenose gesetzt. Bei der NASCET-Einteilung erfolgt die Relation zur poststenotischen ACI. Die Einteilung nach NASCET hat sich international durchgesetzt, womit das vorübergehende Klassifikationschaos beseitigt wurde.

Vereinfacht kann man sich für den Klinikalltag merken:

- eine 50 % Stenose nach NASCET entspricht 70 % nach ECST
- 60 % NASCET = 80 % ECST
- 70 % NASCET = 90 % ECST

Frage

19. Welche Aussagen zum Infarktareal einer symptomatischen ACI-Stenose sind korrekt?

a) Eine höchstgradige symptomatische ACI-Stenose muss schnellstmöglich invasiv versorgt werden, unabhängig von Anwesenheit und Ausdehnung eines Infarktareals.

b) Bei den embolischen Infarkten überwiegen die des Mediastromgebietes.

c) Hämodynamische Infarkte befinden sich meist in den Grenzzonenarealen.

d) Ein sogenannter „Linsenkerninfarkt" gehört nicht zu den typischen Infarkten einer ACI-Stenose.

e) Ein sogenannter „maligner Mediainfarkt" ist 24 h nach Ereignis im CCT nachweisbar.

Antworten

a) **Falsch.** Auch eine höchstgradige ACI-Stenose sollte nach kürzlich stattgefundenem Apoplex cerebri und bildmorphologisch darstellbarem Infarktareal nur dann operiert werden, wenn das Infarktareal maximal ein Drittel der Hemisphäre einnimmt. Bei größeren Infarktarealen besteht das Risiko einer Einblutung bzw. Kolliquationsnekrose und damit einer weiteren Verschlechterung der klinischen Symptomatik. Vergleichbar ist dies mit der Reperfusion ischämisch veränderter Muskulatur. Da die Größe des Infarktareals oft, aber nicht immer, mit der klinischen Symptomatik korreliert, sollte eine Revaskularisation nur bei einem neurologisch kaum eingeschränkten = Rankin 0–2 Patienten indiziert werden. Bei einem bettlägrigen, inkontinenten und nicht anamnesefähigen Patienten, der sich vorher selbstständig versorgt hat, sollte die OP zurückgestellt und eine Reevaluation nach abgeschlossener Rehabilitation erfolgen.

b) **Richtig.** Die Mehrzahl der durch ACI-Stenosen verursachten cerebralen Ischämien sind embolischer Natur und betreffend meist das Mediastromgebiet. Hier unterscheidet man in Infarkte des gesamten Mediaterritoriums sowie der vorderen, mittleren und hinteren Mediaastgruppe. Embolische Mediainfarkte entstehen allerdings nicht durch Arrhythmien und resultierende kardiale Embolien, sondern durch Embolie, die im Areal der Carotisstenose entstehen.

c) **Richtig.** Hämodynamische Infarkte nehmen nicht die Territorien der zuführenden Arterien (ACI, ACM und ACA) ein, sondern die „letzten Wiesen der Gefäßversorgung", die auch als Grenzzoneninfarkte bezeichnet werden. Sie befinden sich oft im Marklager oder ziehen streifenförmig von Kortex nach innen zu den Ventrikeln.

d) **Falsch.** Auch der „Linsenkerninfarkt", der im Linsenkern neben den Seitenventrikeln entsteht, stellt ein typisches Infarktareal einer symptomatischen ACI-Stenose dar und entsteht durch einen Verschluss des Hauptstammes der ACM und Verlegung der Aa. lenticulostriatae.

e) **Falsch.** Bei einem „malignen Mediainfarkt", der fast ausschließlich aufgrund eines kompletten Verschlusses der ACM entsteht, kommt es durch das zytotoxische Ödem zu einer Schwellung des Hirngewebes und Mittellinienverschiebung, die sich allerdings erst nach 4–5 Tagen komplett darstellen und entwickelt haben. Frühzeichen eines „malignen Mediainfarktes" sind das „dense media sign" sowie das beginnende Hirnödem ersichtlich an der Dichteminderung des Hirngewebes. Das „dense media sign" entsteht durch den Embolus in der ACM, der sich als dichte Struktur darstellt und eine Spezifität von > 90 % für einen sich entwickelnden „malignen Mediainfarkt" hat. In solchen Fällen sollte die OP-Indikation nur mit äußerster Zurückhaltung gestellt werden.

Frage

20. **Welche Aussagen zu Rezidivstenosen nach operativer Carotis–Rekonstruktion sind zutreffend?**

a) Bei asymptomatischen Rezidivstenosen der A. carotis interna gelten evidenzgesichert die gleichen Indikationen zur operativen Versorgung wie bei de-novo-Stenosen (also ohne vorausgehende Intervention oder Operation).

b) Asymptomatischen Patienten mit einer Rezidivstenose bei Zustand nach Stent-PTA sollten leitlinienkonform konservativ behandelt werden.

c) Bei symptomatischen Rezidivstenosen nach Carotis-Chirurgie gelten die gleichen Indikationen zum Rezidiveingriff wie bei de-novo-Stenosen.

d) Aufgrund des erhöhten Schlaganfallrisikos sowie einer Hirnnervenschädigung wird bei Rezidivstenosen nach Carotis-Chirurgie die interventionelle Therapie empfohlen.

e) Das Risiko einer Rezidivstenose > 70 % 5 Jahre nach operativer Carotis-Rekonstruktion liegt bei circa 10–20 %.

Antworten

a) **Falsch.** Die Evidenz zur Therapie von asymptomatischen Rezidivstenosen nach interventionellen oder offenen Carotis-Eingriffen ist spärlich, in den Leitlinien der DGG sowie ESVS wird ein Rezidiveingriff bei symptomatischen Stenosen ab 60 %, bei asymptomatischen frühestens ab 70 % empfohlen. Sowohl Empfehlungsgrad (IIb), als auch Evidenzlevel (B) sind erwartungsgemäß niedrig.

b) **Richtig.** Patienten mit einer asymptomatische Rezidivstenose bei Zustand nach Stent-PTA profitieren in Studien nicht von einer Re-Intervention, sodass hier die medikamentöse Therapie, insbesondere konsequente Blutdruckeinstellung und Gabe von Thrombozyten-Funktionshemmern, empfohlen wird.

c) **Richtig.** Symptomatische Rezidivstenosen nach operativer Carotis-Rekonstruktion sollten ab einem Stenosegrad von > 50 % operativ oder interventionell versorgt werden. Diese Empfehlung hat höchsten Empfehlungs- und Evidenzgrad (Evidenzgrad A und Empfehlungsgrad I).

d) **Falsch.** Das Risiko einer Hirnnervenschädigung nach Rezidiveingriff liegt bei zirka 6 %, die meisten Hirnnervenausfälle sind allerdings reversibel. Bezüglich des Risikos eines perioperativen Schlaganfalls oder Tods (2–3 %) bestehen keine signifikanten Unterschiede zwischen der interventionellen sowie operativen Therapie.

e) **Falsch.** Das Risiko nach operativer Rekonstruktion liegt bei circa 4–6 %, nach Stent-PTA beträgt es 10 %.

Frage

21. Welche Aussagen zu OP-Schritten bei der Rekonstruktion der ACI sind zutreffend?

a) Der Hautschnitt zur Freilegung der Carotisbifurkation verläuft zwischen Jugulum und Ohrläppchen.

b) Das Platysma sollte mittels Elektrokoagulation durchtrennt werden.

c) Die A. carotis communis (ACC) sollte als erstes Gefäß freipräpariert werden.

d) Die A. carotis interna sollte nur abgangsnah präpariert werden, um eine Embolisation zu verhindern.

e) Bei hoher Gabel kann der M. digastricus durchtrennt werden.

Antworten

a) **Richtig.** Zur Freilegung der Carotisgabel wird häufig der Längsschnitt vor dem M. sternocleidomastoideus zwischen Jugulum und Ohrläppchen gewählt. Dieser kann je nach Ausdehnung des Stenoseprozesses nach proximal und distal erweitert werden. Es sollte hierbei allerdings ein Abstand zum Ohrläppchen von mindestens 1–2 cm eingehalten und im Bedarfsfall die Schnittrichtung hinter das Ohrläppchen geführt werden. So kann das Risiko einer Verletzung sensibler und motorischer Äste des N. facialis reduziert werden.

b) **Richtig.** Da das Platysma eine starke Durchblutungstendenz aufweist, empfiehlt sich, dieses mittels Elektrokoagulation zu durchtrennen. Somit können Blutungen reduziert werden, welche andernfalls den Ablauf der gesamten Operation stören können. Dies gilt insbesondere auch, weil die Patienten bis auf wenige Ausnahmen unter blutverdünnender Medikation stehen.

c) **Richtig.** Die A. carotis communis (ACC) wird im unteren Schnittbereich freigelegt und befindet sich neben bzw. unter dem M. sternocleidomastoideus. Der N. vagus ist hier sorgfältig zu schonen, eine Elektrokoagulation bei der Präparation sollte unbedingt vermieden werden. Im Idealfall wird nach Platysmadurchtrennung keine weitere Elektrokoagulation mehr verwendet. Die V. jugularis interna (VJI) liegt lateral der Arterie, die V. facialis mündet in die VJI und muss praktisch ausnahmslos ligiert und durchtrennt werden. Nach Freipräparation und Anschlingen der ACC und noch vor Durchtrennung der V. facialis empfiehlt es sich, den N. hypoglossus am oberen Ende des OP-Zugangs zu präparieren. Andernfalls kann er verletzt und versehentlich sogar durchtrennt werden, wenn er tief verläuft und zusammen mit den kreuzenden Venen in die Ligaturen gerät.

d) **Falsch.** Die ACI muss soweit freipräpariert werden, dass sie oberhalb des Stenoseprozesses problemlos und vollständig geklemmt werden kann. Hierfür muss sie zirkulär freigelegt werden. Manche Chirurg*innen legen die ACI erst nach Ausklemmen der ACC und ACE komplett frei, um eine Embolisation durch das Präparieren und Mobilisieren zu verhindern. Dies kann allerdings im Falle der Notwendigkeit einer Shunteinlage bei unzureichender Perfusion über den Circulus willisii zu einer stressigen Situation werden.

e) **Richtig.** Bei hoher Gabel sollte der N. hypoglossus ausreichend mobilisiert werden, wozu meist die Ligatur der A. sternocleidomatoidea inklusive Begleitvene notwendig ist. Zudem kann durch die Durchtrennung des M. digastricus eine weitere Mobilisation des Nervs und eine bessere Übersicht bei hoher Carotisgabel erreicht werden.

Frage

22. Welche Aussagen zu Nervenverletzungen bei der Carotis-OP sind zutreffend?

a) Die häufigste Nervenverletzung bei der operativen Carotis-Rekonstruktion ist die permanente Hypoglossus-Parese.

b) Im Trigonum caroticum sind 3 nervale Strukturen während des operativen Eingriffs an der A. carotis zu schonen.

c) Bei einer Verletzung des N. facialis während der Carotis-OP kommt es typischerweise zu Störungen der mimischen Muskulatur und Mundwinkelhebung.

d) Eine Verletzung des N. laryngeus superior ist häufiger als des N. laryngeus inferior recurrens.

e) Eine Verletzung des N. glossopharyngeus ist sehr selten.

Antworten

a) **Falsch.** Die Nervenläsion nach einem operativen Eingriff an der extrakraniellen A. carotis wird mit ca. 5–10 % angegeben. Am häufigsten ist der N. hypoglossus mit 30–50 % betroffen, allerdings handelt es sich hierbei in den meisten Fällen um eine passagere Läsion. Dies lässt sich durch den Schädigungsmechanismus erklären, bei dem es sich am häufigsten um eine Läsion bzw. Traktion durch Haken und Wundsperrer handelt. Eine Durchtrennung und damit permanente Läsion sind aufgrund der Prominenz und Dicke des Nervs extrem selten.

b) **Falsch.** Mindestens acht nervale Strukturen sind zu schonen. Hierzu gehören:

1. N. hypoglossus
2. N. vagus
3. N. laryngeus recurrens
4. N. laryngeus superior
5. N. glossopharyngeus
6. N. accessorius
7. N. facialis (Ramus mandibulae)
8. Sympathikus (Ganglion cervicale superius und medius)

Am häufigsten „begegnen" einem beim Präparieren sicherlich der N. hypoglossus sowie N. vagus. Aber auch die anderen der o. g. Strukturen können bei der Präparation im Trigonum caroticum verletzt werden, wodurch passagere sowie permanente Ausfallserscheinungen entstehen können. Der N. hypoglossus und N. vagus liegen direkt im OP-Feld und sollten bewusst freigelegt und geschont werden. Die restlichen Strukturen werden bei konsequent paravasaler Präparationstechnik nicht bewusst freigelegt, insbesondere auch aufgrund ihrer tieferen Lage. Eine Schädigung erfolgt hier meist indirekt durch die Elektrokoagulation oder Traktion durch Haken und Wundspreizer. Aber auch eine zu ausgedehnte Präparation an der A. carotis externa oder eine weit kranial liegende Carotisgabel sind Risikofaktoren für eine Nervenläsion.

c) **Richtig.** Eine geringgradige Störung bzw. Einschränkung der mimischen Muskulatur ist häufig aufgrund der Durchtrennung des Platysmas zu beobachten. Meist ist dies bei sorgfältiger Naht allerdings nur geringgradig, kaum merkbar und passager. Bei einer Läsion der N. facialis, typischerweise des Ramus marginalis mandibulae, kommt es zu ipsilateralen Störungen der Mundwinkelbeweglichkeit. Gefährdet ist der Nerv bei einer weit kranialen Präparation in unmittelbarer Nähe zum Ohrläppchen, da hier der Austrittspunkt der motorischen Äste aus dem Foramen stylomastoideum liegt. Deshalb empfiehlt es sich, bereits beim Setzen des Hautschnittes einen Abstand zum Ohrläppchen von mindestens 2–3 cm einzuhalten und bei einer ggf. notwendigen Verlängerung des Schnittes nach zentral die Schnittführung nach dorsal, nicht nach ventral zu richten.

d) **Falsch.** Die Verletzung beider Nerven bei der Carotis-Operation ist selten, aber die des N. laryngeus inferior recurrens häufiger. Klinische Symptome bei der Verletzung des Recurrens sind Heiserkeit, es zeigt sich ein Stillstand der ipsilateralen Stimmlippe. Bei der Verletzung des N. laryngeus superior kommt es lediglich zu einer geringgradigen Dysphonie, besonders bei hohen Tönen (Ausfall M. cricothyroideus, der als externer Kehlkopfmuskel die Stimmlippen spannt) sowie zu Sensibilitätsstörungen supraglottisch, was sich durch Schluckstörungen und Aspiration sowie Husten bemerkbar machen kann.

e) **Richtig.** Eine Verletzung des N. glossopharyngeus während eines Eingriffs an der A. carotis ist sehr selten und manifestiert sich klinisch als Schluckstörungen und Aspiration sowie Hustenreiz. Da der Nerv bei sparsamer und arteriennaher Präparation nicht im unmittelbarem OP-Gebiet liegt, wird er selten direkt verletzt. Auch hier ist eine Schädigung durch Elektrokoagulation bzw. Traktion durch Wundspreizer der häufigste Verletzungsmechanismus.

23. Welche Aussagen zu Stents und Protektionssystemen bei der Carotis-OP sind korrekt?

a) Das Risiko eines periinterventionellen Schlaganfalls lässt sich durch Protektionssysteme reduzieren.

b) Protektionssysteme müssen immer distal der Stenose platziert werden.

c) Das Stentdesign hat keinen Einfluss auf die periinterventionelle Schlaganfallrate.

d) Eine präoperative „Loading"-Therapie mit Clopidogrel ist nur bei den „open-cell Design"-Stents nötig.

e) Brilique® (Ticagrelor) ist bei Carotis-Stenting zur Thrombozytenaggregationshemmung nicht zugelassen.

a) **Richtig.** Insbesondere durch das Einbringen eines Filters distal der Stenose lässt sich das Risiko einer Embolisation während der Prozedur vermeiden.

b) **Falsch.** Es gibt vereinfacht drei Typen von Protektionssystemen:
1. Distal der Stenose platzierte Ballons (distaler Ballonverschluss),
2. Filterprotektionssysteme, die ebenfalls distal platziert werden,
3. proximale Ballonblockade der A. carotis communis und externa (proximale Protektion).

c) **Richtig.** Die zwei primären Unterschiede zwischen den Carotis-Stents sind „open-cell" and „closed-cell"-Design. Es zeigten sich in den bisher hierzu durchgeführten Studien allerdings keine signifikanten Unterschiede. Dies trifft sowohl für die periprozedurale Komplikationsrate (direkt nach der Intervention und bis zu 30 Tage im Anschluss), als auch die Follow-up-Ergebnisse zu.

d) **Falsch.** Die Loading-Therapie ist unabhängig vom verwendeten Stent indiziert und reduziert das periinterventionelle Verschluss- und Apoplex-Risiko signifikant. Üblicherweise werden am Tag vor der Intervention 300 mg Clopidogrel (4 Tabletten) und 100 mg Acetylsalicylsäure verabreicht, ab dem Interventionstag dann jeweils 75 mg Clopidogrel und 100 mg Acetylsalicylsäure 1 × täglich dauerhaft. Falls bereits im Vorfeld eine tägliche Einnahme von Clopidogrel erfolgte (mindestens 5 Tage lang), erübrigt sich die Loading-Therapie.

e) **Falsch.** Brilique® (Ticagrelor) kann bei sogenannten Clopidogrel-„Non-Respondern", was im Multiplate®-Test präinterventionell überprüft und nachgewiesen werden sollte, als Alternative verwendet werden. Auch hier wird eine Loading-Dosis von 180 mg vor der Intervention empfohlen, anschließend 90 mg zweimal täglich dauerhaft. Auch wenn es Hinweise für ein erhöhtes periinterventionelles Blutungsrisiko unter Brilique® gibt, ist dieses dennoch aufgrund des hohen Apoplexrisikos unter Monotherapie mit Acetylsalicylsäure unbedingt zu empfehlen. Bei zusätzlicher Gabe von Heparin periinterventionell kann das Blutungsrisiko durch die Gabe von Protamin reduziert werden.

Frage

24. **Welche Aussagen zu Stenosen/Verschlüssen der proximalen aortenbogennahen supraaortalen Äste sind zutreffend?**

a) Stenosen beziehungsweise Verschlüsse der Arteria carotis communis (ACC), Arteria subclavia (AS) sowie des Truncus brachiocephalicus (TBC) weisen eine geringere Prävalenz auf als Stenosen der Arteria carotis interna (ACI).

b) Eine hochgradige Stenose der proximalen ACC sollte auch im asymptomatischen Stadium invasiv behandelt werden.

c) Ein akuter symptomatischer Verschluss der ACI bei vorgeschalteter hochgradiger Stenose der ACC am Abgang kann nicht interventionell versorgt werden.

d) Eine höchstgradige asymptomatische ACI-Stenose mit vorgeschalteter abgangsnaher Stenose der ACC sollte nicht perkutan versorgt werden.

e) Es gibt eine klare Evidenz zugunsten der offenen Versorgung einer höchstgradigen asymptomatischen ACI-Stenose bei vorgeschalteter hochgradiger asymptomatischer Stenose der abgangsnahen ACC.

Antworten

a) **Richtig.** Die Prävalenz von ACI-Stenosen liegt altersabhängig bei < 0,5 % bei unter 50-Jährigen und bei > 5 % bei über 70-Jährigen. Stenosen der ACC, AS und TBC werden bei 1–5 % der Patienten mit Stenosen der ACI diagnostiziert und haben insgesamt eine Prävalenz von deutlich unter 1 %.

b) **Falsch.** Es gibt zwar für die Behandlung der aortenbogennahen Stenosen und Verschlüsse supraaortaler Äste deutlich weniger wissenschaftliche

Daten, allerdings ist die aktuelle Empfehlung bzgl. der Versorgung aortenbogennaher Stenosen der ACC deutlich restriktiver als bei der ACI. So wird in den Leitlinien nur im symptomatischen Stadium eine offene oder endovaskuläre Versorgung der ACC bzw. des Truncus brachiocephalicus empfohlen. Aufgrund des deutlich erhöhten prozeduralen und nicht-prozeduralen Komplikationsrisikos sollte auch von einer simultanen Versorgung einer asymptomatischen ACC-Stenose während der offenen Rekonstruktion einer hochgradigen ACI-Stenose Abstand gehalten werden. Dies gilt insbesondere auch für einen Hybrideingriff mittels retrograder intraoperativer Stentversorgung.

c) **Falsch.** Eine höchstgradige Stenose der ACC bei nachgeschaltetem ACI-Verschluss kann zunächst ohne erhöhtes Apoplexrisiko radiologisch-interventionell versorgt werden, um anschließend in gleicher Sitzung proximal die Intervention der ACI (Thrombektomie, Lyse, Stent-PTA) durchführen zu können. Alternativ kann auch eine operative Versorgung der ACI mit der Option einer retrograden Stentversorgung der ACC erfolgen.

d) **Falsch.** Auch bei vorgeschalteter Stenose der ACC (sogenannte Tandemstenosen) kann ein CAS durchgeführt werden. Die Stenose der ACC, welche prinzipiell im asymptomatischen Stadium nicht behandlungsbedürftig ist, sollte bzw. muss allerdings in aller Regel mitversorgt werden. Dies ist essenziell, um Zugang zur ACI zu bekommen und somit gerechtfertigt. Alternativ kann auch die alleinige operative Versorgung der ACI indiziert werden, hier dann allerdings ohne Hybridversorgung der asymptomatischen Stenosierung der ACC.

e) **Falsch.** Es gibt keine klare Evidenz für oder gegen die operative Versorgung, die auf vergleichenden Studien der sogenannten Tandemstenosen der aortenbogenabgangsnahen ACC und der bifurkationsnahen ACI beruht. Dennoch ist stark von einem höheren Risiko der Intervention (ACC mit ACI) im Vergleich zur operativen Versorgung (nur ACI) auszugehen. Folglich empfiehlt sich in diesen selten Fällen, eine operative Rekonstruktion der Carotisbifurkation zu präferieren.

Frage

25. Welche Aussagen zu radiogenen Stenosen sind korrekt?

a) Radiogene Stenosen der ACI sind bildmorphologisch nicht von arteriosklerotischen Läsionen zu unterscheiden.

b) Radiogene Stenosen der ACI treten bei fast jedem vierten Patienten nach Bestrahlung von HNO-Tumoren auf.
c) Radiogene Stenosen der ACI sollten wie arteriosklerotische behandelt werden.
d) Radiogene Stenosen der ACI sollten grundsätzlich interventionell therapiert werden.
e) Radiogene Stenosen können an jeder bestrahlten Arterie auftreten.

Antworten

a) **Falsch.** Radiogene Stenosen imponieren langstreckig und sind selten auf die Bifurkation der ACI begrenzt. Da die Patienten oft Malignome im Mund-Nasen-Rachen-Raum hatten und eine Bestrahlung mit Lymphknotendissektion vorausging, stellt sich das darüberliegende Gewebe oft sehr dünn dar und die Gefäße liegen oberflächlich bzw. direkt unter der Haut. Zudem ist die Haut im Bereich radiogener Stenosen eingezogen, was ein weiterer bildmorphologischer Unterschied zu arteriosklerotischen Läsionen ist.

b) **Richtig.** Die Prävalenz radiogener Stenosen liegt bei Patienten mit strahlentherapeutisch behandelten Malignomen im Halsbereich bei ca. 25 %. Da diese Stenosen allerdings meist asymptomatisch sind, werden sie selten diagnostiziert und in der Gefäßchirurgie vorstellig.

c) **Falsch.** Da Plaques radiogen induzierter ACI-Stenosen meist stabiler sind und eine „glattere" Oberfläche aufweisen, kommt es bei asymptomatischen Läsionen seltener zu einer cerebralen Ischämie als bei arteriosklerotisch induzierten Plaques. Zudem ist das perioperative Apoplexrisiko bei radiogenen Stenosen in manchen Studien erhöht. Nicht zu vergessen sind auch Komplikationen im Zugangsbereich wie Blutungen, Nachblutungen und Hirnnervenläsionen. Daher sind viele Gefäßchirurgen bei der Indikationsstellung einer invasiven Therapie radiogen induzierter ACI-Stenosen viel zurückhaltender als bei den „normalen" arteriosklerotischen Läsionen. Dennoch sei an dieser Stelle betont, dass es hierfür keine eindeutige Evidenz gibt, weshalb auch durchaus die Indikation zur operativen bzw. interventionellen Therapie asymptomatischer radiogener ACI-Stenosen äquivalent zur Arteriosklerose gestellt werden kann.

d) **Falsch.** Lange Zeit galt die Stentangioplastie als Therapie der Wahl radiogen induzierter Stenosen. Mittlerweile gibt es allerdings vermehrt Daten über die Gleichwertigkeit der operativen Versorgung mit der interventionellen Therapie. Im Gegenteil gibt es Hinweise aus Follow-up-Ergebnissen, dass die operative Therapie sogar mit einem geringeren Restenose-Risiko und einer verminderten Zahl an Re-Eingriffen einhergeht. Die Therapie-entscheidung sollte vor diesem Hintergrund individuell gestellt werden und Gesamtzustand des Patienten, Komorbiditäten sowie geschätzte Restlebens-erwartung berücksichtigen.

e) **Richtig.** Radiogene Stenosen entstehen aufgrund einer entzündlichen Reaktion in der Gefäßwand, die durch ionisierende Strahlung induziert und aufrechterhalten wird. Diese radiogene Vaskulitis kann sich an jeder Arterie des Körpers entwickeln. Am häufigsten sind allerdings die Carotiden betroffen. Nach Bestrahlung eines Mammakarzinoms werden teilweise auch radiogene Stenosen der Arteria subclavia beobachtet, allerdings deutlich seltener als entsprechende Läsionen im Bereich der ACI. Noch seltener werden radiogene Veränderungen der abdominellen Gefäße nach Bestrahlung eines gastrointestinalen oder gynäkologischen Tumors beobachtet. Das Entscheidende an der Häufigkeit radiogener ACI-Stenosen liegt an ihrer oberflächlichen Lage und damit einhergehenden erhöhten Strahlenexposition.

Frage

26.Welche Aussagen über laufende Studien zu extrakraniellen Carotissenosen sind zutreffend?

a) In der ROCKET-AF wird getestet, ob Rivaroxaban 2,5 mg 2× täglich bei Patienten mit Carotisstenosen zu besseren Follow-up-Ergebnissen führt.

b) Bei der CREST-2 Studie handelt es sich um eine dreiarmige Studie, in der die CEA, CAS und BMT bei symptomatischen hochgradigen Carotisstenosen untersucht wird.

c) In der CREST-H-Studie wird die Hämodynamik, insbesondere Blutdruck-entgleisungen, nach Carotis-Eversionsendarteriektomie mit der Patchplas-tik sowie Stent-PTA verglichen.

d) In der ESCALATE-Studie wird das Outcome nach operativer Carotis-Rekonstruktion von Patienten mit einer Crescendo-TIA untersucht.

e) In der „Microembolisation After Carotid Revascularisation"-Studie wird untersucht, ob die Plaquekonfiguration einen Einfluss auf cerebrale Mikro-embolisierung hat.

a) **Falsch.** Bei der ROCKET-AF-Studie handelt es sich um eine multizentrische Studie, bei der der Einfluss von Rivaroxaban in therapeutischer Dosierung (20 mg 1× täglich) mit Vitamin-K-Antagonisten bei Patienten mit Vorhofflimmern und einer pAVK verglichen wird. In einer Subgruppenanalyse werden nur die Patienten mit einer Stenosierung der Carotiden untersucht. In der bisherigen Auswertung zeigt sich zwischen beiden Antikoagulationsregimen kein signifikanter Unterschied, das Follow-up läuft aber noch. In der VOGAYER-PAD-Studie wurde die Gabe von Rivaroxaban 2,5 mg 2× täglich zusätzlich zur Thrombozytenaggregationshemmung bei invasiv behandelten pAVK-Patienten im Hinblick auf die Beinerhaltungsrate sowie kardiovaskuläre Morbidität und Mortalität untersucht. Es zeigte sich ein signifikanter Unterschied mit eindeutigem Benefit von Rivaroxaban im Vergleich zur Placebogabe.

b) **Falsch.** Bei der CREST-2-Studie handelt es sich genau genommen um zwei parallel laufende multizentrische randomisierte Studien, in der die CEA mit dem BMT einerseits und die CAS mit dem BMT andererseits hinsichtlich des Schlaganfallrisikos bei asymptomatischen Patienten mit hochgradigen ACI-Stenosen miteinander verglichen werden.

c) **Falsch.** Bei der CREST-H-Studie handelt es sich um eine Subgruppenanalyse der in die CREST-2-Studie eingeschlossenen Patienten mit präoperativ vorhandenen kognitiven Einschränkungen. Ziel ist es, herauszufinden, ob die invasive Therapie Vorteile gegenüber dem konservativen Therapieregime hat und zu einer Wiederherstellung bzw. Verbesserung der Gedächtnisleistung führt. Falls dem so wäre, müsste eventuell zukünftig mit einer Änderung der Indikationsstellung zur invasiven Therapie gerechnet werden. Dann könnte nicht nur die Verhinderung eines Schlaganfalls, sondern in ausgewählten Fällen auch eine reduzierte Gedächtnisleistung Grund für eine invasive Carotis-Revaskularisation werden.

d) **Falsch.** Bei der Endarterectomy vs Stenting in Chinese Asymptomatic Carotid Stenosis Patients (ESCALATE)-Studie handelt es sich um eine multizentrische Studie in China, bei der die CEA und CAS bei asymptomatischen Patienten und hochgradiger ACI-Stenose miteinander verglichen werden.

e) **Richtig.** In der „Microembolisation After Carotid Revascularisation"-Studie handelt es sich um eine prospektiv angelegte klinische Studie, in der mittels diffusionsgewichteter MR des Craniums das perioperative Mikroembolisationsrisiko in Abhängigkeit von der Plaquekonfiguration und -beschaffenheit (weich oder hart) untersucht wird. Eingeschlossen werden Patienten mit symptomatischer als auch asymptomatischer ACI-Stenose sowie nach CEA als auch nach CAS. Erhofft werden insbesondere neue Erkenntnisse über Plaquekonfigurationen, welche durch CAS oder CEA gefährdet sind zu embolisieren, um zukünftig in ausgewählten Fällen eines der beiden Verfahren zu favorisieren.

Frage

27. Welche Aussagen zu Verschlussprozessen der proximalen aortenbogennahen supraaortalen Äste sind zutreffend?

a) Eine hochgradige Stenose des Truncus brachiocephalicus (TBC) sollte endovaskulär behandelt werden, um einen Schlaganfall zu verhindern.
b) Die Arteria subclavia (AS) ist nach der ACI die zweithäufigste Lokalisation stenosierender supraaortaler Prozesse.
c) Die Arteriosklerose ist selten Ursache von Stenosen der Arteria subclavia (AS).
d) Ein Horner-Syndrom kann Zeichen einer Stenose der Arteria subclavia (AS) sein.
e) Wenn bei einer TEVAR (thoracal endovascular aortic repair) die linke Arteria subclavia überstentet wird, muss eine Rekonstruktion der AS zwingend erfolgen.

Antworten

a) **Falsch.** Eine asymptomatische Stenose des TBC sollte, unabhängig vom Stenosegrad, mit äußerster Zurückhaltung hinsichtlich einer invasiven Therapie behandelt werden. Anders ist es bei symptomatischen Stenosen mit embolisierenden Komplikationen im Sinne von cerebralen Ischämien. Hier besteht eine dringliche Therapieindikation, sodass **symptomatische** Stenosen des TBC letztlich wie Stenosen der ACI behandelt werden sollten.
b) **Falsch.** Die AS ist am dritthäufigsten, nach der ACI sowie der Vertebralarterien, von stenosierenden Prozessen betroffen. Oft sieht man sie lediglich als Zufallsbefund im Rahmen der weiteren Abklärung von Stenosen der Carotiden. Die Prävalenz in der Normalbevölkerung liegt bei ca. 1–2 %, bei Patienten mit bekannter Arteriosklerose bei > 10 %. Die linke Seite

ist häufiger betroffen als die rechte, ursächlich hierfür werden ein steilerer Gefäßverlauf und hierdurch entstehende Turbulenzen vermutet.

c) **Falsch.** Auch im Bereich der AS spielt die Arteriosklerose die bedeutendste Rolle in der Ätiologie von Stenosen. Allerdings sind in diesem Gefäßareal auch andere Ursachen wie das Thoracic-Outlet-Syndrom, entzündliche Erkrankungen wie die Takayasu-Arteriitis, die Riesenzellarteriitis oder die Lues sowie Knickstenosen, angeborene Gefäßanomalien oder die fibromuskuläre Dysplasie zu nennen.

d) **Richtig.** Das Horner-Syndrom ist gekennzeichnet durch eine Ptosis, Miosis und einen Enophthalmus. Es kann erstes klinisches Anzeichen einer vertebrobasilären Insuffizienz sein. Ursächlich ist eine Minderdurchblutung der Medulla oblongata, wobei insbesondere Stenosen oder Verschlüsse der A. vertebralis oder basilaris zu einer Ischämie des hinteren Stromgebiets inklusive der Medulla oblongata führen können. Diese Ischämie im hinteren Stromgebiet kann sich klinisch unterschiedlich bemerkbar machen. Nach dem Erstbeschreiber spricht man auch vom Wallenberg-Syndrom, charakteristische Symptome hierbei sind ipsilateral neben dem Horner-Syndrom auch ein Nystagmus, ein abgeschwächter Kornealreflex, Sensibilitätsstörung des Gesichts, eine Stimmbandlähmung, Gaumensegelparese und Hemiataxie. Kontralateral kann eine dissoziierte Sensibilitätsstörung, also eine Störung der Temperatur- und Schmerzempfindung bei erhaltener Berührungsempfindung, am gesamten Körper bestehen. Typisch ist auch eine Fallneigung zur erkrankten Seite.

e) **Falsch.** Es gibt keine eindeutige Evidenz, welche zeigt, dass die AS links zwingend rekonstruiert werden muss, wenn sie geplant oder ungeplant im Rahmen einer TEVAR überstentet wird. In den Leitlinien der ESVS von 2017 wird eine Rekonstruktion empfohlen, wenn das Risiko des Patienten groß ist, neurologische Probleme zu entwickeln. Der Empfehlungsgrad ist allerdings aufgrund der mangelhaft vorliegenden Evidenz niedrig (Empfehlungsgrad IIA, Evidenzlevel C). Bei Vorliegen einer links dominanten Arteria vertebralis oder einem linksseitigen thoracica-interna-Bypass wird sowohl unter Notfallbedingungen als auch elektiv die Revaskularisation empfohlen. Der Empfehlungsgrad ist hoch, allerdings ist auch hier das Evidenzlevel gering (Empfehlungsgrad I, Evidenzlevel C).

Frage

28. Welche Aussagen zu abgeschlossenen multizentrischen RCT-Studien der Carotiden sind zutreffend?

a) Bei der SPACE-Studie wurden die CAS mit der CEA bei asymptomatischen Carotisstenosen verglichen.

b) In der SPACE-2-Studie wurden die CAS und CEA bei asymptomatischen ACI-Stenosen verglichen.

c) In der NASCET- und ECST-Studie konnte die Überlegenheit der CEA bei symptomatischen ACI-Stenosen gezeigt werden.

d) In der ACST-1-Studie (asymptomatic carotid surgery trial) wurden die CEA mit der konservativen Therapie bei hochgradigen asymptomatischen ACI-Stenosen verglichen.

e) In der ACST-2 Studie wurden die CEA+BMT vs. BMT alleine bei symptomatischen ACI-Stenosen vergleichen.

Antworten

a) **Falsch.** Bei der SPACE-Studie (Stent-protected Percutaneous Angioplasty of the Carotid versus Endarterectomy) wurden Patienten mit hochgradigen symptomatischen ACI-Stenosen eingeschlossen. Kriterium war eine mehr als 70 %ige Stenose (nach ECST) beziehungsweise 50 %ig nach NASCET sowie ein neurologisches Ereignis ipsilateral vor weniger als 180 Tagen. Verglichen wurden die operative und interventionelle Therapie. Primäre Endpunkte waren Tod und Schlaganfall innerhalb von 30 Tagen postoperativ. Es zeigte sich hier kein signifikanter Unterschied, die Komplikationsrate lag jeweils unter 4 %.

b) **Richtig.** Bei der 2008 begonnenen Rekrutierungsphase der SPACE-2-Studie wurden die CAS+BMT und CEA+BMT mit dem BMT alleine verglichen. Eingeschlossen wurden Patienten mit hochgradigen asymptomatischen ACI-Stenosen. Die Studie wurde allerdings aufgrund unzureichender Patientenrekrutierung im Jahre 2015 abgebrochen.

c) **Falsch.** In der NASCET- (Vereinigte Staaten) sowie der ECST-Studie (Europa) konnte gezeigt werden, dass die CEA der rein konservativen Therapie (BMT) bei asymptomatischen hochgradigen ACI-Stenosen überlegen war. Die Studien stammen aus dem Jahr 1993 (und folgenden).

d) **Richtig.** In der ACST-1-Studie wurden die CEA+BMT mit dem BMT alleine bei hochgradigen asymptomatischen Stenosen der ACI verglichen.

Es zeigte sich hier eine signifikante Reduktion des Schlaganfallrisikos nach
der CEA im Follow-up, welches länger als 10 Jahre fortgesetzt wurde.
Weitere Studien, die die CEA mit der konservativen Therapie bei
asymptomatischen ACI-Stenosen verglichen haben, waren

- ACAS-Trial von 1995 (asymptomatic carotid artery surgery),
- VA-Trial von 1993 (Veterans Affairs)

und bei symptomatischen ACI-Stenosen waren es

- NASCET und
- ECST.

e) **Falsch.** In der ACST-2-Studie (asymptomatic carotid surgery trial) wurde
die CEA mit der CAS (jeweils inklusive BMT) bei hochgradigen asymptomatischen ACI-Stenosen miteinander verglichen. Hier zeigte sich im
Follow-up von über 12 Jahren kein signifikanter Unterschied in der
Schlaganfallrate zwischen beiden Therapieverfahren.

Frage

29. Welche Aussagen zum Glomus caroticum sind richtig?

a) Der Glomus caroticum besteht aus Chemorezeptoren.
b) Der Glomus caroticum ist ein sympathisches Ganglion.
c) Glomustumore der Carotis sind von der Gefäßwand ausgehende bösartige
   Tumorerkrankungen.
d) Der Glomus caroticum ist bei der Carotis-TEA regelmäßig bereits makro-
   skopisch sichtbar.
e) Der Glomus caroticum wird bei der Carotis-EEA regelmäßig verletzt und
   denerviert.

Antworten

a) **Richtig.** Der Glomus caroticum ist ein ca. 3 mm durchmessendes Areal
   im Bereich der Carotisbifurkation und enthält Chemorezeptoren, die den
   Sauerstoff- und Kohlendioxid-Partialdruck sowie den pH-Wert des Blutes
   messen. Glomus (lateinischen = Knäuel) und caroticum (aus dem griechi-
   schen: kara = Kopf). Hierüber erfolgt eine Steuerung des Kreislauf- sowie
   Atemzentrums in der Medulla oblongata.
b) **Falsch.** Beim Glomus caroticum handelt es sich um ein Paraganglion
   (Ansammlung vegetativer Nervenzellen) mit parasympathischen Zellen.
   Es ist nicht-chromaffin (im Vergleich zu den chromaffinen sympathischen

Paraganglien) und steuert über Chemo- sowie Barozeptoren das Kreislauf-system. Bei Manipulationen am Glomus während der Carotis-OP kommt es nicht selten zu Blutdruckabfällen oder einer Asystolie, da dem Kreislauf-zentrum in der Medulla oblongata ein zu hoher Blutdruck „vorgetäuscht" wird.

c) **Falsch.** Glomustumore sind meist benigne, neuro-endokrine Tumore, welche eigentlich mit dem gefäßchirurgischen Fachgebiet nichts zu tun haben. Überschneidungen gibt es lediglich aufgrund der unmittelbaren Nähe zur Carotisgabel mit der häufigen Notwendigkeit einer Rekonstruktion der Carotisgabel.

d) **Falsch.** Der Glomus ist nicht sichtbar, allerdings sind Manipulationen eindeutig an auffälligen Dysregulationen des Kreislaufes bemerkbar. Er befindet sich meist direkt in der Gabel, teilweise auch am Bulbus der ACC.

e) **Richtig.** Bei der Carotis-Rekonstruktion kommt es regelmäßig zu einer partiellen Verletzung und Denervierung des Glomus caroticum, was zu passageren Blutdruckentgleisungen intra- und postoperativ führen kann. Bei der EEA scheint dies häufiger vorzukommen, eine eindeutige Evidenz gibt es aber nicht.

Aneurysmen

6

Frage

1. Welche Aussagen zur Definition eines Aneurysmas sind richtig?

a) Es handelt sich beim Aneurysma definitionsgemäß um eine Aussackung der gesamten Gefäßwand.

b) Von einem Aneurysma spricht man, wenn der Durchmesser auf das mindestens 1,5-Fache des benachbarten normalen Gefäßdurchmessers erweitert ist.

c) Ein falsches Aneurysma ist genau genommen ein pulsierendes Hämatom.

d) Ein Aneurysma dissecans ist ein Aneurysma, das durch eine Dissektion entsteht.

e) Das sogenannte mykotische Aneurysma entsteht durch Pilze.

Antworten

a) **Falsch.** Definitionsgemäß handelt es sich um eine Aussackung (von altgriechisch ἀνεύρυσμα *aneúrysma* ‚Aufweitung, Erweiterung'). Beim wahren Aneurysma ist die gesamte Gefäßwand, also alle 3 Schichten, betroffen. Beim falschen Aneurysma handelt es sich um eine lokale Kontinuitätsunterbrechung (meist iatrogen nach Punktion) und um die Ausbildung eines perivasalen pulsierenden Hämatoms.

b) **Richtig.** Ab einem Durchmesser von mehr als dem 1,5-fachen des benachbarten normalen Gefäßdurchmessers spricht man von einem Aneurysma, der Übergang vom normalen Gefäß zum Aneurysma wird auch als Ektasie

© Der/die Autor(en), exklusiv lizenziert an Springer-Verlag GmbH, DE, ein Teil von Springer Nature 2023
S. Regus, *Gefäßchirurgie Fragen und Antworten*,
https://doi.org/10.1007/978-3-662-67231-0_6

bezeichnet. Eine exakte Definition, ab wann die Ektasie beginnt, gibt es allerdings nicht.

c) **Richtig.** Man unterteilt Aneurysmen in wahre und falsche Aneurysmen, wobei diese Einteilung auf die Zeit vor Einführung der Sonographie zurückgeht. So wurden bereits während des ersten Weltkrieges falsche Aneurysmen beschrieben, meistens durch Schussverletzungen verursacht. Sie imponierten klinisch als pulsierende Schwellung und konnten damit dem Gefäßsystem zugeordnet werden. Erst ab ca. 1970 wurde der Ultraschall in den Klinikalltag eingeführt und zunehmend genutzt, woraufhin die Unterteilung in wahre (Aussackung der gesamten Gefäßwand) und falsche (pulsierendes Hämatom bei Gefäßwandläsion) Aneurysmen erfolgte.

d) **Falsch.** Ein Aneurysma dissecans sind eine gleichzeitig bestehende Aussackung und Einriss der Gefäßwand, meist im Bereich der Aorta. Mit Diagnosestellung eines Aneurysma dissecans ist allerdings nicht klar, was zuerst da war: die Dissektion oder das Aneurysma. Beides ist möglich:

   I. zunächst der Einriss der Gefäßwand und durch den Elastizitätsverlust dann die Aussackung oder

   II. zuerst die Aussackung und durch die zunehmende Dehnung der Arterienwand dann der Einriss.

   Für die weitere Therapie ist es allerdings nicht entscheidend, hier zählen vielmehr die Lokalisation der Dissektion (Stichwort Stanford A und B), der Durchmesser sowie die klinische Symptomatik.

e) **Falsch.** Allgemein ist ein mykotisches Aneurysma gleichbedeutend mit einem infizierten Aneurysma. Es macht ca. 1–3 % der Aneurysmen aus und kann durch alle Keime und Krankheitserreger verursacht werden. Am häufigsten sind allerdings Bakterien verantwortlich, Pilze kommen nur in Ausnahmefällen vor. Als Keime werden Brucellen, Staphylococcus aureus, Salmonellen, Chlamydien, Mykobakterien und auch Treponema pallidum genannt. Der Name „mykotisches Aneurysma" wurde von William Osler (einem kanadischen Arzt) geprägt und von ihm so gewählt, da mykotische Aortenaneurysmen morphologisch (intraoperativ) wie ein Pilz aussahen.

Frage

2. Welche Aussagen zur Unterscheidung in Aneurysma verum und falsum sind zutreffend?

a) Ein falsches Aneurysma hat einen Durchmesser von < 3 cm und wird deshalb als „falsch" bezeichnet.

b) Ein Aneurysma falsum kann angeboren oder erworben sein.
c) Wahre Aneurysmen sind im Klinikalltag häufiger als falsche.
d) Falsche Aneurysmen gehören pathomorphologisch zu den Dissektionen.
e) Wahre Aneurysmen sind abhängig vom maximalen Durchmesser.

Antworten

a) **Falsch.** Ein falsches Aneurysma wird deshalb falsch genannt, weil es zu keiner Aussackung aller Wandschichten kommt. Vielmehr entsteht durch einen Defekt in der Gefäßwand ein perivasales Hämatom, um welche sich im Verlauf eine Kapsel bildet. Folglich wäre der korrektere Ausdruck, anstelle von Aneurysma, pulsierendes Hämatom. Die Namensgebung ist historisch bedingt und auf die Zeit vor der Ultraschalldiagnostik zurückzuführen. Eine Durchmesserangabe für die Definition eines falschen Aneurysmas gibt es, im Vergleich zum wahren Aneurysma, nicht. Est unabhängig von Größe und Durchmesser.

b) **Falsch.** Ein falsches Aneurysma ist ausnahmslos erworben und kann durch unterschiedliche Ursachen und Maßnahmen entstehen. Am häufigsten wird es in der Leiste nach perkutanem Zugang, in aller Regel im Rahmen einer Angiographie, beobachtet. Aber auch entzündliche Prozesse sind zu nennen, z. B. falsche Aneurysmata in den Viszeralarterien aufgrund einer chronischen Pankreatitis. Traumatische Ursachen spielen ebenfalls eine zwar seltene, aber erwähnenswerte Möglichkeit, ein Aneurysma spurium zu entwickeln. Hier sei das Aneurysma spurium der A. profunda femoris im Rahmen einer hüftnahen Fraktur zu nennen.

c) **Falsch.** Das häufigste Aneurysma im Klinikalltag ist das falsche im Bereich der Leiste nach Punktion im Rahmen einer Angiographie. Die Mehrzahl dieser Aneurysmen kann allerdings konservativ behandelt werden und wird deshalb nicht in die Gefäßchirurgie überwiesen. Zudem kam es durch die Zunahme radialer Punktionen bei der Koronarangiographie und -intervention zu einer Reduktion an falschen, iatrogen verursachten Aneurysmen. Dieser Trend wird sich voraussichtlich noch weiterentwickeln.

d) **Falsch.** Bei Dissektionen handelt es sich um einen Einriss der Gefäßwand ohne Perforation nach außen. Folglich kommt es hier zu einer Dissektion, also einem Auseinanderweichen der Wandschichten, meistens ausgehend von der Mediaschicht. Hiervon abzugrenzen ist auch das Aneurysma dissecans. Hier handelt es sich allerdings nicht um ein falsches Aneurysma, sondern um ein wahres. Zusätzlich zur Aussackung aller Wandschichten entsteht auch ein Einriss in der Gefäßwand, allerdings erneut ohne Perforation nach außen. Bei der Perforation nach außen spricht man dann definitionsgemäß von einem rupturierten Aneurysma dissecans, nicht aber von einem Aneurysma spurium.

e) **Richtig.** Bei wahren Aneurysmen spielt der maximale Durchmesser, im Vergleich zum Aneurysma spurium, eine Rolle in der Definition. Ab einem Durchmesser vom 1,5-fachen des gesunden benachbarten Gefäßes spricht man von einem Aneurysma, davor von einer Ektasie. Diese Einteilung und Definition sind für den Klinikalltag allerdings zu kompliziert bzw. unpraktisch, weshalb man sich international auf bestimmte Grenzwerte geeinigt hat. Der geläufigste Wert ist der für das AAA: hier spricht man ab 3 cm von einem Aneurysma, zwischen 2–3 cm von einer Ektasie. Interessant in diesem Zusammenhang: der physiologische Durchmesser der abdominellen Aorta ist bei Männern 1,9 cm, bei Frauen 1,6 cm. Somit müsste man korrekterweise bei Männern ab 2,9 cm und bei Frauen ab 2,5 cm von einem Aneurysma sprechen. Dies hat sich in der Klinik allerdings nicht durchgesetzt. Allerdings sollte bedacht werden, dass Frauen zwar viel seltener ein AAA entwickeln als Männer, bei ihnen aber bereits vorher von einem Aneurysma gesprochen werden sollte und auch das Rupturrisiko erhöht ist. Deshalb empfiehlt es sich leitlinienkonform, bei Frauen die Indikation zur invasiven Aneurysmaausschaltung großzügiger ab 5 cm maximalem Durchmesser zu stellen.

Frage

3. Welche Aussagen zu Risikofaktoren für die Entwicklung eines Aortenaneurysmas sind zutreffend?

a) Nikotinabusus ist einer der bedeutendsten Risikofaktoren für die Entstehen eines Aortenaneurysmas.

b) Diabetes mellitus ist nach dem Rauchen der wichtigste Risikofaktor für die Entwicklung und Progredienz aortaler Aneurysmen.

c) Die Anzahl der Zigaretten hat keinen Einfluss auf das Risiko, an einem aortalen Aneurysma zu erkranken.

d) Frauen haben mittlerweile ein ähnlich hohes Risiko, an einem Aortenaneurysma zu erkranken wie Männer.

e) Da Frauen ein deutlich geringeres Risiko haben, an einem Aortenaneurysma zu erkranken als Männer, ist ein Screening bei Frauen grundsätzlich nicht notwendig.

a) **Richtig.** Rauchen ist einer der wichtigsten Risikofaktoren für die Entstehung und auch Progredienz eines Aortenaneurysmas. Offensichtlich spielt Nikotin eine besondere Rolle in der Pathogenese arteriosklerotischer Prozesse im aortoiliakalen Gefäßabschnitt, weniger im peripheren Abschnitt. Dies wird im klinischen Alltag an der Verteilung und Lokalisation von Stenosen und Verschlüssen (Raucher eher zentral, Diabetiker eher peripher) sichtbar. Die genauen Gründe für die Präferenz der aortoiliakalen Strombahn für Nikotin sind nicht geklärt.

b) **Falsch.** Diabetes mellitus scheint in manchen Studien sogar einen protektiven Effekt zu haben, was in aktuellen Studien genau untersucht wird. Es wird vermutet, dass Metformin die Größenprogredienz und Rupturrate abdominaler Aortenaneurysmen reduzieren kann.

c) **Falsch.** Das Risiko steigt mit zunehmender Zahl der Zigaretten pro Tag an, bei 5 Zigaretten ist es etwa doppelt so groß wie bei Nichtrauchern, bei 10 erhöht es sich um den Faktor 3, bei 25 ist es etwa 6-8fach erhöht. Andererseits gleich sich das Risiko eines Ex-Rauchers, der 25 Jahre Nikotinkarenz betrieben hat, dem eines Nichtrauchers an. Allerdings ist es nach 10 Jahren Karenz immer noch deutlich erhöht.

d) **Falsch.** Männer sind deutlich häufiger betroffen als Frauen, auch wenn sich das Geschlechterverhältnis etwas angenähert hat. Aktuell liegt es bei ca. 5:1. Ca. 3 % der Männer und 0,5 % der Frauen erkranken im Laufe ihres Lebens an einem Aortenaneurysma. Hierbei sind allerdings schon unterschiedliche Größen berücksichtigt, nämlich bei Männern 5,5 cm maximaler Durchmesser, bei Frauen 5,0 cm.

e) **Falsch.** Es wird zwar bei Männern ein Screening ab 65 Jahren empfohlen, was für Frauen nicht generell festgelegt und auch nicht in den Leitlinien hinterlegt ist. Dennoch sollten Frauen mit Risikofaktoren, hierzu gehören Nikotinabusus, arterielle Hypertonie und eine familiäre Vorbelastung, in Screening-Programme eingeschlossen werden. Folglich ist es nicht korrekt, bei Frauen von vornherein ein Screening als nicht notwendig zu erachten. Frauen mit Risikofaktoren sollten ebenfalls eine Screening-Untersuchung mit spätestens 65 Jahren erhalten. In diesem Zusammenhang empfiehlt sich, eine gewisse Sensibilität hinsichtlich der unterschiedlichen Behandlung von Männern und Frauen mit Gefäßerkrankungen zu entwickeln. Frauen sind hier immer noch deutlich unterversorgt, haben ein erhöhtes Rupturrisiko einhergehend mit einem signifikant höheren perioperativen Letalitätsrisiko.

4. Welche Aussagen zu elektiven Behandlungsindikationen bei Aneurysmen sind zutreffend?

a) Im Vordergrund der Behandlung eines AAA steht das Verhindern einer Ruptur.
b) Die Versorgungsindikation des iliakalen Aneurysmas ist die Verhinderung einer peripheren Embolisation.
c) Aneurysmen von Viszeralarterien werden ebenfalls versorgt, um eine Ruptur zu verhindern.
d) Aneurysmen von Viszeralarterien werden ab einem Durchmesser von 2 cm versorgt.
e) Aneurysmen der A. poplitea (PopA) werden ebenfalls ab einem Durchmesser von 2 cm versorgt, um die Ruptur zu verhindern.

a) **Richtig.** Bei einem AAA steht die Verhinderung einer Ruptur im Vordergrund. Das Rupturrisiko steigt mit zunehmendem Durchmesser und liegt ab 5,5 cm (bei Frauen ab 5 cm) bei ca. 3 %/Jahr. Zudem spielt die Wachstumsgeschwindigkeit eine große Rolle, sodass ab einer Zunahme des Durchmessers um > 5 mm/6 Monaten ebenfalls eine operative Versorgung empfohlen wird.
b) **Falsch.** Auch beim Iliakalaneurysma steht die Verhinderung einer Ruptur im Vordergrund. Die Indikation hierfür liegt aktuell bei einem Durchmesser von 3,5 cm oder mehr. Früher lag die Grenze bei 3 cm, welche allerdings aufgrund der Reduzierung der Rupturrate im Rahmen der Verbesserung des BMT auf 3,5 angehoben wurde. Teilweise wird eine Größenprogredienz von > 3 mm/6 Monaten als Behandlungsindikation definiert, was sich im Klinikalltag bisher kaum durchgesetzt hat.
c) **Richtig.** Auch bei Viszeralarterienaneurysmen (VAA) steht die Verhinderung einer Ruptur im Vordergrund der Behandlungsindikation. Die Ruptur eines VAA ist lebensbedrohlich und hat eine sehr hohe Letalität von bis zu 80 %. Allerdings haben VAA in Abhängigkeit von der Lokalisation eine unterschiedliche Rupturrate, am höchsten ist sie bei Aneurysmen der A. hepatica.
d) **Falsch.** Prinzipiell werden zwar asymptomatische VAA ab einem Durchmesser von 2 cm versorgt, da hier das jährliche Rupturrisiko auf ca.

20 % steigt. Allerdings gibt es Ausnahmen. Die wichtigste Ausnahme sind Frauen im gebärfähigen Lebensalter: hier wird die OP-Indikation mit erfolgter Diagnose gestellt, unabhängig vom absoluten Durchmesser. Grund hierfür ist, dass in der Schwangerschaft ein erhöhtes Rupturrisiko mit einhergehender hoher Letalität für Mutter und ungeborenes Kind besteht. Falsche Aneurysmen werden ebenfalls unabhängig vom Durchmesser invasiv versorgt, da bei diesen das Rupturrisiko nicht kalkulierbar ist.

e) **Falsch.** Das PopA wird ab einem Durchmesser von 2 cm versorgt, um eine periphere Embolisation oder einen akuten Verschluss zu verhindern. Beides geht mit einer akuten Ischämie einher und kann zum Verlust der Extremität führen. Das Amputationsrisiko beim akut verschlossenen PopA wird mit bis zu 50 % angegeben. Eine Ruptur ist extrem selten und aufgrund der Tamponade nach Einblutung ins Weichteilgewebe nicht (bzw. nur in Ausnahmefällen) lebensgefährlich. Wenn ein PopA keinen Parietalthrombus aufweist und der Patient ein erhöhtes OP-Risiko besitzt, dann kann die Indikation zur invasiven Ausschaltung auch erst ab 3 cm gestellt werden. Andernfalls empfiehlt sich eine großzügigere Indikationsstellung bei vorhandenem Parietalthrombus und bereits erfolgter (meist bis dahin asymptomatischer) Embolisierung in ein oder mehrere Unterschenkelgefäße. Oft sieht man in der weiterführenden Diagnostik segmental oder komplett verschlossene Unterschenkelgefäße. Bei nur noch einem durchgängigen Cruralgefäß mit Parietalthrombus im Aneurysma wird daher die Indikationsstellung zur OP ab 1,5 cm empfohlen.

Frage

5. Welche Aussagen zum abdominellen Aortenaneurysma (AAA) sind zutreffend?

a) Im Klinikalltag spricht man von einem Aortenaneurysma ab einem Durchmesser von 3 cm.

b) Größter Risikofaktor für die Entwicklung eines Aortenaneurysmas ist die arterielle Hypertonie.

c) Die Prävalenz für ein abdominelles Aortenaneurysma liegt in der Bevölkerung über 65 Jahren bei 10–15 %.

d) An genetischen Erkrankungen, welche ursächlich für ein Aneurysma sein können, sind das Marfan-, Ehlers-Danlos- sowie Loeys-Dietz-Syndrom zu nennen.

e) Klinisch manifestiert sich das Loeys-Dietz-Syndrom neben der Ausbildung
   von Aneurysmen in Auffälligkeiten des Skeletts, des Herz-Kreislauf-
   Systems sowie Gesichtsmerkmalen. Typisches äußerliches Unterschei-
   dungsmerkmal zum Marfan-Syndrom sind der Hypertelorismus (abnorm
   weiter Abstand zwischen den Augen) sowie die Uvula bifida (gedoppeltes
   Zäpfchen am Ende des weichen Gaumens).

Antworten

a) **Richtig.** Zwischen 2-3 cm spricht man von Ektasie, ab 3 cm von einem
   Aneurysma. Genau genommen müsste der Durchmesser der vor- und nach-
   geschalteten normkalibrigen Aorta mit 1,5 multipliziert werden, um die
   Grenze zum Übergang zwischen Ektasie und Aneurysma zu definieren.
   Der Einfachheit halber spricht man ab 3 cm vom Aneurysma, obwohl es
   beim 2 m großen kräftigen Mann (2,3 cm normkalibrige Aorta) erst später
   ab 3,5 cm zuträfe, bei der 1,5 m großen dünnen Frau (1,7 cm normkalibrige
   Aorta) ab 2,5 cm.

b) **Falsch.** Nikotinabusus ist der größte Risikofaktor bei der Entstehung eines
   AAA. Gründe hierfür sind die Progredienz atherosklerotischer Plaque-
   bildungen durch den Nikotinabusus. Desweiteren gibt es zunehmend
   Hinweise dafür, dass Nikotin zu einer verstärkten Expression und Wirkung
   von Cytokinen führt, die zu einem Entzündungsprozess in der aortalen
   Gefäßwand führen.

c) **Falsch.** Die Prävalenz steigt mit zunehmendem Lebensalter und liegt in
   der Bevölkerung ab 65 Jahren bei 4 % (Frauen) bis 7,7 % (Männer),
   mit einem Durchschnitt von 5,5 %. Häufigste ursächliche Grunderkrankung ist die Atherosklerose, deutlich seltener sind genetische Erkrankungen
   (Bindegewebserkrankungen), Autoimmunerkrankungen (inflammatorisches
   Aneurysma) oder Infektionen (mykotisches Aneurysma).

d) **Richtig.** Zu den klinischen Manifestationen aller drei Syndrome gehört die
   Ausbildung von aortalen Aneurysmen. Im Gegensatz zum atherosklerotisch
   bedingten Aneurysma manifestieren sich hier die Aneurysmen allerdings
   bereits in jüngeren Jahren, nicht selten im 3.-4. Lebensjahrzehnt.

e) **Richtig.** Das Loeys-Dietz-Syndrom geht oft einher mit Brustkorbdefor-
   mitäten, Fußfehlstellungen, überstreckbaren Gelenken sowie Wirbelsäu-
   lenverkrümmungen. Besondere Gesichtsmerkmale sind eine Gaumenspalte
   sowie ein okulärer Hypertelorismus (übernormaler Abstand zwischen den
   Augen).

6. Welche Aussagen zur sonographischen Diagnostik und Verlaufskontrolle von AAA treffen zu?

a) Die Sonographie ist die wichtigste diagnostische Methode beim Screening sowie den Verlaufskontrollen.

b) Es gibt keine besonderen Ansprüche an die Messmethode bei den Verlaufskontrollen.

c) Die Variabilität der Durchmesserbestimmung in der CT-Angiographie variiert zwischen verschiedenen Untersuchern (inter-observer) kaum.

d) Ein 80-jähriger Patient mit einem 7 cm durchmessenden AAA, der den operativen Eingriff ablehnt, sollte engmaschig in 3-monatigen Abständen sonographisch kontrolliert werden.

e) Ein Patient mit einem 4 cm durchmessenden AAA sollte jährlich sonographisch kontrolliert werden.

a) **Richtig.** Die Abdomensonographie zählt zu den wichtigsten Screeninguntersuchungen und sollte bei den hausärztlichen Check-up-Untersuchungen durchgeführt werden. Hierdurch kann die AAA-assoziierte Letalität signifikant gesenkt werden. Als Empfehlung gilt eine einmalige Sonographie ab dem 65.Lebensjahr sowie altersunabhängig bei Patienten mit familiärer Vorbelastung. Bei einem Durchmesser der Aorta von < 3 cm und negativer Familienanamnese sind weitere Kontrollen nicht notwendig.

b) **Falsch.** Bei den sonographischen Durchmesserbestimmungen sollte unbedingt standardisiert vorgegangen werden, um untersucherabhängige Messwertabweichungen zu vermeiden. Nach Empfehlung der Leitlinien sollte streng senkrecht von Außenwand zu Außenwand (OTO, outer to outer) gemessen werden. Weitere Möglichkeiten streng senkrecht sind inner to inner (ITI) oder leading edge to leading edge (LELE). Letzteres bedeutet ventral vorne (Außenwand) bis dorsal vorne (Innenwand). Unbedingt vermieden werden sollte die schräge Durchmesserbestimmung, da hierdurch große Messungenauigkeiten entstehen, was insbesondere bei Verlaufskontrollen zur falschen Einschätzung der Größenprogredienz führen kann.

c) **Falsch.** Auch die Durchmesserbestimmung anhand von CT-Untersuchungen sollte standardisiert erfolgen, da eine Differenz von

2-5 mm (und mehr) beim Vergleich zwischen unterschiedlichen Untersuchern auftritt. Dies kann durch dreidimensionale Messmethoden deutlich verringert werden.

d) **Falsch.** Wenn ein Patient eine invasive Versorgung (sowohl operativ als auch endovaskulär) eines > 5,5 cm durchmessenden AAA ablehnt, dann sollte dies entsprechend dokumentiert und auch mit Angehörigen kommuniziert werden. Sonographische Kontrollen werden hinfällig, da sie ohne Konsequenz bleiben. Der Patientenwunsch sollte dann auch im Falle einer Ruptur berücksichtigt und eine notfallmäßige Einweisung ins nächstliegende Krankenhaus vermieden werden.

e) **Richtig.** Die Leitlinie der ESVS empfiehlt folgende sonographischen Kontrollintervalle:
   I. 3–3,9 cm: alle 3 Jahre
   II. 4–4,9 cm: jährlich
   III. ab 5 cm: viertel- bis halbjährlich

Frage

7. Welche Aussagen zu Iliakalaneurysmen sind zutreffend?

a) Ca. 20 % der Patienten mit einem AAA leiden auch an einem Iliakalaneurysma.
b) Die Prävalenz der Iliakalaneurysmen liegt bei < 1 %.
c) Typische Symptome von iliakalen Aneurysmen sind abdominelle Schmerzen und Harnverhalt.
d) Die Einteilung der Iliakalaneurysmen erfolgt nach Reber.
e) Die Krankenhausletalität des rupturierten Iliakalaneurysmas liegt über der des rAAA.

Antworten

a) **Falsch.** Die Mitbeteiligung der Iliakalarterien liegt bei ca. 30–50 %. Dies ist auch an der Einteilung nach Allenberg ersichtlich. Hier sind bei den Typen IIB (15 %) und IIC (30–35 %) die Iliakalarterien mitbetroffen. Iliakalaneurysmen können aber auch isoliert auftreten.
b) **Richtig.** Isolierte Iliakalaneurysmen sind sehr selten und treten mit einer Prävalenz von weniger als 1 % auf. Hierbei ist am häufigsten die A. iliaca communis (AIC) betroffen (70 %), deutlich seltener die A. iliaca interna (AII) mit 20 % und die A. iliaca externa (AIE) mit 10 %.

c) **Richtig.** Typische Symptome sind abdominelle Schmerzen, lumbosakrale Nervenirritationen sowie urogenitale Probleme wie Blasenentleerungsstörungen, Hämaturie und Infektionen der Nieren sowie ableitenden Harnwege. Die Mehrzahl der Iliakalaneurysmen wird allerdings erst im Stadium der Ruptur symptomatisch und somit verspätet diagnostiziert.

d) **Richtig.** Grundlage der Einteilung nach Reber ist die Beteiligung der einzelnen Segmente AIC, AIE und AII alleine oder in Kombination. Typ I betrifft nur die AIC, Typ II isoliert die AII, Typ III AIC und AII, beim Typ IV sind alle drei Segmente betroffen.

e) **Richtig.** Die Letalität des rupturierten Iliakalaneurysmas liegt mit 70–100 % über der des rAAA, welche bei 40–80 % liegt. Dies könnte auf die oft schwierigere und anspruchsvollere Versorgung, insbesondere des Internaaneurysmas, zurückzuführen sein. Weiterhin weisen rupturierte Iliakalaneurysmen meist einen größeren Durchmesser als rAAA auf, was ebenfalls zu technischen Herausforderungen führen kann. Zudem sind Patienten mit iliakalen Aneurysmen durchschnittlich älter als Patienten mit rAAA, womit sich das erhöhte perioperative Risiko zusätzlich erklären lässt.

Frage

---

8. Welche Aussagen zur aortobiiliakalen endovaskulären Versorgung von infrarenalen Aortenaneurysmen sind zutreffend?

a) Bei der Versorgung des infrarenalen Aortenaneurysmas mittels endovascular aortic repair (EVAR) gehört eine Beurteilung der Zugangswege zur präoperativen Planung.

b) Der Durchmesser iliakal (distale Landezone) ist für die Auswahl der Endoprothese nicht relevant.

c) Der Durchmesser im aortalen Halsbereich (proximale Landezone) sollte 30 mm nicht überschreiten.

d) Die Länge der proximalen Landezone sollte bei der unkomplizierten EVAR mindestens 15 mm betragen.

e) Der Durchmesser und die Länge der iliakalen Verlängerungen sollten präoperativ bestimmt werden.

a) **Richtig.** Bei endovaskulären Eingriffen ist grundsätzlich eine Beurteilung der Zugangswege immens wichtig, um intraoperative „Überraschungen" zu vermeiden. So kann es durchaus vorkommen, dass Stenosen der Beckenarterien übersehen werden und eine Passage mit den Prothesenmaterialien nicht möglich ist. Dies kann ein Abbrechen des operativen Eingriffes notwendig machen oder zu schwerwiegenden Komplikationen führen, z. B. zur Dissektion oder gar Ruptur der Iliakalarterien. Der minimale Durchmesser der Iliakalarterien sollte 8 mm nicht unterschreiten.

b) **Falsch.** Nicht nur die proximale, sondern auch die distale Landezone muss bestimmte morphologische Voraussetzungen erfüllen. So sollte der Durchmesser der Landezone nicht > 25 mm sein und nicht kürzer als 2 cm. Andernfalls ist das Risiko der Entstehung einer Undichtigkeit (eines Endoleaks Typ Ib) sehr groß. Die gängigen aortobiiliakalen Endoprothesen haben Verlängerungen (limbs) mit einem maximalen Durchmesser von bis zu 28 mm (z. B. Endurant II/IIs® vom Medtronic).

c) **Richtig.** Der proximale Durchmesser gängiger EVAR-Prothesen (z. B. Endurant II/IIs™ vom Medtronic) liegt zwischen 23 und 36 mm. Folglich können Aneurysmen mit einem Durchmesser im Halsbereich von bis zu 30 mm endovaskulär ohne weitere Zusatzmaßnahmen im Sinne einer Fixierung proximal (z. B. Heli-FX™ EndoAnchor™ system) versorgt werden.

d) **Richtig.** Die „Halslänge" im Bereich der proximalen Landezone sollte 15 mm nicht unterschreiten, damit sich die Prothese verankern kann. Zudem steht in der Instructions for use (IFUs) vieler Hersteller, dass der Hals gerade (nicht konisch, gerade mit einer Angulation von < 60°) und frei von Verkalkungen sowie thrombotischen Auflagerungen sein sollte.

e) **Richtig.** Durchmesser und Länge der iliakalen Verlängerungen (limbs) sollten vorher ausgemessen und bestimmt werden. Eine Auswahl an unterschiedlichen Prothesen sollte für die Versorgung bereitstehen.

   a. Gängige Längen sind 80–200 mm (z. B. Endurant II/IIs™ 82, 93, 124, 156, 199).

   b. Gängige Durchmesser distal liegen zwischen 10 und 28 mm (z. B. Endurant II/IIs™: 10, 13, 16, 20, 24, 28 mm). Der proximale Durchmesser bei den Beinen liegt bei 16 mm, damit diese sich im Bein des Hauptkörpers (14 mm) verankern.

   c. Iliakale Verlängerungen gibt es in

      i. straight (gerade, also proximal und distal gleicher Durchmesser)

ii. tapered (distal enger als proximal)
iii. flaired (distal weiter als proximal).

9. Welche Aussagen zum infrarenalen Aortenaneurysma sind zutreffend?

a) Das abdominelle Aortenaneurysma (AAA) ist in 80 % infrarenal lokalisiert.

b) Die infrarenale Aorta hat bei einem 25-jährigen Mann physiologischerweise einen größeren Durchmesser als bei einem 65-jährigen.

c) Rauchen ist der wichtigste Risikofaktor für die Entwicklung eines Aortenaneurysmas.

d) Das infrarenale Aortenaneurysma wird im Klinikalltag oft nach Allenberg klassifiziert.

e) Größter Risikofaktor für die Ruptur eines 6 cm durchmessenden Aortenaneurysmas ist das Geschlecht.

a) **Falsch.** Das AAA ist in 95 % infrarenal lokalisiert, lediglich 5 % befinden sich oberhalb der Nierenarterien (suprarenal). Nach den Daten des Aortenregisters des Deutschen Instituts für Gefäßmedizinische Gesundheitsforschung (DIGG) werden von den infrarenalen AAA etwa 10 % als juxtarenal eingestuft, was dann einen Anteil von insgesamt ca. 85 % infrarenal, 10 % juxtarenal und 5 % suprarenal ausmacht. Allerdings ist anzumerken, dass die Definition hierfür nicht einheitlich gehandhabt wird. Offiziell sollte man von juxtarenal sprechen, wenn

I. bei der **offenen Versorgung** zumindest vorübergehend die Aortenklemme oberhalb einer der beiden Nierenarterien gesetzt wird und

II. bei der **endovaskulären Versorgung** das Aneurysma bis unterhalb der Nierenarterien reicht, aber mindestens einen Scallop, Fenestration, Branch oder Chimney/Snorkel in eine Nierenarterie bzw. Viszeralarterie erforderlich macht.

Merken kann man sich unabhängig von der Handhabung von Definitionen, dass mindestens 85 % aller abdominellen Aortenaneurysmen infrarenal lokalisiert sind und weder bei der offenen noch der endovaskulären Versorgung eine Behandlung der Nierenarterien notwendig ist.

b) **Falsch.** Die infrarenale Aorta hat physiologischerweise bei einem 25-jährigen Mann einen Durchmesser von ca. 18 mm, bei einem 65-jährigen nimmt er zu auf bis zu 25 mm. Ab 30 mm spricht man von einem Aneurysma. Begründen lässt sich die physiologische Zunahme des Durchmessers durch den Mangel an Elastizität, der typischerweise mit zunehmendem Alter auftritt.

c) **Richtig.** Rauchen ist der entscheidendste Risikofaktor für die Entstehung eines Aortenaneurysmas und steht noch vor der arteriellen Hypertonie und dem Diabetes mellitus. Auch Patienten mit einer chronisch obstruktiven Lungenerkrankung (chronic obstructive pulmonary disease; COPD) leiden häufiger an Aortenaneurysmen als lungengesunde Patienten, was zum einen auf den Nikotinabusus, zum anderen auf die häufig jahrelange Einnahme von Glukokortikoiden zurückzuführen ist. Der genaue Pathomechanismus der Aortenwandschädigung durch Nikotin ist nicht vollständig geklärt, allerdings gibt wichtige Hinweise für die durch Nikotin verursachte Hemmung der Kollagen- und Elastinsynthese mit resultierender Abnahme der Resistenz und Elastizität der Aortenwand. Dies gilt auch als Erklärung für die signifikant erhöhte Rupturrate bei Rauchern.

d) **Richtig.** Die Einteilung des infrarenalen AAA nach Allenberg ist im Klinikalltag weit verbreitet und in vielen OP-Berichten aufgeführt. Man unterteilt in Typ I-III, wobei lediglich beim Typ III der Abstand proximal < 1,5 cm zu den Nierenarterien beträgt, bei den Typen I und II ist der Abstand > 1,5 cm. Beim Typ I ist der Abstand zur Aortenbifurkation > 1 cm, beim Typ II unterscheidet man in IIA: reicht bis zur Aortenbifurkation, IIB: reicht bis Mitte A.iliaca communis, IIC: reicht bis zur Iliakalbifurkation. In der Ursprungsfassung der Klassifikation galt für die Typen IIC und III eine OP-Indikation, was sich mit Zunahme der endovaskulären Möglichkeiten mittlerweile geändert hat.

e) **Richtig.** Größter unabhängiger Risikofaktor für die Ruptur eines AAA ist neben dem maximalen Durchmesser das Geschlecht: Frauen haben ein 4-fach höheres Risiko, eine Ruptur eines Aortenaneurysmas zu erleiden als Männer. Zudem wird durch Nikotinabusus das Rupturrisiko verdoppelt. Das Patientenalter hatte keinen signifikanten Einfluss auf die Rupturrate. Konsequenzen für die invasive Behandlungsindikation hat dies aktuell allerdings (noch) nicht, die Entwicklung der nächsten Leitlinien-Empfehlungen bleibt abzuwarten. Insbesondere bei Frauen sollte o.g. Umstand einer höheren Rupturrate ev. zu einer großzügigeren und frühzeitigeren Indikationsstellung zur invasiven Aneurysmaausschaltung führen. Ob dies auch bei Rauchern zu einer Änderung der OP-Indikation führen wird, ist fraglich. Hier muss berücksichtigt werden, dass zum einen die Mehrzahl der AAA-Patienten Raucher sind oder waren und zudem ein höheres perioperatives Komplikationsrisiko aufweisen (insbesondere auch durch pulmonale und kardiale Komplikationen).

Frage

10. Welche Aussagen zum thorakalen Aortenaneurysma sind zutreffend?

a) Das thorakale Aortenaneurysma (TAA) ist häufiger als das abdominelle (AAA).
b) Das thorakale Aortenaneurysma (TAA) betrifft häufiger Männer als Frauen.
c) Thorakale Aortenaneurysmen (TAA) werden aufgrund einer erhöhten perioperativen Komplikationsrate erst ab einem Durchmesser von > 6 cm operiert.
d) Die TEVAR kann durch eine A. lusoria erschwert sein.
e) Heiserkeit kann das erste Anzeichen eines thorakalen Aortenaneurysmas (TAA) sein.

Antworten

a) **Falsch.** Das TAA ist deutlich seltener als das AAA. Die jährliche Inzidenz des TAA liegt aktuell bei etwa 6 von 100.000, die des AAA bei 40 von 100.000.
b) **Falsch.** Im Vergleich zum AAA kommt das TAA häufiger bei Frauen als bei Männern vor. Zudem sind betroffene Frauen durchschnittlich 10–15 Jahre älter als Männer. Interessant ist auch, dass Frauen eine erhöhte Rupturrate haben und mehr als jeder dritte Patient mit einem rupturierten TAA weiblich ist.[1]
c) **Falsch.** Bei arteriosklerotisch bedingten TAA wird die Indikation zur invasiven Therapie ab einem Durchmesser von 5,5 cm gestellt. Dies entspricht der aktuell gängigen OP-Indikation bei AAA. Bei TAA, welche aufgrund einer Bindegewebserkrankung entstehen, hierzu gehören
  I. Marfan-Syndrom
  II. Ehlers-Danlos-Syndrom
  III. Loeys-Dietz-Syndrom

---

[1] Clouse WD, Hallett JW Jr, Schaff HV, Gayari MM, Ilstrup DM, Melton LJ 3rd. Improved prognosis of thoracic aortic aneurysms: a population-based study. JAMA. 1998 Dec 9;280(22):1926-9. https://doi.org/10.1001/jama.280.22.1926. PMID: 9851478.

wird die OP-Indikation aufgrund eines erhöhten Rupturrisikos oft bereits bei 4,5cm gestellt. Hierbei muss allerdings berücksichtigt werden, dass jüngere Patienten mit Bindegewebserkrankungen zwar ein geringeres perioperatives Mortalitätsrisiko besitzen, da bei ihnen keine kardiovaskulären Risikofaktoren vorliegen. Allerdings sollten TAA bei Bindegewebserkrankungen initial offen versorgt und erst bei Komplikationen ggf. endovaskulär revidiert werden. Ein primär endovaskuläres Vorgehen sollte vermieden werden, da die Langzeitergebnisse der TEVAR aufgrund der oft voranschreitenden und des schlecht einschätzbaren Aneurysmawachstums bei diesem besonderen Patientenklientel nicht zufriedenstellend sind.

d) **Richtig.** Ein aberranter Abgang der rechten A. subclavia aus der Aorta descendens (A. lusoria) kann die endovaskuläre Versorgung eines TAA erschweren. Eine A. lusoria als Normvariante tritt in etwa 1 % der Fälle auf, eine aneurysmatische Erweiterung wird als Kommerell-Divertikel bezeichnet.

e) **Richtig.** Das bekannteste klinische Zeichen eines TAAs sind paravertebrale Schmerzen. Aber auch Heiserkeit kann ein erstes klinische Zeichen eines TAAs sein, wenn der N. laryngeus recurrens (insbesondere der linke) involviert und komprimiert wird. Aber auch ein Stridor durch Kompression der Trachea, Dyspnoe durch eine Kompression der Lunge, eine Dysphagie durch Kompression des Ösophagus sowie die obere Einflussstauung durch Kompression der V. cava superior können klinische Zeichen eines TAAs sein.

Frage

11. Welche Aussagen zum Popliteaaneurysma sind zutreffend?

a) Etwa jeder fünfte Patient mit einem AAA hat auch ein Aneurysma der A. poplitea.

b) Mehr als die Hälfte der Patienten mit bilateralem Aneurysma der A. poplitea haben ein AAA.

c) Das Aneurysma der A. poplitea betrifft fast ausschließlich Männer.

d) Jeder zweite Patient mit einem akut thrombosierten Aneurysma der A. poplitea muss im Verlauf oberschenkelamputiert werden.

e) Das Popliteaaneurysma sollte frühzeitig elektiv versorgt werden, um eine Ruptur zu verhindern.

a) **Richtig.** Etwa 20 % der Patienten mit einem AAA haben zusätzlich auch ein Aneurysma der A. poplitea. Aus diesem Grund empfiehlt es sich, bei jedem Patienten mit einem Aortenaneurysma auch einen Ultraschall der Kniekehle durchzuführen, um hier ein Aneurysma der A. poplitea ausschließen zu können beziehungsweise nicht zu übersehen.

b) **Richtig.** Etwa 70 % der Patienten mit bilateralem Aneurysma der A. poplitea haben auch ein Aortenaneurysma. Deshalb sollte unbedingt bei der Diagnose eines Popliteaaneurysmas ein Ultraschall der Aorta durchgeführt beziehungsweise eine CTA der gesamten Aorta veranlasst werden.

c) **Richtig.** Das Popliteaaneurysma ist zwar das häufigste periphere Aneurysma, dennoch eine sehr seltene Erkrankung mit einer geschätzten Prävalenz bei > 65 Jahre alten Männern von 1 %. Frauen sind extrem selten betroffen, die Literaturberichte über das Popliteaaneurysma handeln bis auf wenige Ausnahmen von Männern. Die Gründe hierfür sind nicht geklärt.

d) **Richtig.** Das Risiko eines Extremitätenverlustes beträgt beim akut verschlossenen Popliteaaneurysma bis zu 50 %. Insbesondere bei bereits im Vorfeld erfolgter Embolisation in die Unterschenkelarterien mit hier schlechtem Abstrom sind die Erfolgschancen einer Bypass-Rekonstruktion gering. Das Popliteaaneurysma ist zwar, im Vergleich zum Aortenaneurysma, selten lebensbedrohlich, aber dennoch ein sehr ernstzunehmendes Krankheitsbild. Deshalb sollte die elektive Therapie spätestens ab einem maximalen Durchmesser von 2 cm gestellt werden. Bei nur noch einem originären Abstromgefäß am Unterschenkel empfiehlt sich die großzügige Indikationsstellung bereits ab 1,5 cm Durchmesser.

e) **Falsch.** Das Hauptrisiko eines Popliteaaneurysmas ist die periphere Embolisation sowie der akute thrombotische Verschluss. Die periphere Embolisierung verläuft oft asymptomatisch, da die Kollateralisation durch die nicht betroffenen Unterschenkelgefäße normalerweise ausreichend ist. Erst wenn diese nicht mehr ausreicht, das dritte Cruralgefäß betroffen bzw. das Aneurysma komplett thrombosiert ist, werden Patienten symptomatisch. Deshalb gilt es beim Popliteaaneurysma, die peripheren Embolisierungen zu verhindern, nicht die äußerst selten auftretende Ruptur. Die Mehrzahl der Popliteaaneurysmen werden durch eine chronische oder akute Durchblutungsstörung manifest.

Frage

12. Welche Aussagen zu venösen Aneurysmen sind zutreffend?

a) Venöse Aneurysmen sind eine sehr seltene Erkrankung.
b) Die am meisten gefürchtete Komplikation ist die Ruptur
c) Häufigste Lokalisation ist die Vena poplitea.
d) Die Patienten werden meist durch eine Schwellung in der Kniekehle symptomatisch.
e) Die konservative Therapie ist das Vorgehen der Wahl beim venösen Popliteaaneurysma.

Antworten

a) **Richtig.** Venöse Aneurysmen haben eine geschätzte Prävalenz von unter 0,1 %, die meisten wissenschaftlichen Berichte sind Fallberichte oder kleine Fallserien.
b) **Falsch.** Venöse Aneurysmen rupturieren sehr selten.
c) **Richtig.** Die meisten der insgesamt seltenen Fallberichte in der Literatur handeln vom Aneurysma der Vena poplitea.
d) **Falsch.** Die meisten Patienten werden durch eine Thrombose mit oder ohne Lungenembolie symptomatisch.
e) **Falsch.** Aufgrund der Gefahr einer Thrombose mit Lungenembolie sollte mit Diagnosestellung die operative Aneurysmaraffung, Interposition oder Patchplastik indiziert werden. Allenfalls kleine Aneurysmen sowie begleitende Multimorbidität mit hohem perioperativem Risiko rechtfertigen die konservativen Verlaufskontrollen.

Frage

13. Welche Aussagen zur Häufigkeit von Aortenaneurysmen sind korrekt?

a) Ca. 3–5 % der über 65-jährigen Männer in Deutschland leiden an einem AAA.
b) AAA sind deutlich häufiger als thorakale Aortenaneurysmen (TAA).
c) Frauen brauchen kein „Aorten-Screening", da Aneurysmen hier eine Rarität sind.
d) Bindegewebserkrankungen liegen ca. 20 % der AAA zugrunde.

e) Ca. 20 % der Patienten mit einem AAA leiden auch an einem thorakalen AA.

Antworten

a) **Richtig.** Die Prävalenz des AAA liegt bei Männern in der Altersklasse > 65 Jahre bei ca. 3–5 %, das Geschlechterverhältnis m:w beträgt etwa 6:1. Frauen sind deutlich seltener betroffen, wobei die Gründe hierfür nicht geklärt sind. Eine hormonelle Protektion durch Östrogene wird vermutet.

b) **Richtig.** Das TAA hat in der Normalbevölkerung eine Prävalenz von 0,3–0,5 % und ist somit deutlich seltener als ein AAA. Mit anderen Worten: das AAA ist zwar eine eher seltene Erkrankung, aber etwa 10mal häufiger als ein TAA. Bei Patienten mit Bindegewebserkrankungen (Marfan-, Ehlers-Danlos- sowie Loeys-Dietz-Syndrom) verhält es sich allerdings anders: diese entwickeln häufiger TAA, insbesondere im Bereich der Aorta ascendens sowie im Aortenbogen. Zudem ist das Rupturrisiko bei diesem Patientengut deutlich höher als bei atherosklerotischen Aneurysmen.

c) **Falsch.** Frauen leiden zwar 6mal seltener an einem AAA als Männer, haben allerdings ein vierfach höheres Rupturrisiko. Deshalb wird mittlerweile in den Leitlinien der Deutschen Gesellschaft für Gefäßchirurgie auch für Frauen mit Risikofaktoren

   I. Raucherin oder Ex-Raucherin,

   II. hoher Blutdruck,

   III. Gefäßerkrankungen bei Familienangehörigen ersten Grades mit Gefäßaneurysma

ein Aortenscreening ab 65 Jahren empfohlen.

d) **Falsch.** Mehr als 90 % der AAA sind auf die Arteriosklerose zurückzuführen, die restlichen 10 % werden durch Entzündungen (mykotische Aneurysmen) und Bindegewebserkrankungen (Marfan-, Ehlers-Danlos- sowie Loeys-Dietz-Syndrom) verursacht. Auch die Aortendissektion kann zu einer Wandschwäche und folglich einem dissezierenden Aneurysma führen, aber auch in diesen Fällen ist die Arteriosklerose zum größten Teil ursächlich für die Dissektion.

e) **Falsch.** Patienten, bei denen ein AAA diagnostiziert wurde, haben in ca. 10 % der Fälle zusätzlich auch ein thorakales Aneurysma. Deshalb empfiehlt es sich insbesondere bei der Erstdiagnose eines AAA, die gesamte Aorta mittels CTA darzustellen, um thorakale Aneurysmen nicht zu übersehen bzw. ausschließen zu können.

Frage

14. Welche Aussagen zur Rupturrate eines AAA sind korrekt?

a) Die Rupturrate eines AAA ist bei Rauchern größer als bei Nichtrauchern.
b) Ein > 8 cm durchmessendes asymptomatisches AAA hat ein jährliches Rupturrisiko von 10 %.
c) Rupturierte AAA kommen oft in den frühen Morgenstunden in die Notaufnahme.
d) Die Einnahme von Steroiden und Immunsuppressiva erhöht das Rupturrisiko von AAA.
e) Metformin kann das Rupturrisiko eines AAA reduzieren.

Antworten

a) **Richtig.** Nikotinabusus erhöht das Rupturrisiko eines AAA signifikant, was auf die Reduktion der Wandstabilität und schnelle Größenprogredienz zurückgeführt wird. Weitere unabhängige Risikofaktoren sind weibliches Geschlecht, arterieller Hypertonus und ein Durchmesser von > 6 cm. Zudem haben auch Patienten mit einer Bindegewebserkrankung ein erhöhtes Rupturrisiko, weshalb hier die Indikation zur operativen Versorgung individuell und frühzeitiger gestellt wird.
b) **Falsch.** Ein > 8 cm durchmessendes AAA hat ein jährliches Rupturrisiko von > 60 %. Das Rupturrisiko nimmt exponentiell mit dem Durchmesser zu und liegt bei
   I. 4–5 cm bei 1–5 %
   II. 5–6 cm bei 10 %
   III. 6–7 cm bei 20 %
   IV. 7–8 cm bei 40 %
   V. >8 cm bei > 60 %.
c) **Richtig.** Die Ruptur eines AAA ereignet sich häufig im Rahmen von Blutdruckanstiegen, die typischerweise nachts beim Gang zur Toilette auftreten. Natürlich kommen hypertensive Entgleisungen auch tagsüber in Stresssituationen vor, insbesondere bei berufstätigen Patienten. Auch die Pausierung von Blutdruckmedikamenten (geplant oder versehentlich) kann zu hypertensiven Krisen und einer erhöhten Rupturrate führen.
d) **Richtig.** Durch die Einnahme von Steroiden und Immunsuppressiva wird die Aortenwand offensichtlich geschwächt, was durch eine Störung der

Synthese von stabilem Bindegewebe erklärt wird. Folglich sollten Patienten unter chronischer Steroidmedikation (z. B. Asthmapatienten) bei vertretbarem OP-Risiko großzügig und ggf. auch frühzeitig invasiv versorgt werden. Zudem kann es durch Hustenanfälle zu einem erhöhten abdominellen Druck bzw. zu Druckspitzen kommen, was das Rupturrisiko zu erhöhen vermag.

e) **Falsch.** Metformin hat zwar allem Anschein nach einen hemmenden Effekt auf das Entstehen sowie Wachstum von abdominellen Aortenaneurysmen, aber nicht auf das Rupturrisiko. Dieser protektive Effekt von Metformin wird aktuell in zwei europäischen multizentrischen RCT untersucht:

I. in der schwedischen MAAAGI-Studie (Metformin for Abdominal Aortic Aneurysm Growth Inhibition) (offen randomisierte, kontrollierte Studie) und

II. in der in Österreich initiierten Vienna-MetAAA-Studie

Risikofaktoren für eine Ruptur sind neben dem oft im Vordergrund (und für die invasive Therapie entscheidenden) stehenden absoluten Durchmesser u. a.

1. die schnelle Zunahme des Aortendurchmessers um über 1 cm pro Jahr (bzw. > 5 mm/6 Monaten)
2. eine Einblutung in den Thrombus
3. aufgesprengte Kalkspangen in der Aneurysmawand
4. sakkuläre Ausbuchtungen der Aortenwand
5. Bindegewebserkrankungen (Marfan-Syndrom, Ehlers-Danlos-Syndrom, Loeys-Dietz-Syndrom)
6. weibliches Geschlecht
7. Einnahme von Steroiden und Immunsuppressiva
8. schlecht eingestellter arterieller Hypertonus

Frage

15. Welche Aussagen zur OP-Indikation des abdominellen Aortenaneurysmas (AAA) sind korrekt?

a) Ab einem absoluten Durchmesser von 5 cm bei Männern liegt eine OP-Indikation vor.

b) Unabhängig vom Maximaldurchmesser eines AAA besteht bei einer Größenprogredienz von 10 mm in 6 Monaten eine OP-Indikation.

c) Jedes symptomatische Aneurysma sollte invasiv ausgeschaltet werden.

d) Das Rupturrisiko eines AAA liegt ab 5,5 cm über dem perioperativen
   Mortalitäts-/Letalitätsrisiko.
e) Auch ein kreislaufinstabiler Patient mit maligner Grunderkrankung sollte
   bei rupturiertem AAA zumindest endovaskulär versorgt werden.

Antworten

a) **Falsch.** Früher galten die 5 cm als „magische" Grenze. Mittlerweile wird
   die Indikation zur invasiven Therapie allerdings später gestellt, nämlich
   erst ab 5,5 cm Maximaldurchmesser (bei kleinen schlanken Frauen ab 5
   cm). Grund hierfür sind die besseren Verläufe unter konservativer Therapie
   mittels BMT. Hierdurch kam es in den letzten Jahren zu einer Reduktion
   des Rupturrisikos.
b) **Falsch.** OP-Indikation besteht ab einer Größenprogression von 5 mm/
   6 Monaten bzw. 10 mm in 1 Jahr. Dies gilt unabhängig vom absoluten Durchmesser, weshalb regelmäßige Kontrollen wichtig sind. Wichtig
   ist allerdings, dass die Durchmesser standardisiert gemessen werden, im
   Idealfall vom gleichen Untersucher. Andernfalls können durch Messungenauigkeiten gravierende Fehlentscheidungen entstehen.
c) **Richtig.** Schmerzen, die auf das Aneurysma zurückzuführen sind (typischer Druckschmerz über der Pulsation sowie Rückenschmerzen), müssen
   zwingend zur Ausschaltung veranlassen, andernfalls ist das Rupturrisiko
   sehr groß. Letztlich sollte auch ein 3 cm durchmessendes Aneurysma
   ausgeschaltet werden, wenn es Schmerzen verursacht und somit symptomatisch ist. Im klinischen Alltag ist dies allerdings sehr selten, Schmerzen
   werden typischerweise durch ein entsprechend großes Aneurysma verursacht. Dennoch sollten „kleine" Aneurysmen mit typischer Schmerzsymptomatik ernstgenommen und bis zum Beweis des Gegenteils als
   „symptomatisch" deklariert sowie entsprechend behandelt werden.
d) **Richtig.** Das Rupturrisiko liegt bei Aneurysmen < 5 cm bei ca. 1–3 % und
   steigt dann exponentiell an. Die jährliche Rupturrate liegt größenabhängig
   bei
     I. 6 cm ca. 10 %
     II. 7 cm ca. 20 %
     III. 8 cm ca. 40 %
e) **Falsch.** Bei der Indikationsstellung zur OP sind auch der Wunsch des
   Patienten, die Grunderkrankungen und die geschätzte restliche Lebenserwartung zu berücksichtigen. Zudem gibt es nicht selten Patienten, die

bei bereits im Vorfeld bekanntem Aneurysma mit elektiv bestehender OP-Indikation einen invasiven Eingriff abgelehnt haben. Dieser im Vorfeld geäußerte Wunsch ist auch im Stadium der Ruptur bei nicht mehr kontaktfähigem Patienten zu berücksichtigen. Daher ist grundsätzlich auch die Umfelddiagnostik sowie das Gespräch mit den Angehörigen im Vorfeld zu suchen. Bei einem kreislaufinstabilen, eventuell sogar schon intubierten, Patienten mit einer maligen Grunderkrankung (z. B. Kolonkarzinom) sollte aus medizinischen sowie ethischen Gründen äußerste Zurückhaltung hinsichtlich einer operativen Versorgung geübt werden.

Frage

16. Welche Aussagen zur OP-Indikation und Verfahrenswahl beim Popliteaaneurysma (PopA) sind zutreffend?

a) Bei asymptomatischen Popliteaaneurysmen (PopA) gilt ab 2,0 cm grundsätzlich die OP-Indikation.

b) Bei einem Popliteaaneurysma (PopA) und guter Morphologie sollte primär die endovaskuläre Versorgung empfohlen werden.

c) Bei akut verschlossenen Popliteaaneurysmen (PopA) mit Extremitätenischämie Rutherford IIB und guter Morphologie empfiehlt sich die Aspirationsthrombektomie und Stentimplantation.

d) „Gute Morphologie" beim Popliteaaneurysma (PopA) liegt bei Landezonen von > 3 cm vor.

e) Der laterale und der posteriore Zugang beim Popliteaaneurysma (PopA) sind gleichwertig.

Antworten

a) **Falsch.** Die OP-Indikation wird zwar beim asymptomatischen PopA meist bei einem maximalen Durchmesser von 2 cm gestellt, kann allerdings in besonderen Fällen bereits ab 1,5 cm oder auch erst ab 3 cm gestellt werden.

  I. **ab 2,0 cm:**
    a) asymptomatisch
    b) >1 offene Unterschenkelarterie
  II. **ab 1,5 cm:**
    a) wenn das Aneurysma einen Parietalthrombus enthält und
    b) schon nachweislich (z. T. stumm) in die Unterschenkelarterien embolisiert hat und

    c) nur noch eine Unterschenkelarterie perfundiert ist

III. **ab 3 cm:**

    a) ohne Thrombus

    b) hohes perioperatives Risiko

    c) Rezidiveingriff

b) **Falsch.** Bei einem PopA mit invasiver Therapieindikation und geeigneter Morphologie kann sowohl das endovaskuläre als auch das offene Vorgehen durchgeführt werden.

I. Für das offene Vorgehen sprechen

    a) gute Narkosefähigkeit und Belastbarkeit

    b) restliche Lebenserwartung > 5 Jahren

    c) geeignete VSM

II. Für das endovaskuläre Vorgehen sprechen

    a) Kombination mit intraarterieller Thrombolyse

    b) geschätzte Lebenserwartung < 5 Jahre

    c) Multimorbidität

    d) Rezidiveingriff

    e) kein geeignetes Venenmaterial

Die primären Offenheitsraten (sprich die Offenheit ohne notwendige Korrektureingriffe) sind bei offenem Vorgehen besser als bei endovaskulärem, bei den sekundären bestehen keine signifikanten Unterschiede mehr.

c) **Falsch.** Beim akuten Verschluss eines PopA sollte unverzüglich operativ rekonstruiert werden, um den Zeitverlust bis zur Reperfusion so kurz als möglich zu halten. Zudem sollte hierbei unbedingt eine Fasziotomie durchgeführt werden, welche aufgrund der meist schlechten bzw. fehlenden Kollateralisierung in der Mehrzahl der Patienten notwendig wird. Das Risiko eines Extremitätenverlustes ist beim akut thrombosierten PopA sehr hoch und liegt bei 30–80 %.

d) **Falsch.** Beim PopA sollten die proximale und distale Landezone jeweils > 15 mm lang und frei von Aneurysmen sein. Außerdem empfiehlt es sich, den Abstrom zu begutachten, um im Bedarfsfall auf notwendige periphere Interventionen vorbereitet zu sein.

e) **Falsch.** Bei kurzen Aneurysmen im P2-Segment der A. poplitea sollte leitlinienkonform der posteriore Zugang bevorzugt werden. Wenn sich das Aneurysma allerdings bis zum Adduktorenkanal erstreckt, wird der laterale Zugang empfohlen, da hierbei die Präparation nach proximal erleichtert wird.

Frage

17. Welche Aussagen zur endovaskuläre Aortenreparatur sind korrekt?

a) Bei der „Chimney-Technik" der endovaskulären Aortenversorgung handelt es sich um eine Weiterentwicklung der „gebranchten" Versorgungsform.

b) Bei der „Chimney-Technik" (Ch-EVAR) kommt es in > 25 % zu einem Endoleak Typ Ia.

c) Bei der endovaskulären Versorgung eines suprarenalen AAA werden oft gebranchte Prothesen (bEVAR) verwendet.

d) Das Endoleak Typ Ic beschreibt eine Leckage bei fEVAR bzw. bEVAR.

e) Die langstreckige thorakale endovaskuläre Aortenreparatur (TEVAR) hat ein Paraplegierisiko von 20 %.

Antworten

a) **Falsch.** Bei der Chimney-Technik, welche 2003 erstmalig beschrieben wurde, handelt es sich um eine „Bailout"-Prozedur für para- bzw. suprarenale abdominelle Aortenaneurysmen (AAA) bzw. infrarenale AAA mit kurzem Hals. Das Prinzip der Chimney-Technik (Chimney = Schnorchel, Schornstein) ist das Einbringen von gecoverten Stents (z. B. ViaBahn® der Firma WL Gore) in die Nieren- und ggf. auch Viszeralarterien von subclavial aus mit anschließender Implantation einer EVAR wie üblich von femoral aus. Die Chimneys liegen dann wie Schnorchel neben dem Hauptkörper und halten die Perfusion renoviszeral aufrecht. Die gängige Abkürzung für dieses Verfahren ist Ch-EVAR. Es ist eine Alternative zu sogenannten gebranchten Prothesen, bei denen die Stents nicht neben dem Hauptkörper liegen, sondern durch Öffnungen (Fenestrierungen) hindurchgeführt und im Zielgefäß platziert werden. Allerdings gilt es, wie bereits erwähnt, als „Bailout"-Prozedur bei schwieriger Anatomie, nicht als eine Weiterentwicklung der gebranchten Prothesen. Bei Endoleak Typ Ia nach EVAR kommt die Chimney-Versorgung als eine Behandlungsform infrage und wurde bereits erfolgreich angewendet.

b) **Falsch.** Das Risiko für ein Endoleak Typ Ia nach Ch-EVAR liegt bei unter 10 %. Dies geht aus den Daten der PERICLES-Registerstudie hervor.[2] Unterschieden wird hier zudem in ein highflow (HF) sowie lowflow

---

[2] Donas KP, Lee JT, Lachat M, Torsello G, Veith FJ; PERICLES investigators. Collected world experience about the performance of the snorkel/chimney endovascular technique in the treatment of complex aortic pathologies: the PERICLES registry. Ann

(LF) Endoleak Typ Ia. Beim HF tritt das Kontrastmittel unmittelbar nach der Applikation aus und füllt den Aneurysmasack antegrad, bei LF erst deutlich verzögert und in der späten Phase nach Kontrastmittelapplikation. LF-Endoleaks verschließen sich nach kurzer Zeit und besitzen somit kaum klinische Relevanz, da sie konservativ behandelt werden können. HF-Endoleaks hingegen bedürfen stets und unverzüglich einer invasiven Revision.

c) **Falsch.** Beim suprarenalen AAA werden oft fenestrierte Prothesen (fEVAR) verwendet, wohingegen beim thorakoabdominellen Aortenaneurysma (TAAA) bevorzugt gebranchte (bEVAR) bevorzugt werden. Die Indikation für beide Prothesentypen ist eine unzureichende proximale Verankerungs- bzw. Landezone. Beim AAA ist der Hals zu kurz, weshalb die Verankerungszone der Prothese nach proximal ausgedehnt werden muss. Dies erfolgt durch Fenestrierungen in der Prothese, durch die Stents hindurch in die Zielgefäße implantiert werden. Hierdurch kann der Hauptkörper sich proximal des Abgangs der renoviszeralen Gefäße verankert und über die Fenestrierungen hindurch über Stents die Perfusion der im Verankerungsbereich befindlichen Gefäße aufrechterhalten werden.

Gebranchte Prothesen (bEVAR) hingegen haben anstelle von Fenestrierungen „Ärmchen" bzw. Branches, über welche vergleichbar mit dem Vorgehen bei Fenestrierungen Verlängerungsstents in die Zielgefäße implantiert werden. Branches sind immer dann nötig, wenn die Zielgefäße aus dem Aneurysma abgehen und nicht im „Halsbereich" liegen. Hiermit wird die Strecke vom Hauptkörper zum Zielgefäß überbrückt, wodurch das Risiko von Endoleaks reduziert wird.

d) **Richtig.** Endoleaks werden eingeteilt in I–IV, wobei I nochmals unterteilt wird in Ia-c:

I. Endoleak im Verankerungsbereich der Prothesenteile
   a) proximale Verankerung
   b) distale Verankerung
   c) Verankerung im Bereich der Stentverlängerungen renoviszeral
II. Rückblutende Seitenäste (meist Lumbalarterien)
III. Undichtigkeit im Überlappungsbereich der Prothesenteile (iliakale Verlängerung)
IV. Porosität der Prothese

Surg. 2015 Sep;262(3):546-53; discussion 552-3. https://doi.org/10.1097/SLA.000000000 0001405. PMID: 26258324.

Beim Endoleak Typ Ic kommt es demnach zu einer Leckage im Bereich der Verlängerung der Stents in die renoviszeralen Gefäße.

e) **Richtig.** Die TEVAR bei langstreckigen Befunden (Aneurysma, Dissektion) gilt mittlerweile aufgrund der deutlich reduzierten perioperativen Morbidität und Mortalität als Therapie der Wahl. Sie ist weniger invasiv als der offene Aortenersatz, bei dem nicht selten neben der Thorako- und Sternotomie die Verwendung einer Herz-Lungen-Maschine notwendig ist. Dennoch hat auch das endovaskuläre Vorgehen spezielle Risiken, zu denen die Paraplegie gehört. Dieses nimmt mit zunehmender Länge des versorgten Aortenanteils zu und beträgt bei langstreckiger TEVAR bis zu 20 %. Dies sollte bei der Prothesenwahl bedacht und berücksichtigt werden. Ein Überstenten der Adamkiewicz-Arterie (A. radicularis magna) sollte verhindert werden, da es sich hierbei um die hauptversorgende Arterie des Rückenmarks handelt. Ihr Abgang aus der thorakalen Aorta ist allerdings sehr variabel und eine präoperative Darstellung selten möglich.

Frage

18. Welche Aussagen zum Marfan-Syndrom sind zutreffend?

a) Ein AAA bei Marfan-Patienten sollte bevorzugt endovaskulär versorgt werden.

b) β-Blocker sind bei Patienten mit Marfan-Syndrom und Aortenaneurysmen kontraindiziert.

c) Statine sind bei Marfan-Patienten mit Aortenaneurysma nicht indiziert.

d) Das Marfan-Syndrom ist die häufigste der drei mit Aortenaneurysmen einhergehenden Bindegewebserkrankungen.

e) Die Lebenserwartung von Marfan-Patienten ohne Therapie liegt bei ca. 30 Jahren.

Antworten

a) **Falsch.** Aneurysmata bei Bindegewebserkrankungen wie dem Marfan-, aber auch dem Loeys-Dietz- und dem Ehler-Danlos-Syndrom, sollten leitlinienkonform beim Ersteingriff bevorzugt offen-chirurgisch versorgt werden. Bei Rezidiveingriffen wird das endovaskuläre Verfahren präferiert. Nach aktuellen Kenntnissen sind die Langzeitergebnisse des offenchirurgischen Verfahrens dem endovaskulären überlegen, weshalb insbesondere jüngere Patienten vom offenen Aortenersatz profitieren. Da Patienten mit behandlungsbedürftigen Aneurysmata aufgrund einer angeborenen Bindegewebserkrankung meist deutlich jünger sind als Aneurysma-Patienten mit Arteriosklerose, wird das Verfahren mit den besseren und zuverlässigeren Langzeitergebnissen bevorzugt.

b) **Falsch.** Im Gegenteil, Marfan-Patienten sollten eine Therapie mit β-Blockern erhalten, um die Druckbelastung der Aorta zu reduzieren. Dies wird durch die negative Ino-, Dromo- und Chronotropie der β-Blocker erreicht.

c) **Falsch.** Auch bei Patienten mit Bindegewebserkrankungen konnte durch die Gabe von Statinen (Pravastatin) die Größenprogredienz aortaler Aneurysmen signifikant verlangsamt werden. Der genaue Mechanismus ist allerdings nicht geklärt.

d) **Richtig.** Die drei bekanntesten, aber dennoch für sich genommen sehr seltenen, mit Aortenaneurysmen einhergehenden Bindegewebserkrankungen sind das Marfan-, Ehler-Danlos- sowie Loeys-Dietz-Syndrom. Die Prävalenz des Marfan-Syndroms liegt bei ca. 1:10.000, die des Loeys-Dietz- und Ehler-Danlos-Syndroms bei 1:100.000 bis 1:1.000.000. Dennoch dürfen genetisch bedingte Aortopathien nicht unterschätzt werden.

e) **Richtig.** Ohne Therapie liegt die durchschnittliche Lebenserwartung von Marfan-Patienten bei lediglich 30 Jahren. Häufigste Todesursachen sind Herz-Kreislauf-Erkrankungen, insbesondere Aortenpathologien und tödliche Rupturen. Bei frühzeitiger Therapie mit antihypertensiver Medikation (β-Blocker, AT-I-Antagonisten oder ACE-Hemmer) und operativer Ausschaltung aortaler (meist thorakaler) Aneurysmata liegt die Lebenserwartung bei > 60 Jahren.

Frage

19. Welche Aussagen zum Ehlers-Danlos-Syndrom (EDS) sind korrekt?

a) Das Charakteristische beim Ehlers-Danlos-Syndrom (EDS) ist die Überdehnbarkeit der Haut.

b) Das Ehlers-Danlos-Syndrom (EDS) wird in mehrere Subtypen unterteilt, u. a. in einen vaskulären Typ.

c) Die Lebenserwartung von Patienten mit Ehlers-Danlos-Syndrom (EDS) vom vaskulären Typ ist bei frühzeitiger Ausschaltung von aortalen Aneurysmen nicht eingeschränkt.

d) Bei jungen Patienten mit einer Dissektion oder Ruptur peripherer Arterien nach einem Bagatelltrauma, z. B. iliakal oder femoral, kann ein EDS zugrunde liegen.

e) Die Leitlinien der ESC und ESVS geben klare Empfehlungen für die Indikationsstellung zur Ausschaltung aortaler Aneurysmen beim Ehlers-Danlos-Syndrom (EDS).

Antworten

a) **Richtig.** Beim EDS kommt es typischerweise zu einer Überdehnbarkeit der Haut, die auf eine Kollagenbildungsstörung zurückzuführen ist. Dies ist das auffälligste Kennzeichen der Erkrankung, woran Patienten auch ohne große Zusatzuntersuchungen typischerweise erkannt werden können. Weitere Merkmale sind eine Überstreckbarkeit von Gelenken, was besonders auffällig und augenscheinlich im Bereich der Finger- und Zehengelenke ist.

b) **Richtig.** Beim EDS gibt es mehrere Subtypen, u. a. den klassischen Typ, einen vaskulären, hypermobilen etc. Der vaskuläre Typ wird autosomal-dominant vererbt und geht neben der klassischen Überdehnbarkeit der Haut mit einer ausgeprägten Neigung zu Hämatomen und Blutungskomplikationen einher. Neben der Neigung zur Entwicklung von Aortenaneurysmen haben diese Patienten auch überdurchschnittlich oft Aneurysmen anderer Gefäße (z. B. von Viszeralarterien) und leiden an einer Varikosis.

c) **Falsch.** Patienten mit einem EDS haben eine eingeschränkte Lebenserwartung von ca. 50 Jahren. Häufige Todesursachen sind neben der Ruptur aortaler Aneurysmen auch eine Uterusruptur, Ruptur viszeraler Aneurysmen oder von intestinalen Strukturen. Auch operative Eingriffe gehen bei diesen Patienten mit einem erhöhten Komplikationsrisiko, insbesondere Blutungsrisiko, einher. Deshalb sollte zwar einerseits die Indikationsstellung zur Ausschaltung jeglicher Aneurysmen großzügig erfolgen, hierbei allerdings auch das erhöhte perioperative Komplikationsrisiko berücksichtigt werden.

d) **Richtig.** Für eine traumatische Dissektion oder Ruptur „gesunder" Gefäße muss sich in aller Regel ein entsprechend ausgeprägtes Trauma ereignet und auf die Arterienwand eingewirkt haben. Dies kann z. B. bei

Trümmerfrakturen oder massiven Gelenkluxationen der Fall sein. Dissektionen nach Bagatelltraumen sind verdächtig für eine Vorläsion und/oder Bindegewebserkrankungen, welche ausgeschlossen werden sollten.

e) **Falsch.** Es gibt keine klare Empfehlung zum maximalen Durchmesser und der Wachstumsgeschwindigkeit aortaler Aneurysmen beim EDS. Oft wird sich an den Empfehlungen zur Versorgung von Aneurysmata beim Marfan-Syndrom orientiert. Hierbei ist allerdings bei der elektiven Versorgung das deutlich erhöhte perioperative Blutungsrisiko von Patienten mit einem vaskulären EDS (Typ IV) zu berücksichtigen. Außerdem fällt die operative Versorgung von EDS-Patienten mit Aortenaneurysmen oft in das Fachgebiet der Herzchirurgie, da meistens Aneurysmen der Aorta ascendens und seltener descendens auftreten. Aneurysmen der thorakoabdominellen Aorta stellen die Ausnahme dar. Die elektive Versorgung eines AAA sollte beim EDS-Patienten aber spätestens ab einem maximalen Durchmesser von 5,5 cm (also äquivalent zum arteriosklerotisch bedingten Aneurysma) gestellt werden. Eine klare Empfehlung in den Leitlinien der ESVS hinsichtlich der Behandlung von EDS-Patienten mit Aortenaneurysmen gibt es hinsichtlich der konservativen Therapie, nämlich der medikamentösen Blutdruckeinstellung mit β-Blockern.

Frage

20. Welche Aussagen zum Loeys-Dietz-Syndrom sind korrekt?

a) Aortendissektionen sind eine typische Komplikation des Loeys-Dietz-Syndroms (LDS).

b) Besonderes Kennzeichen von Patienten mit Loeys-Dietz Syndrom (LDS) ist ein gespaltenes Gaumenzäpfchen.

c) Das Loeys-Dietz-Syndrom (LDS) hat eine Prävalenz von 1:100.000.

d) Aneurysmen treten beim Loeys-Dietz-Syndrom (LDS) bevorzugt im Bereich der abdominellen Aorta auf.

e) Die Indikation zur invasiven Ausschaltung eines thorakalen Aortenaneurysmas besteht bei Patienten mit einem Loeys-Dietz-Syndrom ab 3 cm.

a) **Richtig.** Das LDS geht typischerweise mit Erkrankungen in der thorakalen, insbesondere herznahen Aorta einher. Es kommt hierbei bevorzugt zu Dissektionen und Aneurysmen, die in Einzelfällen sogar schon bei Kindern beschrieben wurden. Es handelt sich um eine potenziell lebensbedrohliche Erkrankung, die frühzeitig herz- und gefäßchirurgisch versorgt werden muss.

b) **Richtig.** Das Loeys-Dietz-Syndrom gehört neben dem Ehlers-Danlos- sowie dem Marfan-Syndrom zu den angeborenen Bindegewebserkrankungen, welche mit einem erhöhten Risiko der Ausbildung von Aneurysmen aortal, aber auch peripher, einhergehen. Die sogenannte Uvula bifida ist ein Charakteristikum von Patienten mit Loeys-Dietz-Syndrom. Es handelt sich hierbei um eine Längsspaltung des Gaumenzäpfchens, was die leichteste Form der Lippen-Kiefer-Gaumenspalte darstellt. Weitere klinische Zeichen sind kraniofaziale Abnormitäten, ein Hypertelorismus (vergrößerter Augenabstand) sowie die Überstreckbarkeit von Gelenken.

c) **Falsch.** Das LDS hat eine Prävalenz von 1:1.000.000, in der Literatur gibt es weniger als 100 Fallberichte weltweit. Der Erbgang ist wie beim Marfan- und Ehlers-Danlos-Syndrom autosomal-dominant, was bei Bindegewebserkrankungen häufig der Fall ist.

d) **Falsch.** Beim LDS entstehen aortale Erkrankungen (Dissektion und Aneurysma) bevorzugt im thorakalen, selten im abdominellen Abschnitt oder peripheren Bereich.

e) **Falsch.** Die OP-Indikation zur Ausschaltung von Aortenaneurysmen, die bei Patienten mit Bindegewebserkrankungen auftreten, wird zwar früher gestellt als beim arteriosklerotisch bedingten Aneurysma, allerdings nicht bereits ab 3 cm. Ein klappentragender Ersatz eines Aneurysmas der Aorta ascendens wird ab einem Durchmesser von 4,5 cm empfohlen, ein Ersatz des Aortenbogens bzw. des Aorta descendens ab 4 cm.

21. Welche Aussagen zu laufenden Studien zu Aortenaneurysmen sind zutreffend?

a) Die CAESAR-Studie widmet sich der Frage, ob die EVAR bei kleinen Aneurysmen besser ist als die konservative Therapie.

b) In der ENCHANT-Studie werden die Sicherheit und der Erfolg nach TEVAR bei Aortenbogenaneurysmen untersucht.

c) In der EXCeL-Studie wird die Excluder-Prothese der Firma WL Gore bei schwieriger Anatomie untersucht.

d) In der LIMIT-Studie werden die Grenzen der endovaskulären Versorgung von AAAs untersucht.

e) In der ADVANCE-Studie werden die Stentprothesen der Firma WL Gore (Excluder®) und der Firma Medtronic (Endurant®) miteinander verglichen.

Antworten

a) **Richtig.** Bei der CAESAR-Studie (Comparison of Surveillance Versus Aortic Endografting for small aneurysm repair) handelt es sich um eine multizentrische RCT, in der kleine Aneurysmen mit einem Durchmesser von 4,0–5,4 cm und einer Größenprogredienz von < 1 cm/Jahr entweder sonographisch überwacht oder endovaskulär versorgt werden. 20 Zentren sind beteiligt, eingeschlossen wurden 360 Patienten (182 vs. 178). Nach 4 Jahren Follow-up ergab sich kein signifikanter Unterschied in der Überlebensrate zwischen der konservativ und operativ (endovaskulär) behandelten Gruppe, sodass die Empfehlung zur endovaskulären Versorgung weiterhin unverändert bei einem maximalen Durchmesser 5,5 cm bzw. einer Größenprogredienz von > 1 cm/Jahr liegt. Die geringere perioperative Morbiditäts- und Mortalitätsrate hat hieran nichts verändert.

b) **Falsch.** Bei der ENCHANT-Studie (**E**ndurant **CH**ev**A**r **N**ew Indication **T**rial) werden Sicherheit und Erfolg der endovaskulären Versorgung von juxtarenalen abdominellen Aortenaneurysmen (AAA) in Chimney-Technik untersucht. Es handelt sich um eine multizentrische Studie in Europa, der Sowjetunion und Großbritannien mit geplantem Einschluss von 150 Patienten. Es gibt keine Kontrollgruppe, Fragestellung ist dennoch u. a. die Vergleichbarkeit mit gebranchten bzw. fenestrierten Prothesen. Vorteile der Chimney-Technik sind u. a. die einfachere Verfügbarkeit dieser Prothesen, da eine Maßanfertigung nicht notwendig ist. Kritisiert wird allerdings die Sicherheit dieser Technik, da hierbei stets ein Zugang von supraaortal notwendig ist. Zudem steht die Frage nach Endoleaks Typ I im Fokus des Interesses.

c) **Richtig.** Bei der EXCeL-Studie handelt es sich um eine multizentrische Studie in Europa und Großbritannien, die sich zum Ziel gesetzt hat, die Anwendbarkeit und Ergebnisse der GORE® EXCLUDER® Conformable

AAA Endoprothese genauer zu untersuchen und zu dokumentieren. Insbesondere die Anwendung bei schwieriger Anatomie soll im Fokus des Interesses stehen. Hierunter wird die Anwendung im Grenzbereich bzw. außerhalb der IFUs (instructions for use) verstanden. Insbesondere die Halskonfiguration ist von Interesse, wobei folgende Empfehlungen gelten:

I. Länge des Halses > 10 mm bei infrarenaler Angulation < 60° und

II. Länge des Halses > 15 mm bei infrarenaler Angulation < 90°.

d) **Falsch.** Bei der LIMIT-Studie (LIMItIng AAA With meTformin) handelt es sich um eine multizentrische Studie, in der der Einfluss einer Metformin-Medikation auf das Wachstum von abdominellen Aortenaneurysmen untersucht wird. In kleineren Studien wurden bereits erste Hinweise geliefert, dass Metformin das Wachstum und die Größenprogredienz von AAA hemmt, wobei der genaue Mechanismus nicht geklärt ist. Die Initiierung der LIMIT-Studie erfolgte mit der Zielsetzung, in randomisiertem Design den Einfluss zu untersuchen. Die Metformin-Dosierung liegt bei initial 500 mg/d, welche bei guter Verträglichkeit auf 1000 mg 2 × täglich gesteigert und mit der Placebogabe verglichen wird. Eingeschlossen werden sollen knapp 500 Patienten, Einschlusskriterien sind u. a. Alter > 55, keine Diabeteserkrankung bzw. Medikation sowie ein Durchmesser der Aorta von > 35 mm bis < 50 mm. Geplantes Follow-up ist zunächst 2 Jahre; dokumentiert werden die Durchmesser mittels CT-Untersuchungen.

e) **Richtig.** Bei der ADVANCE-Studie handelt es sich um eine randomisierte multizentrische Studie, in der die Anwendbarkeit und der Erfolg der Endurant II/IIs®-Prothese mit der Excluder®-Endoprothese beim infrarenalen AAA verglichen werden. Eingeschlossen werden sollen 500 Patienten, das Follow-up ist mit 5 Jahren angesetzt. Teilnehmen können Kliniken in Europa, Japan und den Vereinigten Staaten, gesponsert wird die Studie von Medtronic.

Frage

22. Welche Aussagen zu größeren abgeschlossenen Aneurysma-Studien sind zutreffend?

a) Eine wichtige Fragestellung von Studien zu Aortenaneurysmen ist der Vergleich zwischen offener und endovaskulärer Versorgung.

b) In der POPART-Studie handelt es sich um eine RCT zum Vergleich offene versus endovaskuläre Versorgung des Popliteaaneurysmas.

c) In der PiERO-Studie wurde der perkutane Leistenzugang mit dem offenen (Cut down) bei der EVAR verglichen.

d) Es gibt eine große multizentrische RCT, welche die offene mit der endovaskulären Versorgung von Viszeralarterienaneurysmen vergleicht.

e) Aufgrund der Dringlichkeit der Behandlung gibt es bisher keine Studie, welche die offene mit der endovaskulären Versorgung bei rAAA vergleicht.

Antworten

a) **Richtig.** Viele Studien zu Aortenaneurysmen beschäftigen sich mit dem Vergleich zwischen offener und endovaskulärer Versorgung. Vier oft zitierte multizentrische RCT sind hier zu nennen:

   I. EVAR (endovascular versus open repair of abdominal aortic aneurysm)

   II. DREAM (Dutch Randomised Endovascular Aneurysm Management)

   III. OVER (Open Versus Endovascular Repair)

   IV. ACE (Anévrysme de l'aorte abdominale Chirurgie versus Endoprothèse)

   Verglichen wurden die perioperative Komplikationsrate (30-Tage-Mortalität) sowie die Follow-up-Ergebnisse (Re-Interventionsrate). Erwartungsgemäß war nach der offenen Versorgung die 30-Tage-Mortalität höher (1–5 %) als nach der endovaskulären Versorgung (circa 1 %), wohingegen die Re-Interventionsrate mit 5–10 % bei der endovaskulären Versorgung höher war als bei der offenen Therapie (2–5 %). Lediglich in der ACE-Studie war die 30-Tage-Mortalität bei der offenen Versorgung mit 1 % geringer als bei der endovaskulären mit 1–2 %.

b) **Falsch.** Bei der POPART-Studie handelt es sich um eine Registerstudie zur Versorgungssituation und den Versorgungsergebnissen des Popliteaaneurysmas in Deutschland. Eine RCT ist aufgrund der Seltenheit des Krankheitsbildes bisher nicht durchgeführt worden. In der POPART-Studie war erwartungsgemäß die stationäre Verweildauer mit 5–7 Tagen nach EVAR deutlich kürzer als nach der offenen Versorgung (OR) (10 Tage). Die primären Offenheitsraten nach 1 und 2 Jahren waren nach OR besser (85 % und 45 %) als nach EVAR (75 % und 30 %). Auch die primäre Offenheitsrate nach 12 Monaten war beim Veneninterponat signifikant besser (90 %) als beim alloplastischen Ersatz (70 %).

c) **Richtig.** In der PiERO-Studie (percutaneous versus open access in endovascular aneurysm repair) wurde multizentrisch randomisiert der perkutane mit dem offenen Leistenzugang bei der EVAR-Prozedur miteinander verglichen. Hierbei kam es zu einer signifikanten Reduktion der postoperativen

Schmerzsymptomatik nach perkutanem Zugang; ein signifikanter Unterschied in der Wundheilung bzw. dem Risiko von Wundinfekten bestand allerdings nicht.

d) **Falsch.** Aufgrund der Seltenheit von Viszeralarterienaneurysmen mit einer Prävalenz von ca. 0,1 % wurde bisher keine RCT initiiert oder durchgeführt. In mehreren klinischen Single-Center-Studien wurden die Ergebnisse nach Versorgung viszeraler Aneurysmen untersucht, allerdings mit retrospektivem Studiendesign. Gegenstand der Fragestellungen waren u. a. die Ergebnisse nach offener sowie endovaskulärer Versorgung, insbesondere auch im Hinblick auf unterschiedliche Techniken und Materialien.

e) **Falsch.** Es gibt eine multizentrische RCT, welche EVAR und OR bei rAAA miteinander verglichen hat. Es handelt sich um die sogenannte IMPROVE-Studie (Immediate Management Of Patients with Rupture: Open Versus Endovascular). Hier wurden in 29 Zentren (Großbritannien) immerhin > 600 Patienten mit einem rAAA eingeschlossen und bei geeigneter Morphologie entweder offen (n = 297) oder endovaskulär (n = 316) versorgt. Die 30-Tage-Mortalität war bei beiden Verfahren knapp 40 %, die Kosten waren ebenfalls vergleichbar. Nach endovaskulärer Therapie konnten signifikant mehr Patienten (94 %) nach Hause entlassen werden als nach der offenen Versorgung (70 %). Zudem ergab sich nach einem Follow-up von 3 Jahren eine signifikant bessere Lebensqualität der endovaskulär versorgten Patientengruppe.

Hämodialyseshunts

7

1. Welche Aussagen zu den NKF-KDOQI-Richtlinien (National Kidney Foundation-Kidney Disease Outcomes Quality Initiative) sind korrekt?

a) Vor Anlage eines Ciminoshunts sollte kein zu großer Flüssigkeitsentzug bei der Hämodialyse erfolgen.

b) Es sollten maximal 10 % der Patienten mit terminaler Niereninsuffizienz dauerhaft über einen Vorhofkatheter dialysiert werden.

c) Ein nicht-getunnelter CVC (Shaldonkatheter) sollte nach Empfehlung der NKF-KDOQI maximal 4 Wochen belassen werden.

d) Nach Empfehlungen der NKF-KDOQI sollten terminal-niereninsuffiziente Patienten, die innerhalb von 90 Tagen eine Lebendspende erhalten werden, dennoch einen autologen Shunt erhalten.

e) Der Wechsel eines CVC in Seldinger-Technik sollte zur Infektprophylaxe nach Leitlinienempfehlung der NKF-KDOQI vermieden werden.

Antworten

a) **Richtig.** Durch einen zu aggressiven Entzug von Flüssigkeit ist erfahrungsgemäß das Risiko perioperativer Blutdruckabfälle groß, wodurch es zu einer akuten Thrombosierung der Shuntvene im frisch angelegten Anastomosenbereich kommen kann. Dies kann insbesondere bei peripheren Shunts (wozu der Ciminoshunt gehört) mit dünnlumigen Gefäßen ursächlich für einen Sofortverschluss sein.

© Der/die Autor(en), exklusiv lizenziert an Springer-Verlag GmbH, DE, ein Teil von Springer Nature 2023
S. Regus, *Gefäßchirurgie Fragen und Antworten*,
https://doi.org/10.1007/978-3-662-67231-0_7

b) **Richtig.** Nach aktuellen Leitlinienempfehlungen sollten maximal 10 % der Hämodialyse-Patienten dauerhaft mit einem Vorhofkatheter dialysiert werden. Aktuell werden > 90 % der akut niereninsuffizienten und immerhin ca. 60–80 % der Patienten mit chronischer Niereninsuffizienz initial über einen Demerskatheter dialysiert. Durch eine Verbesserung der Zugangsplanung sowie der interdisziplinären Zusammenarbeit zwischen Nephrologen und Gefäßchirurgen sollte eine deutliche Reduktion der Katheteranlagen angestrebt werden. Größtes Potential der Einsparung von Katheteranlagen besteht in der rechtzeitigen Anlage arteriovenöser Fisteln, um die Reifephase in den präterminalen Abschnitt zu legen und eine Katheteranlage überflüssig zu machen.

c) **Falsch.** Nach Empfehlungen der NKF-KDOQI (Expertenmeinung) sollte ein nicht-getunnelter CVC maximal 2 Wochen in situ belassen werden. Andernfalls steigt das Infektrisiko stark an und gefährdet die häufig von Grund auf schon immunsupprimierten multimorbiden Patienten zusätzlich. Daher wird ein frühzeitiger Wechsel auf einen getunnelten Katheter empfohlen. Wenn ein Ende der Dialysepflicht nicht absehbar ist, muss zudem oberste Priorität auf die frühzeitige Anlage eines Dialyseshunts (im Idealfall autolog) gelegt werden.

d) **Falsch.** Die Leitlinien der NKF-KDOQI sehen hier eine Indikation für die Anlage eines Vorhofkatheters, um die Wartezeit bis zur erfolgten Transplantation zu überbrücken. Weitere Indikationen für eine kurzfristige Katheterdialyse bestehen laut Expertenmeinung bei

I. noch nicht nutzbarem, aber bereits angelegtem Dialyseshunt
   – Reifezeit noch nicht abgeschlossen
   – erhebliche Weichteilschwellung
   – Hämatom (postoperativ oder nach frustranem Punktionsversuch)
   – Infekt (drohend oder manifest, insbesondere beim Kunststoff-Shunt)
II. drohender oder akuter Abstoßung eines Nierentransplantats
III. vorübergehend nicht nutzbarem Peritonealkatheter

e) **Falsch.** Es gibt keine eindeutige Evidenz, dass der Wechsel eines liegenden CVC in Seldinger-Technik mit einem erhöhten Infektrisiko einhergeht. Diese Situation ergibt sich häufig beim Wechsel eines ungetunnelten in einen getunnelten CVC. Ein erhöhtes Infektrisiko hat sich nach dem „Umseldingern" nicht gezeigt. Bei geröteter Katheteraustrittsstelle oder Infekt des Weichteilgewebes sollte allerdings auf das „Umseldingern" verzichtet und der getunnelte CVC auf der Gegenseite implantiert werden. Der infektverdächtige ungetunnelte Katheter wird im Idealfall vor Implantation des neuen Katheters entfernt, soweit dies von der Terminierung der Dialysebehandlung organisierbar ist.

2. Welche Aussagen zu Vorhofkathetern sind korrekt?

a) Zur Akutdialyse wird häufig ein Shaldonkatheter über die Vena subclavia (VS) angelegt.

b) Zur Überbrückung der Reifezeit eines Hämodialyseshunts kann der Patient mit einem funktionsfähigen Shaldonkatheter aus der stationären Behandlung entlassen und ambulant weitergeführt werden.

c) Der Unterschied zwischen Vorhofkathetern und zentralen Venenkatheter ist lediglich der Durchmesser.

d) Ein funktionsfähiger Demerskatheter sollte auch bei gut funktionierendem Hämodialyseshunt solange als möglich in situ bleiben, um im Falle eines Shuntverschlusses sofort einen Zugang zu haben.

e) In Deutschland werden die Erstdialysen bei terminaler Niereninsuffizienz bei 50 % der Patienten über einen Vorhofkatheter und 50 % über native AV-Fistel durchgeführt.

a) **Falsch.** Ein Shaldonkatheter wird allenfalls zur kurzfristigen Hämodialyse, meist auf der Intensivstation durch Intensivmediziner, angelegt. Es handelt sich um einen dicklumigen Polyurethan- oder Silikonkatheter, der perkutan in Seldinger-Technik und ungetunnelt bevorzugt über die Vena jugularis interna (VJI) eingebracht wird. Die Spitze kommt vor dem rechten Vorhof zu liegen, was röntgenologisch kontrolliert wird. Die rechte VJI wird, wenn sie ein ausreichendes Lumen aufweist und offen ist, der linken gegenüber bevorzugt. Grund hierfür ist die kürzere Strecke zum Herzen. Die VS wird nur in Ausnahmefällen verwendet, da das Risiko eines Pneumothorax erhöht ist. Zudem sollte ein Verschluss der VS vermieden werden, da hierdurch die Voraussetzungen für die erfolgreiche Anlage eines Hämodialyseshunts am ipsilateralen Arm verschlechtert werden würden.

b) **Falsch.** Die Entlassung mit einem Shaldonkatheter ist kontraindiziert, da dieser nicht fixiert ist und deshalb leicht dislozieren kann. Hierdurch

könnten schwere Blutungskomplikationen entstehen. Zudem hat der Shaldonkatheter keine Muffe und das Infektrisiko ist deutlich erhöht. Die ambu-
lante Katheterdialyse zur Überbrückung der Reifephase eines Dialyseshunt
erfolgt aus diesem Grund normalerweise über einen Demerskatheter, welcher ebenfalls aus Polyurethan oder Silikon besteht und über die VJI
implantiert wird. Verfügbar ist er als Ein-, Zwei- und Dreilumenkatheter,
der zudem noch eine sogenannte Dacronmuffe aufweist. Der Demerskatheter wird perkutan infraclaviculär ausgeleitet und die Muffe wird kurz
vor der Ausleitungsstelle im Subkutangewebe platziert. Die Muffe dient
als Infektionsschutz, da sie Bakterien das Vorwandern erschwert bzw.
unmöglich macht. Desweiteren kommt es nach dem Einwachsen der Muffe
seltener zu Dislokationen des Katheters.

c) **Falsch.** Vorhofkatheter (Shaldon und Demers), welche in erster Linie
für die Hämodialysetherapie implantiert werden, haben zwar ein größeres
Lumen als zentrale Venenkatheter (ZVK). Dies ist dadurch begründet, dass
ZVKs primär zur Infusionstherapie verwendet werden und das Flussvolumen weniger wichtig ist. Der Durchmesser des klassischen Vorhofkatheters
ist 15 French (5 mm), wodurch Flussraten von 300–500 ml/min möglich
sind. Weitere wichtige Unterschiede sind, dass der Demerskatheter meist 2
(oder sogar 3) Lumen besitzt so wie eine speziell konfigurierte Spitze aufweist. Bei einlumigen Kathetern ist diese fischmaulförmig geformt, damit
dieses sich nicht am Gefäß ansaugt und zu einer Katheterdysfunktion führt.
Bei Doppellumenkathetern sind der arterielle und venöse Schenkel auf
eine Strecke von mehreren Zentimetern im Spitzenbereich getrennt, hier
spricht man von „gesplittet". Beispiel ist der HemoSplit®-Katheter der
Firma Bard.

d) **Falsch.** Die Anlage eines Demerskatheters sollte streng indiziert werden,
da die Rate an schweren Komplikationen (Dysfunktion, Infekt, Thrombose der zentralen Venen) nicht selten und durchaus ernstzunehmen ist.
Die Rate an Komplikationen bei Vorhofkathetern ist 3–4× größer als bei
nativen AV-Fisteln als Dialysezugang. Deshalb empfiehlt die NKF-KDOQI
(National kidney foundation-Kidney Disease Outcomes Quality Initiative),
dass maximal 10 % der Dialysepatienten länger als 3 Monate über einen
Vorhofkatheter dialysiert werden sollten.

e) **Falsch.** In Deutschland können 80 % der Patienten mit terminaler Niereninsuffizienz über eine native Fistel dialysiert werden, lediglich 20 %
benötigen einen Vorhofkatheter. Häufigster Grund für den Vorhofkatheter ist die zu spät terminierte Anlage der AV-Fistel und die noch nicht
abgeschlossene Reifephase. Seltener ist die plötzliche und unerwartete

Terminalisierung einer zuvor kompensierten Niereninsuffizienz. Mit 80 % ausgereiften AV-Fisteln ist Deutschland in Europa führend, was ein Qualitätsmerkmal einer guten interdisziplinären Zusammenarbeit und Planung ist. In den USA werden lediglich 20 % der Erstdialysen über einen Shunt durchgeführt, 80 % über einen Vorhofkatheter. Bei den Shunts handelt es sich zudem in > 50 % um Kunststoffshunts, was wiederum viele Nachteile mit sich bringt.

Frage

3. Welche Aussagen zum Ciminoshunt sind richtig?

a) Der sogenannte Ciminoshunt wurde 1966 von Michael Brescia, James Cimino und Kenneth Appel vorgestellt.

b) Vor der Einführung des Ciminoshunts gab es nur die Möglichkeit, über einen Vorhofkatheter (Shaldon) zu dialysieren.

c) Der Ciminoshunt ist eine einfache, kleine Operation, die bevorzugt als Ausbildungseingriff am Anfang der Weiterbildungszeit assistiert werden sollte.

d) Die Sofort- und Frühverschlussrate des Ciminoshunts ist sehr gering und liegt bei ca. 3–5 %.

e) Die Anastomose beim Ciminoshunt sollte mit resorbierbarem Nahtmaterial durchgeführt werden.

Antworten

a) **Richtig.** Die drei Autoren stellten den ersten autologen internen Hämodialyseshunt im New England Journal of Medicine (NEJM) vor und revolutionierten damit die Hämodialysetherapie chronisch niereninsuffizienter Patienten. Es handelt sich hierbei um eine arteriovenöse Anastomose zwischen der V. cephalica und der A. radialis auf Höhe des Handgelenks.

b) **Falsch.** Vor Einführung der autologen arteriovenösen Fistel (AVF) wurde primär über externe Glas- (seit 1924) oder Teflonkanülen (Scribnershunt, seit 1960) dialysiert, was zeitlich begrenzt war. Die Kanülen wurden in geeignete Venen und Arterien einlegt und auf der Hautoberfläche fixiert. Die Haltbarkeit betrug nur wenige Wochen und die Zugangsgefäße waren danach nicht mehr nutzbar. Wenn alle verfügbaren Gefäße aufgebraucht waren, musste die Therapie beendet werden und der Patient verstarb.

c) **Falsch.** Der Ciminoshunt ist zwar ein relativ kurzer Eingriff (30–60 min), aber durchaus anspruchsvoll. Zudem muss man beachten, dass betroffene Patienten auf die zuverlässige und zügige Funktionsfähigkeit dieses Gefäßzugangs angewiesen sind. Er sichert ihr Überleben.

d) **Falsch.** Sie beträgt ca. 30–50 %, was auch die größte Kritik an diesem Zugang ist. Erklärbar ist dies durch die kleinen Durchmesser der Gefäße sowie den hieraus resultierenden geringeren Blutfluss. Dennoch sollte insbesondere bei jungen Menschen unbedingt so distal wie möglich die AVF angelegt werden, um Venen- und Punktionsstrecke zu sparen.

e) **Richtig.** Der Vorteil an resorbierbarem Nahtmaterial ist, dass sich die Anastomose im Verlauf weiten kann und auch soll, um den Blutfluss zu steigern. Das Risiko eines Anastomosenaneurysmas ist sehr gering und kann beim Ciminoshunt vernachlässigt werden.

Frage

4. Welche Aussagen über Oberarmshunts sind richtig?

a) Die Grazsche Fistel auf Höhe der Ellenbeuge ist eine native autologe Fistel.

b) Der Basilicashunt gehört ebenfalls zu den nativen Hämodialyseshunts.

c) Den PTFE-Loopshunt am Unterarm sollte grundsätzlich einem Basilicashunt vorgezogen werden.

d) Ein PTFE-Straight Shunt kann bei geeignetem arteriellem Zustrom, aber unzureichenden Venenkalibern angelegt werden.

e) Der Shunt nach Appel ist ein nativer (autologer) Oberarmshunt.

Antworten

a) **Richtig.** Die Grazsche Fistel ist eine Verbindung zwischen der A. brachialis und der V. cephalica bzw. V. mediana cubitis auf Höhe des Ellenbogens. Die Durchmesser der anastomosierten Gefäße liegen bei circa 3–5 mm. Der operative Eingriff ist verhältnismäßig einfach und kurz, bietet sich folglich als Ausbildungseingriff an, um erste Erfahrungen mit der Anastomosierung sowie den Besonderheiten der Shuntchirurgie zu sammeln.

b) **Richtig.** Der Basilicashunt ist ebenfalls ein nativer (autologer) Shunt am Oberarm, bei dem die Vena basilica sowie die Arteria brachialis (cubitalis) anastomosiert werden. Die Durchmesser der zu anastomosierenden Gefäße liegen ebenfalls bei circa 3–5 mm, weshalb auch dieser Shunteingriff geeignet ist, erste Erfahrungen mit der Anastomosierung zu gewinnen.

Allerdings ist diese Art der Operation etwas aufwendiger als die Grazsche Fistel, insbesondere wenn die V. basilica bereits bei Anlage der
Anastomose komplett mobilisiert und ins Subkutangewebe vorverlagert
wird.

c) **Falsch.** Bei dem PTFE-Loopshunt wird ein Kunststoff (meist PTFE
standard wall) an die zuführende Arterie und die abführende Vene anastomosiert und schleifen- bzw. bogenförmig ins Subkutangewebe gelegt.
Diese Art von Shunt sollte allerdings nur bei nicht geeigneter Gefäßsituation am Arm indiziert werden. Spendergefäß ist meistens die Arteria
brachialis (cubitalis) auf Höhe der Ellenbeuge (beim Unterarm-Loopshunt)
beziehungsweise die Arteria axillaris oder die proximale Arteria brachialis
beim Oberarmshunt. In Fällen, in denen die Vena cephalica am Oberarm zu
dünnlumig für eine Shuntanlage ist und ein Basilicashunt die einzig verfügbare autologe Alternative darstellt, kann vorher auch ein PTFE-Loopshunt
am Unterarm bzw. der Ellenbeuge angelegt werden. Vor Anlage eines
Loopshunts im Bereich der Achselhöhle wäre bei geeigneter Vena basilica
allerdings vorher die native Fistel zu empfehlen.

d) **Richtig.** Beim PTFE-Straight Shunt befinden sich arterieller und venöser
Anschluss auf unterschiedlichen Höhen der Extremität. Gründe sind meist
ungeeignete Spender- bzw. Empfängergefäße. Bei ungeeigneten Venen liegt
der venöse Anschluss zentral und der arterielle distal. Umgekehrt ist bei
arteriellen Zustromproblemen die arterielle Anastomose zentral und die
venöse distal. Bei arterieller und venöser Anastomosierung auf gleicher
Höhe ist der Abstand zu gering und die Schleifenkonfiguration mittels
Loop in aller Regel indiziert. Nur so kann ausreichend Punktionsstrecke
gewonnen werden.

e) **Falsch.** Brescia, Cimino und Appel haben 1966 die nach ihnen benannte
(Cimino hat sich hier offensichtlich herausgehoben bzw. durchgesetzt) arteriovenöse Hämodialysefistel entwickelt und erfolgreich etabliert. Es handelt
sich allerdings um einen Unterarmshunt, die Anastomose zwischen der A.
radialis sowie V. cephalica auf Höhe des Handgelenks.

Frage

5. Welche Aussagen zur Nomenklatur von Oberarmshunt sind richtig?

a) Es sollte immer die drainierende Vene genannt werden.
b) Bei alloplastischen Shunts sind der Durchmesser sowie die Dicke des
verwendeten Materials stets anzugeben.

c) Es sollten, wenn verfügbar, Eigennamen (z. B. Grazsche Fistel) des Shunts angegeben werden.

d) Bei der Angabe der Lokalisation von Stenosen, Verschlüssen oder Aneurysmen bedeutet auch bei der AVF proximal = körpernah und distal = körperfern.

e) Bei der Anlage einer Basilicafistel am Oberarm wird grundsätzlich die Vene sofort in Subkutangewebe „hochverlegt" und muss nicht extra angegeben werden.

Antworten

a) **Richtig.** Die zuführende Arterie ist regelmäßig die A. brachialis als einzige Oberarmarterie; als drainierende Venen kommen die V. cephalica („Cephalicashunt") sowie die V. basilica (Basilicashunt) in Frage.

b) **Richtig.** Meist handelt es sich um 6–8 mm durchmessendes Polytetrafluorethylen (PTFE) ohne externe Ringverstärkung, aber mit größerer Wandstärke (standard wall) im Vergleich zu für die Bypasschirurgie verwendeten Prothesen (thin wall). Dies ist begründet in der regelmäßigen Punktion der Shuntprothese und hiermit einhergehender verstärkter Belastung.

c) **Falsch.** Auf Eigennamen sollte, wenn möglich, verzichtet werden, da diese nicht grundsätzlich bekannt sind und daher zu Verwirrung bzw. Informationsdefiziten führen können. Der einzige gebräuchliche Eigenname ist der „Ciminoshunt", welcher die typische Anastomosierung der A. radialis auf die V. cephalica auf Höhe des Handgelenks darstellt.

d) **Falsch.** Bei der AVF sollte einheitlich proximal mit anastomosennah gleichgesetzt werden, distal mit anastomosenfern. Folglich entspricht regelhaft proximal = körperfern und distal = körpernah. Da diese Nomenklatur nicht einheitlich verwendet wird, kann es im klinischen Alltag häufig zu Missverständnissen zwischen Nephrologen sowie Gefäßchirurgen führen.

e) **Falsch.** Bei der Basilicafistel gibt es zwei Möglichkeit, nämlich die Vene direkt bei Anastomosierung mit der A. brachialis ins Subkutangewebe zu verlagern oder dies in einem zweiten Eingriff durchzuführen. Nachteilig am einzeitigen Vorgehen ist, dass die Vene von der Ellenbeuge bis in die Achselhöhle freigelegt werden muss und die Operationszeit hierdurch verlängert wird. Zudem kann es teilweise erschwert sein, den Eingriff in Regionalanästhesie durchzuführen. Klare Vorteile sind allerdings, dass der N. cutaneus antebrachii medialis, der regelhaft die V. basilica am Oberarm überkreuzt, nicht durchtrennt, sondern unter die distal durchtrennte Vene verlagert werden kann und der Shunt ohne nochmalige Operation nach 4–6 Wochen punktabel ist.

Frage

6. Welche Aussagen über native Oberarmshunts sind zutreffend?

a) Die V. cephalica ist meist dicklumiger und daher besser geeignet.

b) Die V. basilica liegt tiefer als die V. cephalica und muss regelmäßig in das Subkutangewebe „hochverlegt" werden.

c) Die V. basilica entwickelt oft im Bereich der Mündung in die V. axillaris Stenosen.

d) Nach der Reifephase weist die V. basilica oft ein deutlich höheres Flussvolumen auf, mit dem Risiko einer Rechtsherzbelastung und/oder eines Stealsyndroms.

e) Die Lage der V. cephalica (lateral-radial) macht es sowohl dem Patienten als auch dem punktierenden Kollegen leichter und angenehmer.

Antworten

a) **Falsch.** Die Vena cephalica ist in aller Regel dünnlumiger als die V. basilica. Typische Durchmesser der V. cephalica liegen zwischen 3–6 mm, die der V. basilica zwischen 5–8 mm und mehr.

b) **Richtig.** Die V. basilica liegt, im Vergleich zur V. cephalica, subfascial in einer Tiefe zur Hautoberfläche von oft > 10 mm. Da der Abstand zur Haut < 6 mm betragen sollte, um die Punktion zu ermöglichen und Komplikationen zu reduzieren, muss die V. basilica regelmäßig auf gesamter Strecke freipräpariert und ins Subkutangewebe verlegt werden. Dies ist bei der V. cephalica selten notwendig, weshalb bei letzter der Hautschnitt und das Zugangstrauma deutlich kürzer und geringer sind.

c) **Falsch.** Die V. basilica mündet meist in einem spitzen Winkel in die V. axillaris, Stenosierungen sind hier eine Seltenheit. Anders ist es bei der Mündungsregion der V. cephalica. Diese mündet oft rechtwinklig oder sogar bogenförmig in einem stumpfen Winkel (sog. Cephalicabogen) in die V. axillaris, weshalb Stenosierungen deutlich häufiger zu sehen sind.

d) **Richtig.** Da die V. basilica regelhaft dicklumiger ist als die V. cephalica, weist sie nach der Reifephase und im Verlauf oft deutlich höhere Flussvolumina auf, die nicht selten 1,5–2,5 L betragen. Dies ist im Rahmen der

OP-Planung und Shuntevaluation unbedingt zu berücksichtigen, insbesondere bei entsprechend kardial vorerkrankten Patienten. Andernfalls ist eine akute Rechtsherzbelastung mit Dekompensation eine ernstzunehmende Komplikation.

e) **Richtig.** Die Schmerzempfindlichkeit am lateralen Oberarm ist meist geringer ausgeprägt als medioulnar, weshalb der Punktionsvorgang als weniger schmerzhaft erlebt wird. Auch die stabile Platzierung der Punktionskanülen während der mehrere Stunden dauernden Hämodialyse ist im natürlichen Verlauf der V. cephalica deutlich einfacher als bei der medial liegenden V. basilica.

7. Welche Aussagen zu Hämodialyseshunts mit besonderer Indikation sind richtig?

a) Der sogenannte HeRO®-Shunt kann bei zentralen Stenosen implantiert werden.
b) Der zentrale Anteil des HeRO®-Shunts kann nicht mehr explantiert werden.
c) Der sogenannte Collier-Shunt ist eine gute Alternative zum Oberarmshunt.
d) Bei hohem OP-Risiko sollte eine interventionelle Shuntanlage erfolgen.
e) Bei der interventionellen Shuntanlage wird typischerweise eine Verbindung zwischen der Arteria radialis mit der Vena cephalica am distalen Unterarm angelegt.

a) **Richtig.** Die Abkürzung HeRO® steht für Hemodialysis reliable outflow, wodurch für eine Sicherstellung des venösen Abstroms gesorgt wird. Er kann als ultima ratio bei zentralen Stenosen implantiert werden; das Prinzip ist folgendermaßen: der Shunt besteht aus einem nitinolhaltigen zentralen Anteil, welcher unter Röntgenkontrolle über die Stenosen der V. subclavia bzw. brachiocephalica gelegt wird. Durch einen speziellen Konnektor wird dieser Anteil dann mit dem peripheren PTFE-Anteil verbunden, welcher auf die zuführende Arterie anastomosiert wird bzw. bereits im Vorfeld wurde.

b) **Falsch.** Der zentrale Anteil des HeRo®-Shunts kann genauso explantiert werden wie ein Vorhofkatheter. Insbesondere im Falle einer Dysfunktion oder bei einem Infekt ist dies indiziert und normalerweise problemlos möglich.

c) **Falsch.** Der Collier-Shunt wird extrem selten angelegt und ist keine gleichwertige Alternative zum Extremitätenshunt. Es handelt sich hierbei um einen PTFE-Shunt, der auf einer Seite auf die Arteria subclavia anastomosiert wird, dann wie eine Kette subkutan unterhalb des Jugulums am Brustkorb auf der Gegenseite tunneliert und dort auf die Vena subclavia anastomosiert wird. Die Indikation für diesen Shunt ist vergleichbar mit der beim HeRO®-Shunt ein ipsilaterales venöses Abstromproblem.

d) **Falsch.** Prinzipiell ist zwar eine interventionelle Shuntanlage möglich, allerdings handelt es sich hier um eine Alternative zur klassischen operativ angelegten arteriovenösen Fistel. Der Allgemeinzustand und die OP-Fähigkeit des Patienten sind für die Indikationsstellung und Entscheidung für das operative oder interventionelle Vorgehen nicht ausschlaggebend. Beide Verfahren werden üblicherweise in örtlicher Betäubung durchgeführt.

e) **Falsch.** Durch ein besonderes Device EndoAVF® der Firma Ellipsys® (gehört zu Medtronic) werden die Vena mediana cubiti und Arteria cubitalis punktiert, ein Draht eingelegt (dieser liegt dann in Arterie und Vene) und hierüber das Device eingeführt. Seine Spitze wird dann in der Verbindung zwischen Arterie und Vene platziert, diese aneinandergezogen und durch eine kurze Stromanwendung (ca. 1 Sekunde) die Fistel hergestellt. Die anschließende Reifephase entspricht der nach chirurgischer Fistelanlage.

Frage

8. Welche Aussagen zur interventionell-radiologischen Shuntanlage sind richtig?

a) Die interventionelle Anlage von Hämodialyseshunts ist bei Kindern besser geeignet als die offen-chirurgische.

b) Die endovaskuläre Anlage von Hämodialyseshunts ist etwa zeitgleich mit der EVAR-Prozedur entwickelt worden.

c) Es gibt ein einziges Device, welches momentan auf dem Markt verfügbar und für die endovaskuläre Anlage von Hämodialyse zugelassen ist.

d) Das Prinzip der endovaskulären Anlage von Hämodialyseshunts ist die Bildung einer Fistel durch Perforation und Stenteinlage im Anastomosenbereich.

e) Bei guter Gefäßsituation am distalen Unterarm sollte die Anlage eines Ciminoshunts bevorzugt werden.

a) **Falsch.** Es gibt bisher keine Erfahrungen bei der endovaskulären Shuntanlage bei Kindern, da die verfügbaren Devices für Kinder nicht zugelassen sind.

b) **Falsch.** Die endovaskuläre Versorgung von Aortenaneurysmata wurde 1996 erstmals angewendet und seither stetig weiterentwickelt. Die endovaskuläre Anlage von Hämodialyseshunts hingegen wird erst seit 2016 durchgeführt, sodass aktuell die weiteren Entwicklungen abzuwarten sind. Insbesondere Langzeitergebnisse und -daten sind derzeit noch nicht verfügbar.

c) **Falsch.** Es gibt derzeit zwei unterschiedliche Devices von zwei Herstellern, die für die endovaskuläre Anlage von Hämodialyseshunts zugelassen sind. Es handelt sich hierbei zum einen um das WavelinQ® EndoAVF-System von TVA Medical/Becton Dickinson, zum anderen um Ellipsys® von Medtronic.

d) **Falsch.** Das Prinzip ist die Herstellung einer Verbindung zwischen Arterie und Vene durch Anwendung von Strom oder Radiofrequenz. Bei den beiden derzeit verfügbaren Systemen WavelinQ® EndoAVF und Ellipsys® wird die Verbindung zwischen Arterie und Vene perkutan kathetergesteuert angelegt, die Funktionsweise ist allerdings unterschiedlich:

I. WavelinQ® EndoAVF: hier werden zwei magnetische Katheter eingeführt, jeweils einer über die Arterie und einer über die Vene. Über einen Radiofrequenzgenerator wird dann die Verbindung hergestellt, sobald sich die beiden Katheter im geplanten Anastomosenbereich nebeneinander befinden.

II. Ellipsys® von Medtronic: das Prinzip ist anders, hier erfolgt die Anlage der Fistel über einen Katheter, welcher über die Vene eingeführt wird. Es erfolgt dann eine Perforation bis in die Arterie und durch einen speziellen Mechanismus an der Spitze des Katheters wird diese dann geschlossen. Hiermit werden Arterie und Vene aneinandergezogen, durch einen Stromimpuls erfolgt schließlich die Herstellung der Fistel.

e) **Richtig.** Bei guter Gefäßsituation am distalen Unterarm empfiehlt sich nach wie vor die chirurgische Anlage einer arteriovenösen Fistel am Handgelenk, also dem Ciminoshunt. Durch die endovaskulären Verfahren wird die arteriovenöse Fistel in aller Regel auf Höhe des Ellenbogens angelegt, weiter distal ist das Verfahren aktuell noch nicht etabliert.

Frage

9.Welche Aussagen zu alloplastischen Materialien bei Hämodialyseshunts sind korrekt?

a) Polytetrafluorethylen (PTFE) ist als standard (SW)- und thin wall (TW)-Prothese für Hämodialyseshunts zugelassen.

b) Standard wall (SW) PTFE-Prothesen sind den thin wall (TW)-Prothesen für Dialyseshunts vorzuziehen.

c) Standard wall (SW) PTFE-Prothesen sind früher punktabel als thin wall (TW)-Prothesen.

d) Es gibt auch PTFE-Prothesen, die innerhalb weniger Stunden nach Shuntanlage punktiert werden können.

e) PTFE-Prothesen für Hämodialyseshunts sollten einen Durchmesser von mindestens 8 mm aufweisen, um Stenosen zu vermeiden.

Antworten

a) **Richtig.** Von der Firma WL Gore sind beide Prothesentypen erhältlich und auch für die Anlage von Kunststoffshunts zugelassen. Der Durchmesser beträgt bei beiden 6 mm, die Dicke liegt bei den SW-Prothesen bei 0,6 mm, bei den TW-Prothesen bei 0,3–0,4 mm.

b) **Richtig.** Es gibt Studien, die zeigten, dass die Offenheitsraten von SW-Prothesen signifikant besser sind als die von TW-Prothesen, sowohl die primäre und sekundäre sowie die kumulative Offenheit betreffend.[1] Die Infektrate oder Ausbildung von Aneurysmen war allerdings vergleichbar.

c) **Falsch.** Sowohl die SW- als auch die TW-Prothese sollte frühestens 4–6 Wochen nach Implantation des Shunts punktiert werden. Andernfalls ist das Risiko einer Einblutung, Dysfunktion, eines Frühverschlusses sowie eines Infektes erhöht. Entscheidend ist bei alloplastischen Shunts nicht die Wanddicke der Prothese, sondern die Integration ins Weichteilgewebe, also das Einwachsen. Hierdurch wird das Risiko einer periprothetischen Hämatombildung im Laufe der Einheilungszeit reduziert, bis sie schließlich nach 4–6 Wochen minimal ist.

---

[1] Lenz BJ, Veldenz HC, Dennis JW, Khansarinia S, Atteberry LR. A three-year follow-up on standard versus thin wall ePTFE grafts for hemodialysis. J Vasc Surg. 1998 Sep;28(3):464–70; discussion 470. https://doi.org/10.1016/s0741-5214(98)70132-6. PMID: 9737456.

d) **Richtig.** Es gibt auch frühzeitig punktierbare Prothesen (z. B. Acuseal® der Firma WL Gore), die innerhalb von 24–48 h nach Shuntanlage punktiert werden können. Es wurde sogar von Fällen berichtet, in denen dieser Prothesentyp 2 h nach Anlage erfolgreich und komplikationslos benutzt werden konnte. Prinzip ist eine zusätzliche Elastomerschicht zwischen der äußeren und inneren PTFE-Membran, welche wie eine Abdichtung funktioniert. Es müssen allerdings spezielle Punktionsnadeln verwendet werden, die schräg und gegen den Blutstrom gerichtet gestochen werden müssen.

e) **Falsch.** PTFE-Prothesen für Hämodialyseshunts entsprechen normalerweise denen für die periphere Bypassanlage und werden bevorzugt in Durchmessern von 6 mm verwendet. Diese 6 mm durchmessenden Prothesen gibt es in standard wall (SW)-Konfiguration mit einer Wanddicke von 0,6 mm sowie in thin wall (TW)-Konfiguration mit Wandstärken von 0,3–0,4 mm. Zudem wurde primär für die Anwendung und Anlage von Dialyseshunts eine konisch konfigurierte SW-PTFE-Prothese entwickelt, die unterschiedliche Durchmesser an beiden Enden aufweist (4 mm und 7 mm). Das 7 mm durchmessende Ende wird an das venöse (abführende) Ende des Shunts anastomosiert, das 4 mm durchmessende an die arterielle (zuführende) Anastomose. Hiermit soll das Risiko von Stenosen im Bereich der venösen Anastomose, eine häufige Ursache von Shuntverschlüssen, vermieden werden. Die Reduktion des Durchmessers im arteriellen Anastomosenbereich auf 4 mm hat den Zweck, das Risiko einer „Highflow"-Situation zu minimieren.

Frage

10.Welche Aussagen über operative Shuntrevisionen sind korrekt?

a) Beim Basilicashunt sollte die Subkutanverlagerung der Vene grundsätzlich zweizeitig erfolgen.

b) Bei mehreren Aneurysmen der Shuntvene sollten diese allesamt während einer Operation versorgt werden, um dem Patienten nochmalige Operationen in mehreren Sitzungen zu ersparen.

c) Für operative Shuntrevisionen sollte ausschließlich autologes Material verwendet werden.

d) Für Shuntrevisionen mit Einsatz von Kunststoff empfehlen sich dickwandigere PTFE-Prothesen.

e) Xenogener Ersatz bei Hämodialyseshunts ist nicht zugelassen.

a) **Falsch.** Es gibt die Möglichkeit, die Vena basilica zunächst nur distal an die Arteria brachialis zu anastomosieren und proximal in situ zu belassen. Da die Vene allerdings meist zu tief liegt, muss sie vor der ersten Punktion aus dem subfaszialen Bereich unter die Haut verlegt werden. Dies kann während einer zweiten Operation erfolgen. Es ist allerdings auch durchaus möglich, dies direkt bei der Anlage der Anastomose durchzuführen. Vorteile sind, dass der Patient dann keine zweite Operation benötigt, zudem muss der Nervus cutaneus brachii medialis, der die V. basilica am Oberarm kreuzt, beim zweizeitigen Eingriff durchtrennt werden. Bei der direkten Hochverlagerung der Vene während des Ersteingriffs wird die Vene distal ligiert, komplett mobilisiert und über den Nerv gelegt. Somit bleibt dieser intakt. Eine Durchtrennung des Nervs führt zu Sensibilitätsstörungen am medialen Oberarm und proximalen Unterarm.

b) **Falsch.** Prinzipiell sollte ein Kompromiss zwischen Ausdehnung des Eingriffs und vorhandener beziehungsweise verbleibender Punktionsstrecke getroffen werden. Wenn mehrere hintereinander geschaltete Aneurysmata perfundiert und nicht verschlossen sind, sollten mehrere Revisionen erfolgen. Zum Beispiel erst die Resektion der Aneurysmen anastomosennah mit verbleibender Punktionsstrecke oberhalb, nach 6–8 Wochen, wenn die Wunde abgeheilt ist, dann Versorgung des bzw. der noch verbleibenden Aneurysmata. Im Bedarfsfall kann das Vorgehen auch auf mehr als zwei operative Sitzungen ausgedehnt werden. Wenn die komplett veränderte Shuntvene in einer Sitzung operativ revidiert wird, kann es sein, dass anschließend keine Punktionsstrecke mehr vorhanden ist und ein Vorhofkatheter angelegt werden muss. Die sollte, wenn möglich, immer vermieden werden.

c) **Falsch.** Bei operativen Shuntrevisionen geht es in erster Linie um die Korrektur von Stenosen, Verschlüssen, Aneurysmata oder Infekten. Weitere, seltenere Gründe sind Highflow-Shunts mit oder ohne zusätzlichem Steal-Phänomen sowie die Aufhebung bei funktionsfähiger Transplantatniere. Im Klinikalltag machen dringliche Shuntrevisionen bei akuten Verschlüssen die überwiegende Mehrzahl der Behandlungsindikationen aus. Am häufigsten handelt es sich um Verschlüsse auf dem Boden von vorbestehenden Stenosen. Neben der Thrombektomie kann eine Rekonstruktion oder der Ersatz stenotischer Areale notwendig werden, wobei hier meist Kunststoff verwendet wird. Ziel ist es, vorhandenes Venenmaterial für im Verlauf ggf. notwendige Shunt-Neuanlagen zu schonen.

d) **Richtig.** Für die primäre Anlage von Kunststoffshunts sowie operative Shuntrevisionen haben sich sogenannte „standard wall-Prothesen" bewährt. Diese haben im Vergleich zu den „thin wall-Prothesen", welche für periphere Bypässe verwendet werden, eine dickere und somit punktionsresistentere Wand.

e) **Falsch.** Als xenogener Ersatz stenotischer oder aneurysmatischer Hämodialyseshunts kann auch bovines Material (z. B. in Form von Xenosure® Patches oder durch die schon als Loop verfügbare Omniflow-II-Prothese® der Firma LeMaitre) verwendet werden. Hierbei sollte allerdings beachtet werden, dass es häufiger zu Degenerationen kommt, was erneute Revisionen notwendig machen kann.

11.Welche Aussagen über die Hämodialyse über Vorhofkatheter sind richtig?

a) Die Dialyse über einen Vorhofkatheter wurde seit 1930 erfolgreich eingeführt.

b) Der Shaldonkatheter kann über die Vena jugularis, subclavia sowie femoralis implantiert werden.

c) Ein Shaldonkatheter kann durchaus mehrere Wochen und Monate belassen werden, insbesondere um im Bedarfsfall die Reifephase eines Shunts überbrücken zu können.

d) Bei der Neuanlage eines Hämodialyseshunts sollte großzügig ein Vorhofkatheter implantiert werden, um im Bedarfsfall während der Reifephase des Shunts über den Demerskatheter dialysieren zu können.

e) Es gibt unterschiedliche Designs der Katheterspitze, um venösen und arteriellen Schenkel bestmöglich zu separieren.

a) **Falsch.** Der erste Vorhofkatheter zur Akutdialyse wurde 1961 von Shaldon erfunden und nach ihm benannt. 1970 kam dann der nach Demers benannte Katheter auf den Markt, der im Unterschied zum Shaldonkatheter eine sogenannte Muffe hatte, die ins Gewebe einwächst und damit als Bakterienfilter bzw. -barriere dient. Somit infizierte sich der Demerskatheter deutlich seltener und konnte mehrere Monate, teilweise auch Jahre, belassen werden.

b) **Richtig.** Dicklumige zentrale Venenkatheter, die zur Hämodialyse verwendet werden, können sowohl über die Vena jugularis interna und externa sowie die Vena subclavia oder, in Ausnahmefällen, die Vena femoralis implantiert werden. Aufgrund der guten Zugänglichkeit wird am häufigsten die Vena jugularis interna verwendet, insbesondere da dieses Vorgehen über eine Punktion und deshalb mittlerweile in vielen Fällen durch die Dialyseärzte selbst durchgeführt werden kann.

c) **Falsch.** Der Shaldonkatheter dient nur kurzfristig der Hämodialyse, eine Entlassung in die häusliche Umgebung darf bei liegendem Shaldonkatheter nicht erfolgen. Dies liegt daran, dass der Katheter nicht fixiert ist, daher dislozieren und zu einer potenziell letalen Blutungskomplikationen führen kann. Desweiteren ist das Risiko einer Infektion beim Shaldonkatheter deutlich höher als beim Demers, was ebenfalls gegen eine längere Liegedauer spricht. Der Infektionsschutz des Demers liegt an der obligaten Filzmuffe, die im Subkutangewebe platziert wird und hier einwächst. Hierdurch wird das Risiko einer bakteriellen Besiedelung und damit Katheterinfektion deutlich reduziert.

d) **Falsch.** Im Idealfall wird der Shunt im präterminalen Stadium angelegt, um noch ausreichend Zeit für die Reifephase der arteriovenösen Fistel zu haben. Deshalb ist eine gute Planung durch die Nephrologen sowie die rechtzeitige Vorstellung dieser Patienten bei den Gefäßchirurgen essenziell und ein Qualitätsmerkmal der interdisziplinären Zusammenarbeit. Die Anlage eines Vorhofkatheters sollte nur in Ausnahmefällen erfolgen, da das Risiko einer Katheterinfektion sowie einer Thrombose oder sonstigen Komplikationen im Bereich der zentralen Venen verhindert werden sollte.

e) **Richtig.** Um eine Rezirkulation und damit gereinigtes von noch nicht gereinigtem Blut im Bereich der Katheterspitze voneinander trennen und damit die Hämodialyse möglichst effektiv gestalten zu können, sind unterschiedliche Designs der Katheterspitze entwickelt worden. Zu nennen sind einfache, vorne spitz zulaufende Katheter (pointed), welche leicht zu implantieren sind, aber eine hohe Rezirkulationsrate aufweisen. Sie sind deshalb mittlerweile auch mit Seitenlöchern (multiperforated) verfügbar. Dann gibt es gespaltene Spitzen (split tip), deren Implantation teilweise erschwert ist, und versetzte Öffnungen (step tip, meist 2,5 cm Abstand zwischen Öffnung des arteriellen und venösen Schenkels). Schließlich gibt es noch symmetrisch gewundene Spitzen (bei der Palindrome™-Reihe von Medtronic).

12. Welche Aussagen zum Allen-Test sind richtig?

a) Der Allen-Test kommt vor Anlage von Ciminoshunts zur Anwendung.
b) Der Allen-Test kommt nur in der Gefäßchirurgie zur Anwendung.
c) Beim Allen-Test werden die A. radialis und ulnaris manuell abgedrückt, bis sich die Hand weiß verfärbt (Ischämie), und dann einzeln wieder eröffnet.
d) Normalerweise dauert es < 5 s, bis sich die Hand wieder rosig färbt.
e) Wenn die Hand erst nach > 5 s wieder ausreichend perfundiert wird, ist der Allen-Test negativ.

a) **Richtig.** Der Allen-Test wird vor Anlage von Hämodialyseshunts am Unterarm, insbesondere Ciminoshunts, angewendet. Getestet werden hierbei die Handdurchblutung und die Funktionsfähigkeit von Kollateralen. Zudem wird getestet, ob die Perfusion über die A. ulnaris ausreichend ist, um keine Ischämie nach Anastomosierung auf die A. radialis zu verursachen.

b) **Falsch.** Der Allen-Test wird zwar meist mit der Shuntchirurgie in Verbindung gebracht und wurde hier auch erstmals beschrieben bzw. angewendet. Getestet wird die Funktionsfähigkeit der A. radialis und ulnaris hinsichtlich der Handperfusion. Aber auch andere Einsatzmöglichkeiten sind zu nennen wie z. B.:

   I. die Intensivmedizin: vor Anlage eines arteriellen Zugangs („Arterie") am Handgelenk
   II. die Plastische Chirurgie: vor Anlage eines Radialislappens
   III. die Kardiologie: vor transradialer Herzkatheteruntersuchung
   IV. die Herzchirurgie: vor Entnahme der A. radialis als Transplantat für koronare Bypässe

c) **Richtig.** Sinn und Zweck des Allen-Tests ist es, die Perfusion der Hand zu testen, insbesondere die Funktionsfähigkeit der Arterie (meistens A. ulnaris), die nicht an die Shuntvene anastomosiert wird. Wenn beide Arterien über den systolischen Druck komprimiert werden, entsteht eine Ischämie (Weißfärbung), nach einzelner Eröffnung der Arterien kann deren Anteil an der Perfusion getestet werden. Wenn die Hand nach Eröffnung der A. ulnaris wieder schnell rosig wird, genügt die Durchblutung über diese Arterie und es spricht nichts gegen eine Anastomosierung an die A. radialis.

d) **Richtig.** Nach Weißfärbung der Hand und selektiver Freigabe der Arterien kommt es physiologischerweise nach weniger als 5 s zu einer Normalisierung der Perfusionsverhältnisse. Wenn die Hand erst nach > 5 s wieder normal koloriert ist, dann spricht dies für eine fortgeschrittene Arteriosklerose bzw. Stenosierung.

e) **Falsch.** Der Allen-Test ist negativ, wenn die Reperfusion zügig erfolgt, und zwar innerhalb von < 5 s nach Freigabe der zu untersuchenden Arterie. Wenn die Arterie stenosiert und die Reperfusion länger dauert als 5–7 s, dann ist der Test positiv. Also zusammengefasst und als Merkhilfe: ein positiver Allen-Test ist pathologisch und ein schlechtes Ergebnis für die Durchblutung.

Frage

13.Welche Aussagen zu Punktionstechniken eines Hämodialyseshunts sind korrekt?

a) Es gibt fünf gängige Punktionstechniken von Hämodialyseshunts.
b) Grundsätzlich sollte die Strickleiterpunktionstechnik bevorzugt werden.
c) Die Knopflochpunktion eines Hämodialyseshunts ist heutzutage obsolet.
d) Durch die Arealpunktion können Stenosen und hypoplastische Venensegmente schrittweise dilatiert werden.
e) Das Punktionsaneurysma eines Hämodialyseshunts ist Zeichen einer unzureichenden Sorgfalt bei der Wahl der Punktionstechnik.

Antworten

a) **Falsch.** Drei Punktionstechniken von Dialyseshunts werden im Klinikalltag häufiger verwendet:
   I. Strickleiter-,
   II. Areal- und
   III. Knopflochpunktion
b) **Falsch.** Bei der Strickleiterpunktion wird die Shuntvene auf gesamter Strecke punktiert, praktisch von oben bis unten. Hierfür ist ein genaues Schema notwendig, das bei jedem Dialysezyklus eingehalten wird und eine jeweils neue Punktion außerhalb der vorherigen garantiert.
   Vorteilig an der Strickleiterpunktion ist die Nutzung der gesamten Venenstrecke und folglich Förderung der Haltbarkeit und Lebensdauer des

Hämodialyseshunts. Die Strickleiterpunktion wird daher bei unauffälligen und funktionsfähigen Shunts ohne Stenosen oder Aneurysmen empfohlen.

c) **Falsch.** Das Prinzip der Knopflochpunktion ist es, dass die Shuntvene an einer (oder wenigen) Stellen auf die immer gleiche Weise (gleiche Nadelstärke, gleicher Punktionswinkel, exakt die gleiche Stelle) punktiert wird. Hierdurch entsteht ein Punktionskanal, der nach Entfernung der Kanüle und vorübergehender Kompression durch einen Thrombus verschlossen wird. Der Vorteil dieser Technik ist die reduzierte Schmerzhaftigkeit bei der Punktion, weshalb sie regelmäßig und insbesondere bei jüngeren bzw. sehr schmerzempfindlichen Patienten empfohlen und auch oft erfolgreich angewendet wird.

d) **Richtig.** Bei der Arealpunktion wird die Shuntvene in bestimmten Abschnitten punktiert. Nach Entfernung der Kanüle bildet sich im Punktionskanal ein kleiner lokaler Thrombus, der die Punktion verschließt. Im Anschluss daran wird der Thrombus narbig organisiert und es entsteht eine Gewebeneubildung. Dies wird auch Remodelling genannt. Aufgrund dieses Remodellings entsteht nach jeder Punktion eine geringgradige Geweberweiterung im Bereich der Punktion, wodurch hypoplastische Segmente schrittweise erweitert werden können.

e) **Falsch.** Das Punktionsaneurysma eines Hämodialyseshunts ist eine sehr häufige Komplikation und kann bei allen gängigen Punktionstechniken auftreten. Am seltensten entsteht es bei der Knopflochpunktion, aber auch hier kann es nicht ausgeschlossen werden. Weitere Ursachen für ein Punktionsaneurysma sind zudem Stenosen im Venenverlauf, wobei Aneurysmata typischerweise nachgeschaltet auftreten.

Frage

14. Welche Aussagen zum akuten Shuntverschluss sind zutreffend?

a) Ein Hämodialyseshunt verschließt sich durchschnittlich 2-3x/Jahr.

b) Die häufigste Ursache für einen akuten Shuntverschluss ist die Thrombose durch Exsikkose.

c) Aneurysmen führen zu einem „High volume"-Shunt, aber nicht zu einem Verschluss.

d) Ein akuter Shuntverschluss macht die Anlage eines Vorhofkatheters fast ausnahmslos notwendig.

e) Akute Shuntverschlüsse müssen operiert werden; eine radiologisch-interventionelle Therapie ist hier keine Option.

Antworten

a) **Richtig.** Die am häufigsten vorkommende Komplikation eines Hämodialyseshunt ist der akute Verschluss. Dieser ereignet sich statistisch 2-3x/ Jahr, was mit der naturgemäßen Belastung dieses Gefäßzugangs zusammenhängt. Der Dialyseshunt ist die einzige gefäßchirurgische „Rekonstruktion", die regelmäßig punktiert und komprimiert wird. Kein anderer Bypass wird so beansprucht und ist zugleich derart überlebenswichtig wie der Dialyseshunt.

b) **Falsch.** Die häufigste Ursache für einen akuten Shuntverschluss sind Stenosen, Aneurysmen oder beides im Verlauf der Shuntvene. Hierdurch kommt aufgrund von Passagehindernissen dann typischerweise zum thrombotischen Verschluss. Bei Kunststoffshunts befinden sich Stenosen typischerweise im Bereich der prothetovenösen Anastomose.

c) **Falsch.** Aneurysmen sind nach Stenosen ebenfalls eine häufige Ursache für Shuntverschlüsse, wobei auch oft eine Kombination zwischen beiden vorliegt. Da sich Stenosen über längere Zeit entwickeln, entstehen häufig nachgeschaltet Aneurysmen der Shuntvene. Dies liegt am ehesten an den poststenotischen Turbulenzen.

d) **Falsch.** Im Idealfall kann und wird der Shunt schnellstmöglich operativ bzw. interventionell eröffnet, um somit wieder für die Hämodialyse nutzbar zu sein. Der operierende Chirurg sollte daher bereits vor Hautschnitt die zugrunde liegende Ursache vermuten bzw. lokalisiert haben, um den Zugang zur Shuntvene so klein als möglich zu halten. Die Bestrebung sollte sein, so viel Punktionsstrecke als möglich zu belassen.

e) **Falsch.** Auch akute Shuntverschlüsse können interventionell erfolgreich behandelt werden. Selbst eine über mehrere Stunden (sogar über Nacht) dauernde Lysetherapie („Langzeit-Lyse mit rt-PA") mit perkutaner Angioplastie von sich demaskierenden zugrunde liegenden Stenosen wird in vielen Kliniken praktiziert. Vorteil an diesen Verfahren sind die kürzere Aufenthaltsdauer der Patienten (teilweise ambulant), das Vorgehen in Lokalanästhesie ohne Narkosezwischenfälle bzw. -kontraindikation bei Hyperkaliämie, der Verzicht auf Hautschnitte sowie auf den Einsatz von Fremdmaterialien (Kunststoffshunts).

15.Welche Aussagen zu Shuntaneurysmen sind richtig?

a) Shuntaneurysmen sind eine operationstechnisch bedingte Komplikation von Hämodialyseshunts.
b) Shuntaneurysmen müssen frühzeitig operativ versorgt werden.
c) Bei Shuntaneurysmen handelt es sich fast ausnahmslos um falsche Aneurysmen.
d) Shuntaneurysmen sollte wie Aortenaneurysmen offen oder endovaskulär ausgeschaltet werden.
e) Die sogenannte Knopflochpunktion führt seltener zu Shuntaneurysmen als die Strickleiterpunktion.

a) **Falsch.** Shuntaneurysmen sind eine häufige Komplikation von sowohl autologen als auch alloplastischen Hämodialysezugängen. Sie entstehen meist aufgrund der multiplen Punktionen, insbesondere der Areal- sowie Knopflochpunktion. Durch die Bildung von Narbengewebe, welches weniger widerstandsfähig als die originäre Gefäßwand ist, entstehen typischerweise Aneurysmata. Aber auch im Anastomosenbereich von alloplastischen Shunts und infektbedingt können Aneurysmen entstehen.
b) **Falsch.** Prinzipiell müssen Shuntaneurysmen nur bei Vorliegen von Komplikationen operativ versorgt werden. Typische OP-Indikationen sind:
    I. Infekte und freiliegende PTFE-Anteile
    II. High-flow-Situation mit Stealsyndrom und/oder kardialer Belastung
    III. Shuntdysfunktion bei vorgeschalteten Stenosen oder
    IV. Shuntthrombosen
    V. größenprogrediente falsche Aneurysmen mit spannungsbedingten Hautläsionen
    Eine elektive OP-Indikation in Abhängigkeit vom Durchmesser besteht nicht.
c) **Falsch.** Bei Shuntaneurysmen handelt es sich zwar auch um Punktionsaneurysmen, also falsche Aneurysmata. Aber häufiger sind wahre Aneurysmen, die ebenfalls durch die regelmäßig notwendigen Punktionen entstehen. Allerdings handelt es sich hierbei um eine Aussackung der

gesamten Gefäßwand, welche durch die punktionsbedingten, narbigen Veränderungen entsteht. Im Gegensatz zu den falschen Aneurysmen bei Arterien handelt es sich bei den Punktionsaneurysmen der Hämodialyseshunts selten um ein „pulsierendes Hämatom".

d) **Falsch.** Das operative Vorgehen der Wahl, welches oft bevorzugt wird und gute Ergebnisse aufweist, ist die Entfernung von Thromben, die Aneurysmaraffung oder Resektion und End-zu-End-Anastomosierung. Aber auch eine Raffung des Aneurysmas mit gleichzeitiger autologer Patchplastik benachbarter (meist vorgeschalteter) Stenosen hat sich bewährt. Auf den Einsatz von Kunststoff in Form eines Interponates sollte, wenn möglich, verzichtet werden. Dies gilt insbesondere bei infektbedingten Aneurysmen.

e) **Richtig.** Die Knopflochpunktion führt nach aktueller Studienlage deutlich seltener zur Ausbildung von Shuntaneurysmen als die Strickleiterpunktion. Prinzip der Knopflochpunktion ist die Shuntpunktion an der immer gleichen Stelle, und zwar zunächst mit einer scharfen, später einer stumpfen Nadel. Die stumpfe Nadel kann verwendet werden, sobald sich der Punktionskanal stabilisiert ausgebildet hat. Diese Punktionstechnik geht auch mit weniger Schmerzen für die Patienten einher. Ein Nachteil der Knopflochpunktion scheint allerdings das erhöhte Infektrisiko zu sein, weshalb diese Punktionstechnik bei PTFE-Shunts möglichst vermieden werden sollte. Bei der Strickleiterpunktion wird der Shunt stets an einer anderen Stelle punktiert, und zwar nach einem festgelegten und einer Strickleiter ähnelndem Schema.

Frage

16. Welche Aussagen zur Infektion eines Dialyseshunts sind richtig?

a) Der Infekt eines autologen Hämodialyseshunts ist sehr selten.
b) Ein infizierter nativer Oberarmshunt muss normalerweise operativ versorgt werden.
c) Shuntinfekte sind für < 1 % der stationären Dialyseshunt-Komplikationen verantwortlich.
d) Bioprothesen (wie z. B. Umbilikalvenen) infizieren sich deutlich seltener als PTFE-Prothesen.
e) Ein echofreier Flüssigkeitsverhalt um einen PTFE-Prothesenshunt ist häufig infektbedingt.

a) **Richtig.** Die Infektion von Shunts ist insgesamt eine seltene Komplikation und macht weniger als 10 % der Komplikationen aus. Die Infektion autologer Shunts ist deutlich seltener als die von alloplastischen Zugängen und macht < 1 % aller Komplikationen aus. Mit anderen Worten: die Infektion eines Kunststoffshunts ist 3- bis 5-mal häufiger als die nativer Shunts, was ein wesentlicher Vorteil dieser Dialysezugänge ist.

b) **Falsch.** Ein infizierter autologer Shunt am Oberarm, z. B. aufgrund eines infizierten Aneurysmas, kann meistens konservativ behandelt werden. Unter antiseptischer Lokaltherapie mit feuchten, kühlenden und desinfizierenden Verbänden sowie Antibiotikagabe lassen sich autologe Shuntinfekte fast ausnahmslos erfolgreich therapieren. Anders verhält es sich bei PTFE-Shunts. Diese müssen im Falle eines Infektes in der überwiegenden Mehrzahl der Fälle operativ revidiert und sogar explantiert werden. Infizierte Kunststoffshunts sind eine seltene, aber sehr ernste Komplikation. Erschwerend kommt hinzu, dass die multimorbiden terminal niereninsuffizienten Patienten zudem meist ein geschwächtes Immunsystem haben und anfällig sind für lokale, aber insbesondere auch systemische Infekte.

c) **Falsch.** Shuntinfekte sind zwar sehr selten und machen, insbesondere bei nativen Fisteln, einen sehr geringen Anteil von < 1 % der Shuntkomplikationen aus. Dennoch ist der Anteil der stationär behandlungspflichtigen Dialyseshunt-Komplikationen größer und macht in Deutschland ca. 10 % aus. Dies liegt u. a. auch daran, dass die häufigeren Komplikationen wie akuter Shuntverschluss und -dysfunktion oft ambulant behandelt werden können, wohingegen der Shuntinfekt fast ausnahmslos einer stationären Behandlung bedarf. In den USA ist der Anteil an Shuntinfekten unter stationären Behandlungsfällen von Hämodialyseshunt-Komplikationen noch höher und liegt bei ca. 25 %. Ein Grund hierfür könnte die deutlich höhere Anzahl an Patienten, die einen Kunststoffshunt erhalten, sein.

d) **Falsch.** Bioprothesen (wie z. B. Umbilikalvenen) wurden eine Zeitlang bevorzugt als Gefäßersatz bei Dialyseshunts verwendet, wiesen allerdings eine deutlich erhöhte Infektrate von bis zu 25 % auf. Zum Vergleich: Kunststoffshunts weisen eine Infektrate von ca. 5–10 % auf, native Shunts von < 5 %. Folglich haben sich Bioprothesen in Form von Umbilikalvenen als Ersatz bei Dialyseshunts nicht durchgesetzt. Als Gründe für die erhöhte Infektrate wurden verstärkte Hämatombildung und Aneurysmata vermutet.

e) **Falsch.** Ein Flüssigkeitsverhalt um eine PTFE-Shuntprothese ist zwar häufig durch einen Infekt bedingt, aber auch sterile Perigraft-Reaktionen können ursächlich hierfür sein. Bei der Perigraft-Reaktion kommt es zur Ausbildung eines Flüssigkeitsverhaltes um eine alloplastische Prothese, wobei PTFE deutlich häufiger als z. B. Dacron hiervon betroffen ist. Die Flüssigkeit ist in aller Regel steril und oft von gelartiger Konsistenz. Als Ursache wird eine Graft-versus-Host-Reaktion vermutet. Am häufigsten tritt diese Reaktion innerhalb der ersten Wochen nach Implantation auf, kann aber durchaus auch jahrelange bestehen. Eine echoarme bzw. -freie Flüssigkeitsformation um eine PTFE-Prothese bei völlig reizlosen Weichteilverhältnissen ohne jegliche Entzündungszeichen ist meistens eine Perigraft-Reaktion und in aller Regel erfolgreich konservativ therapierbar.

Frage

17. Welche Aussagen zum Steal-Syndrom nach Anlage eines Dialyseshunts sind richtig?

a) Es handelt sich hierbei um eine Flussumkehr in der Arterie distal der arteriovenösen Anastomose, wodurch die periphere Minderperfusion entsteht.
b) Die HAIDI ist eine häufige Komplikation nach Anlage von Ciminoshunts.
c) Beim MILLER-Banding handelt es sich um ein nach gleichnamigem Chirurgen etabliertes minimalinvasives Verfahren zur Behandlung des Steal-Syndroms von Hämodialyseshunts.
d) Jedes Steal-Syndrom eines Dialyseshunts sollte operativ oder interventionell behandelt werden.
e) Das Banding ist das einzige Therapieverfahren beim Steal-Syndrom.

Antworten

a) **Falsch.** Das Steal-Syndrom ist eine periphere Minderperfusion, verursacht durch eine Flussumkehr in der das minderperfundierte Gewebe versorgenden Arterie. So kommt es zum Beispiel beim Subclavian Steal-Syndrom zu einer Flussumkehr in der Arteria vertebralis aufgrund einer Stenose der Arteria subclavia vor dem Vertebralis-Abgang. Bei der oft als Steal-Syndrom bezeichneten Minderperfusion der Extremität am Shuntarm (meist Hand und Finger) handelt es sich allerdings nicht um eine Flussumkehr in der Arterie, sondern um einen relevanten Druckabfall und damit ein Perfusionsdefizit. Korrekterweise sollte deshalb der Begriff HAIDI (hemodialysis access induced distal ischemia) verwendet werden. Dieser Begriff hat sich im klinischen Alltag allerdings bisher nicht durchgesetzt.

b) **Falsch.** Das HAIDI ist eine seltene Komplikation nach Anlage von Hämodialyseshunts und kommt deutlich häufiger bei Oberarm- als bei Unterarmshunts vor. Bei Ciminoshunts ist diese Komplikation eine Rarität, insbesondere wenn präoperativ konsequent der Allen-Test durchgeführt wurde und hier unauffällige Befunde zu erheben waren.

c) **Richtig.** Beim MILLER-Banding handelt es sich um ein minimalinvasives endoluminal assistiertes OP-Verfahren, bei dem perkutan ein Ballon in der Anastomose oder abführenden Shuntvene platziert und bis zu einem vorher definierten Durchmesser inflatiert wird. Hierüber wird dann das Banding durch die Anlage einer kräftigen Ligatur durchgeführt, was perkutan oder mittels einer kleinen Hautinzision erfolgen kann. Die Abkürzung MIL-LER steht für "Minimally Invasive Limited Ligation Endoluminal-assisted Revision". Was viele allerdings nicht wissen ist, dass einer der Erfinder dieses Verfahrens tatsächlich Miller hieß[2].

d) **Falsch.** Das Steal-Syndrom wird in Stadium 1–4 eingeteilt, dies bedeutet:
1. Keine Symptome, sonographischer Nachweis
2. Schmerzen bei Belastung (insbesondere bei Dialyse)
3. Schmerzen auch im Ruhezustand
4. Ulcerationen

Ähnlich wie bei der pAVK wird in Abhängigkeit vom Stadium auch die Indikation zu weiteren Maßnahmen gestellt. In den Stadien 3 und 4 sollte großzügig indiziert werden, hier droht immerhin der Verlust der Extremität. Im Stadium 1 empfiehlt sich das konservative Vorgehen, im Stadium 2 kann individuell entschieden werden.

e) **Falsch.** Das Banding ist sicherlich das älteste Therapieverfahren. Hierbei geht es primär um die Reduktion des Durchmessers und damit auch des Flusses im Shunt. Allerdings gibt es auch noch andere Methoden, bei denen die Perfusion der Peripherie verbessert werden soll. Hierzu gehören u. a.:

- die Proximalisierung der Anastomose
  - hierbei wird die Anastomose weiter proximal angelegt
  - Prinzip hinter dieser Methode ist die Vorstellung, dass das „Anzapfen" einer dicklumigeren Arterie verhältnismäßig weniger Auswirkungen distal der Anastomose hat, als wenn von einer dünnlumigen Arterie nahezu das gesamte Flussvolumen abgezogen wird

---

[2] Miller GA, Goel N, Friedman A, Khariton A, Jotwani MC, Savransky Y, Khariton K, Arnold WP, Preddie DC. The MILLER banding procedure is an effective method for treating dialysis-associated steal syndrome. Kidney Int. 2010 Feb;77(4):359–66. https://doi.org/10.1038/ki.2009.461.

- das PAI-Verfahren (proximal arterial inflow)
  - Prinzip hierbei ist, dass ein Bypass von proximal der Anastomose auf die Shuntvene genäht und die originäre Anastomose aufgehoben wird
  - auch hier wird das Blut für den Shunt von einem größeren Gefäß abgezogen und führt erfahrungsgemäß zu weniger Ischämieerscheinungen als bei distalen Anastomosen
- das RUDI-Verfahren (revision using distal inflow)
  - letztlich könnte man es auch als DAI (distal arterial inflow) bezeichnen
  - Prinzip ist, dass ein Bypass von distal der Anastomose auf die Shuntvene angelegt und die Anastomose aufgehoben wird
  - die originäre arterielle Strombahn zur Perfusion der Hand wird hiermit priorisiert
- das DRIL-Verfahren (distal recanalisation interval ligation)
  - dies ist das einzige Verfahren, bei dem die native arterielle Strombahn ligiert wird

---

Frage

18. Welche Aussagen zu laufenden Studien zu Dialysezugängen sind zutreffend?

a) Die HASE-Studie untersucht den Einfluss der sonographischen Flussmessung während der Hämodialyse auf die Offenheitsraten von Dialyseshunts.

b) In der ACCESS-HD-Studie werden die Komplikationsraten von AVF und AVG bei Hämodialysepatienten miteinander verglichen.

c) In der DeVA-Studie werden Drug eluting balloons (DEB) mit Standard-Ballonkathetern bei der Behandlung von Shuntstenosen verglichen.

d) Es gibt bisher keine Studie, die xenogene Dialyseshunts (bovines Perikard) mit PTFE-Shunts verglichen hat.

e) Die Fragestellung der CITES-Studie ist, ob es nach Implantation von Dialysekathetern über die linke VJI häufiger zu zentralen Venenthrombosen kommt als bei einer Implantation über die rechte Seite.

a) **Richtig.** Bei der Hemodialysis Access Surveillance Evaluation (HASE)-Studie wird der Einfluss der Shuntflussmessung während der Hämodialysebehandlung untersucht. Über ein spezielles Programm und Sensoren (HD03 der Firma Transonic), welche am arteriellen und venösen Schenkel des Dialysegeräts befestigt werden, können Flussmessungen und Rezirkulationsausmaß regelmäßig dokumentiert werden. Ziel ist es, hiermit Stenosen frühzeitig erkennen und behandeln zu können, um thrombotische Shuntverschlüsse zu verhindern. Die Offenheitsraten der „Transonic-Interventionsgruppe" werden mit denen verglichen, die eine übliche sonographische oder klinische Kontrolle außerhalb der Dialysebehandlung im Abstand von 4 Wochen erhalten. Zum aktuellen Zeitpunkt ist die Studie noch nicht abgeschlossen, die geplante Zahl an einzuschließenden Patienten wurde noch nicht erreicht.

b) **Falsch.** Bei der Comparing Catheters to Fistulas in Elderly Patients Starting Hemodialysis (ACCESS HD)-Studie handelt es sich um eine multizentrische RCT in den USA und Kanada, in die kürzlich dialysepflichtig gewordene Patienten mit einem Mindestalter von 55 Jahren und der Erstbehandlung über einen Vorhofkatheter eingeschlossen werden. Die Randomisierung erfolgt dann zufällig in eine Gruppe, welche weiter über einen Vorhofkatheter dialysiert wird oder eine zweite Gruppe, die einen arteriovenösen Shunt als dauerhaften Dialysezugang erhält. Verglichen werden dann Morbidität und Mortalität, speziell im Hinblick auf zugangsassoziierte Komplikationen.

c) **Richtig.** Bei der Drug Eluting Balloon Venoplasty in AV Fistula Stenosis (DeVA)-Studie handelt es sich um eine multizentrische RCT, bei der Shuntstenosen entweder mit einem DEB oder einem Standardballon behandelt und die Offenheitsraten verglichen werden.

d) **Falsch.** Eine Single-Center-Studie aus Baltimore (ClinicalTrials.gov NCT03300024) hat sich zum Ziel gesetzt, 100 Patienten in randomisiertem Design und ohne Möglichkeit einer nativen Shuntanlage in zwei Gruppen einzuteilen (boviner Shunt versus PTFE) und die Offenheits- sowie Komplikationsraten miteinander zu vergleichen. Insbesondere auch Infekte und Weichteilreaktionen stehen im Fokus des Interesses. Mit Ergebnissen und einer Auswertung sowie Publikation ist bald zu rechnen.

e) **Falsch.** In der CITES-Studie wird untersucht, ob es einen signifikanten Unterschied in der Entwicklung zentraler Venenstenosen bzw. -thrombosen nach Implantation eines Dialysekatheters über die rechte VJI verglichen mit der rechten VS gibt. Es handelt sich um eine multizentrische Studie aus Schweden, in der 100 Patienten eingeschlossen werden und randomisiert einen Katheter subclavial (50 Patienten) oder jugulär (50 Patienten) erhalten sollen. Hintergrund ist, dass Daten aus dem Zeitraum zwischen 1990 und 2000 zur klinischen Empfehlung geführt haben, Dialysekatheter primär über die VJI und nicht die VS zu implantieren. Es kam damals häufiger zu Thrombosen der VS. Mittlerweile haben sich aber die Materialien und Implantationstechniken dahingehend geändert, dass die OP ultraschallgesteuert erfolgt und hierbei weniger Venenverletzungen auftreten und anstelle von Polyurethan häufiger Silikonkatheter verwendet werden. Letztere sind weniger thrombogen und flexibler als Polyurethan, was mit einem geringeren Thromboserisiko einhergeht.

Frage

19. Welche Aussagen zu randomisierten abgeschlossenen Studien zu Hämodialyseshunts sind richtig?

a) In der REVISE-Studie wurde untersucht, ob die stentgestützte PTA bei Kunststoffshunts bessere Offenheitsraten aufweist als die reine Ballon-PTA.

b) In der PATENCY-1-Studie wurde untersucht, ob arteriovenöse Fisteln (AVF) am Oberarm bessere Offenheitsraten aufweisen als arteriovenöse Grafts (AVG) aus PTFE.

c) Es gibt bisher keine randomisierte Studie, in der die End-zu-Seit-Anastomose bei der Anlage einer AVF der Seit-zu-Seit-Anastomose überlegen ist.

d) Die Kidney Disease Outcomes Quality Initiative (KDOQI)-Leitlinien empfehlen folgende Reihenfolge bei der Auswahl AVF: 1. radiocephalic, 2. brachiocephalic, 3. brachiobasilic, was in Studien eindeutig belegt ist.

e) In einer randomisierten Studie konnte gezeigt werden, dass bei Hämodialyseshunts am Arm die VSM als homologer Ersatz weniger Infektkomplikationen aufweist als PTFE.

Antworten

a) **Richtig.** Bei der REVISE-Studie handelt es sich um eine multizentrische Studie, bei der Patienten mit Kunststoffshunts und bereits vorausgehender

PTA bei Shuntdysfunktion bzw. -verschluss eine Stent-PTA (ViaBahn®
der Firma WL Gore) oder alleinige Re-PTA zur Aufrechterhaltung der
Shuntfunktion erhielten. Die stentgestützte PTA war bei thrombotisch
verschlossenen Shunts von Vorteil mit einer signifikant besseren Offenheitsrate sowie weniger Interventionen im Verlauf, wohingegen bei einer
Shuntdysfunktion keine Unterschiede bestanden.

b) **Falsch.** In der PATENCY-1-Studie wurde untersucht, ob eine menschliche rekombinante Elastase (Vonapanitase) die Offenheit von AVF bei
Dialysepatienten verbessern kann. Diese Elastase soll in Zellkulturen eine
Auflösung bzw. Reduktion von arteriosklerotischen Plaques bewirken können und ist großer Hoffnungsträger der konservativen Behandlung von
an Arteriosklerose erkrankten Patienten. Bei der Anwendung von neu
angelegten AVF erhoffte man sich eine bessere Ausreifung und weniger
Shuntdysfunktionen. Die primäre Offenheitsrate ergab allerdings keinen
signifikanten Unterschied zur Placebogruppe, bei der sekundären schnitt
die „Vonapanitase"-Gruppe deutlich besser ab. Die genauen Mechanismen
und Gründe hierfür werden noch untersucht.

c) **Falsch.** Es gibt zuletzt aus dem Jahr 2021 eine randomisierte Single-
Center-Studie[3], in der die End-zu-Seit-Anastomose (E-S) der Seit-zu-Seit-
Anastomose (S-S) im Hinblick auf die Fistelausreifung und Funktionalität
signifikant überlegen war: 70 % E-S vs. 34 % S-S (p = 0.0001). Folglich
wird trotz Einführung der endovaskulären Techniken, in der funktionell
eine S-S-Anastomose entsteht, beim chirurgischen Vorgehen weiterhin die
E-S-Anastomose empfohlen.

d) **Falsch.** Es gibt keine eindeutige Evidenz, die belegt, dass bei ungeeigne-
ter Gefäßsituation am Unterarm die Cephalicashunt dem Basilicashunt am
Oberarm vorgezogen werden sollte. In einer randomisierten Studie[4] unterschieden sich beide Shunttypen weder in der primären noch der sekundären
Offenheitsrate. Einziger signifikanter Unterschied war die Dauer des operativen Eingriffes, der beim Basilicashunt deutlich länger war. Dies ist
beim einzeitigen Vorgehen darin begründet, dass die Vene auf gesamter Strecke freigelegt und ins Subkutangewebe verlegt werden muss.
Beim zweizeitigen Vorgehen, welches von manchen Operateuren bevorzugt wird, sind die OP-Zeiten sowie die Ausdehnung der Zugangswunden

---

[3] ElKassaby M, Elsayed N, Mosaad A, Soliman M. End-to-side versus side-to-side
anastomosis with distal vein ligation for arteriovenous fistula creation. Vascular. 2021
Oct;29(5):790–796.

[4] Koksoy C, Demirci RK, Balci D, Solak T, Köse SK. Brachiobasilic versus brachiocephalic
arteriovenous fistula: a prospective randomized study. J Vasc Surg. 2009 Jan;49(1):171–177.

zwar vergleichbar, allerdings ist beim Basilicashunt im Anschluss eine zweite Operation mit Subkutanverlagerung der Vene indiziert. Zusammengefasst gibt es also durchaus Argumente, die Cephalicafistel zu bevorzugen, aber nicht aufgrund einer besseren Offenheitsrate, sondern wegen dem geringeren Zugangstrauma mit kürzeren OP-Zeiten unter Lokal- bzw. Regionalanästhesie.

e) **Richtig.** In einer Studie aus dem Jahr 2011[5] konnte gezeigt werden, dass Infektkomplikationen bei Verwendung kryokonservierter VSM als Shuntersatz signifikant seltener auftraten als bei Einsatz von PTFE-Prothesen. Die Offenheitsraten hingegen waren vergleichbar. Der Einsatz von VSM hat sich im Klinikalltag allerdings nicht durchgesetzt, was mehrere Gründe haben könnte; u. a. die bessere Verfügbarkeit und kostengünstigere Anschaffung von PTFE-Prothesen sowie die kürzere OP-Dauer im Falle einer autologen Entnahme und Transplantation der VSM. Nicht zu vernachlässigen ist auch die vorausschauende „Aufsparung" der VSM für ggf. notwendige spätere periphere oder koronare Bypass-Rekonstruktionen, welche bei dem multimorbiden Patientengut mit kardiovaskulären Risikofaktoren keine Seltenheit ist.

Frage

20.Welche Aussagen zu dialysepflichtigen Kindern sind zutreffend?

a) Bei Kindern sollte aufgrund der dünnlumigen Gefäße am Unterarm kein Ciminoshunt angelegt werden.

b) Eine Peritonealdialyse ist bei Kindern aufgrund des hohen Infektrisikos kontraindiziert.

c) Eine Nierentransplantation bei Kindern kann erst mit Abschluss des 5. Lebensjahres durchgeführt werden.

d) Ca. 10 % der jährlich durchgeführten Nierentransplantationen erfolgen bei Kindern und Jugendlichen.

e) Da die Dauer bis zur Nierentransplantation bei Kindern in aller Regel nur wenige Monate beträgt, sollte zur Überbrückung bevorzugt ein zentraler Venenkatheter als Dialysezugang genutzt werden.

---

[5] Mousavi SR, Moatamedi MR, Me Akbari M. Comparing frozen saphenous vein with Goretex in vascular access for chronic hemodialysis. Hemodial Int. 2011 Oct;15(4):559–62.

a) **Falsch.** Auch bei Kindern gilt das Prinzip, so weit distal wie möglich den
   Shunt anzulegen, um somit ausreichend Venenmaterial proximal für ggf.
   notwendige spätere Shuntanlagen aufzusparen. Da Kinder deutlich dün-
   nere Gefäße als Erwachsene haben, ist die Offenheitsrate geringer und
   das Risiko eines Sofortverschlusses größer. Dennoch sollte, wenn immer
   möglich, der Versuch unternommen werden, einen Ciminoshunt anzulegen. Bei Kindern mit einem Gewicht von unter 20 kg sollte allerdings,
   wenn möglich, ein anderes Dialyseverfahren gewählt werden. Im Idealfall
   wird hier die Peritonealdialyse empfohlen, da die Wahrscheinlichkeit einer
   Komplikation nach Anlage eines autologen Shunts deutlich höher ist als
   bei größeren Kindern sowie Erwachsenen.

b) **Falsch.** Insbesondere Kinder profitieren von einer Peritonealdialyse, da
   es zu einer geringeren Kreislaufbelastung kommt, die Dialysebehandlung
   zu Hause stattfinden und terminiert werden kann sowie Schulbesuche
   regelmäßig und ungestört möglich sind. Bei ausreichender Schulung und
   Anleitung der Patienten sowie der Eltern ist das Infektrisiko nicht höher
   als bei Erwachsenen und keine Kontraindikation für eine Peritonealdialyse
   bei Kindern. Im Gegenteil, bei Kindern wird die Peritonealdialyse sogar
   bevorzugt.

c) **Falsch.** In der Regel kann eine Nierentransplantation bei Kindern ab einem
   Gewicht von 8–10 kg, was mit Abschluss des 1.–2. Lebensjahres erreicht
   ist, durchgeführt werden. Da es sich in aller Regel um eine Lebendspende
   von Angehörigen, hier insbesondere der Eltern, handelt, muss ausreichend
   Platz im kleinen Becken für die Erwachsenenniere vorhanden sein. Zudem
   ist bei jüngeren Kindern mit einer höheren Abstoßungs- und Komplikationsrate zu rechnen. Dennoch kann noch deutlich vor dem Abschluss des 5.
   Lebensjahres eine Nierentransplantation erfolgreich durchgeführt werden.

d) **Richtig.** Von den in etwa 2000 Nierentransplantationen im Jahr werden
   150–250 bei Kindern durchgeführt. Meistens handelt es sich hierbei um
   Lebendspenden, die insbesondere bei Kindern viele Vorteile mit sich bringen. Insbesondere die Planbarkeit der Lebendspende und die deutliche
   Reduktion der Wartezeiten verkürzt die Leidensgeschichte der jungen Patienten und vermindert die resultierenden Folgeerscheinungen, welche durch
   die Niereninsuffizienz und Dialysetherapie entstehen.

e) **Falsch.** Zum einen beträgt auch bei Kindern die Wartezeit bis zur Nierentransplantation im Durchschnitt 24 Monate und länger, insbesondere
   wenn es sich um eine Kadaverniere handelt. Außerdem gilt nicht nur bei

Erwachsenen, sondern ganz besonders auch bei Kindern, Katheterdialysen möglichst zu vermeiden. Dies insbesondere im Hinblick auf mögliche Komplikationen durch Infekte, Thrombosen der Zugangsgefäße und damit Verschlechterung der Gefäßsituation für spätere Shuntanlagen. Die Komplikationsrate von zentralen Venenkathetern zur Hämodialyse ist bis zu 60-mal höher als die von arteriovenösen Shunts, die Infektrate ist ca. 10-mal größer als die von arteriovenösen Grafts. Nach Leitlinienempfehlungen sollten maximal 10 % der Dialysepatienten dauerhaft über einen Katheter dialysiert werden. Dies gilt nicht nur für erwachsene, sondern auch für pädiatrische Patienten. Die Realität sieht allerdings anders aus, hier werden 60–70 % der Kinder über einen Katheter dialysiert.

Venenerkrankungen

8

Frage

1. Welche Aussagen zur Epidemiologie von venösen Thrombosen sind richtig?

a) Die Inzidenz der Thrombose des tiefen Venensystems liegt bei 1–2/1000/ Jahr.

b) Größter Risikofaktor für die Entstehung einer TBVT ist die Kombination aus Nikotinabusus und der Einnahme von Kontrazeptiva.

c) Es sterben in Europa mehr Menschen an einer Lungenembolie als an Brust- und Prostatakrebs, HIV/Aids und Verkehrsunfällen zusammen.

d) Innerhalb von 5 Jahren erleiden ca. 30 % der Patienten mit einer TVT eine Rezidivthrombose.

e) TVT und Lungenembolien können erstes Zeichen einer malignen Erkrankung sein.

Antworten

a) **Richtig.** Die jährliche Inzidenz venöser Thrombembolien, zu denen die tiefe Venenthrombose sowie die Lungenembolie gehören, ist trotz erheblicher Fortschritte in der Antikoagulationstherapie nach wie vor relativ hoch und über die Jahre unverändert in einer Größenordnung von 0,1–0,3 % jährlich.

b) **Falsch.** Größter Einfluss- und Risikofaktor für die Entstehung einer TVBT ist das Alter. So liegt die jährliche Inzidenz der TBVT altersabhängig bei
   I. < 20-jährigen bei 1/10.000

© Der/die Autor(en), exklusiv lizenziert an Springer-Verlag GmbH, DE, ein Teil von Springer Nature 2023
S. Regus, *Gefäßchirurgie Fragen und Antworten*,
https://doi.org/10.1007/978-3-662-67231-0_8

II. 20–60-jährigen Erwachsenen bei 1/1000

III. 60-jährigen bei 1–3/100

Somit ist das Alter der größte und zugleich auch nicht beeinflussbare Risikofaktor für die Entstehung einer TBVT.

c) **Richtig.** Laut Studienergebnissen (VITAE-Studie aus dem Jahre 2007) erkranken pro Jahr in Europa (Deutschland, Frankreich, Italien, England, Spanien und Portugal) mehr als 1 Million Menschen an einer venösen Thrombembolie, wovon ca. 400.000 tödlich verlaufen. Dies hat eine erhebliche Bedeutung für das Gesundheitssystem und die behandelnden Ärzte, insbesondere da die Mehrzahl der TVT bzw. Lungenembolien (LE) während oder im unmittelbaren zeitlichen Zusammenhang mit einer Krankenhausbehandlung auftritt.

d) **Falsch.** Das Risiko für eine Rezidivthrombose beträgt ca. 30 % nach 10 Jahren; unabhängige Risikofaktoren sind Alter, Übergewicht, Nikotinabusus und Kontrazeption, maligne Erkrankungen sowie Immobilität.

e) **Richtig.** Lungenembolien (LE) treten häufiger bei Patienten mit malignen Grunderkrankungen auf und verlaufen oft fulminant. So gehört die LE zu den häufigsten Todesursachen bei Tumorpatienten. Insbesondere Patienten mit Pankreas- und Ovarialkarzinomen sind gefährdet, venöse Komplikationen zu erleiden.

Frage

2.Welche Aussagen zur Entstehung von venösen Thrombosen sind richtig?

a) In der überwiegenden Mehrzahl sind die Venen der unteren Extremität betroffen.

b) Hauptrisikofaktor für die Entstehung einer Thrombose ist das weibliche Geschlecht.

c) Die Virchowsche Trias ist nur bei arteriellen Thrombosen wichtig, bei venösen ist sie vernachlässigbar.

d) Der Wells-Score ist hilfreich bei der Diagnostik von Venenthrombosen und orientiert sich an typischer Ätiologie und Pathogenese von Thrombosen.

e) Immobilität ist der Hauptrisikofaktor für Thrombosen, deshalb stellen sie bei Sportlern eine absolute Rarität dar.

Antworten

a) **Richtig.** In über 90 % sind die Vena cava inferior (VCI) sowie die oberflächlichen und tiefen Venen der unteren Extremitäten betroffen. Dies liegt an der naturgemäßen Belastung durch die Schwerkraft beim sich aufrecht fortbewegenden Menschen sowie die Belastung bei sitzender Tätigkeit.

b) **Falsch.** Hauptrisikofaktor ist das Lebensalter. Mit zunehmendem Lebensalter kommt es zu einer Zunahme der jährlichen Inzidenz der tiefen Beinvenenthrombose (TBVT):

1. bis 20. Lebensjahr: 1/100.000
2. 20.–40. Lebensjahr: 1/10.000
3. 40.–60. Lebensjahr: 1/1000
4. > 60. Lebensjahr: 1/100

Mit anderen Worten ausgedrückt: das Risiko, an einer Thrombose zu leiden, verzehnfacht sich mit zunehmendem Lebensalter alle 20 Jahre.

Das weibliche Geschlecht ist ebenfalls ein Risikofaktor, aber nicht der Hauptrisikofaktor. Die Wahrscheinlichkeit bei Frauen ist größer, an einer Thrombose zu leiden als bei Männern, was auf die prokoagulatorische Wirkung weiblicher Geschlechtshormone, insbesondere im Rahmen von Schwangerschaften, sowie die Einnahme oraler Antikonzeptiva in der Kombination mit einem Nikotinabusus zurückgeführt wird.

c) **Falsch.** Die Virchowsche Trias ist unabhängig vom Gefäßsystem wichtig bei der Entstehung einer Thrombose. Nach ihrem Erstbeschreiber Rudolf Virchow (1821–1902) ist sie auch heute noch gültig und beschreibt Zustände eines erhöhten Thromboserisikos, nämlich Veränderungen von:

1. Gefäßwand
2. Blutfluss
3. Blutzusammensetzung

Veränderungen eines oder mehrerer dieser Faktoren führt zu einer erhöhten Thromboseneigung.

d) **Richtig.** Der Wells-Score ist ein Maß für die klinische Wahrscheinlichkeit von venösen Thrombosen und in der initialen Diagnostik (oft in der Notaufnahme) und Differenzialdiagnostik von Beinschwellungen unklarer Genese hilfreich und sinnvoll. Abgefragt werden anamnestische Risikofaktoren (Immobilität, Thrombose in der Vorgeschichte, maligne Erkrankung, familiäre Belastung, kürzlich stattgefundener operativer Eingriff) sowie nach klinischen Zeichen einer Thrombose gesucht (Schwellung, Umfangsdifferenz, sichtbare Venenzeichnung, Druckschmerz über den oberflächlichen sowie tiefen Venen, Ödeme). Für jeden positiven Befund gibt es einen

Punkt, bei Wahrscheinlichkeit einer anderen Differenzialdiagnose werden zwei Punkte abgezogen. Ab einem Score von zwei (und mehr) ist die klinische Wahrscheinlichkeit für eine Thrombose hoch und eine weiterführende Diagnostik mittels Sonographie zu empfehlen.

e) **Falsch.** Auch Sportler können an einer Thrombose erkranken. Selbst wenn sämtliche der üblichen Risikofaktoren (Immobilität, familiäre Belastung etc.) nicht vorliegen, gibt es eine venöse Erkrankung, die speziell und insbesondere bei Sportlern auftritt. Diese nennt sich Thrombose par effort (Anstrengungsthrombose) und ist eine andere Bezeichnung für das Paget-von-Schroetter-Syndrom. Es handelt sich hier um eine Thrombose im Bereich der oberen Extremität, meist im Rahmen eines TOS. An anatomischen Ursachen, die zur Kompression und damit zur Thrombose führen, sind eine Halsrippe oder prominente erste Rippe sowie fehlverheilte Clavicularfrakturen zu nennen. Desweiteren können eine trainingsbedingte Hypertrophie der Pectoralis- sowie Skalenusmuskulatur ursächlich sein. Es sind folglich am häufigsten Sportarten mit Beteiligung der oberen Extremität betroffen. Aber auch die Exsikkose während eines harten Trainings sowie im Wettkampf können die Thromboseneigung noch zusätzlich erhöhen. Die Therapie der Thrombose par effort orientiert sich an den Behandlungsstrategien der üblichen Thrombose mittels Kompressionstherapie und Antikoagulation. Invasive Maßnahmen werden zwar zunehmend, insgesamt aber immer noch sehr selten indiziert.

Frage

3. Welche Aussagen zu Symptomatik und Einteilung der Varikosis sind richtig?

a) Varizen können zwar ein ästhetisches Problem für betroffene Patienten darstellen, sind aber meist harmlos.

b) Meist ist die Vena saphena magna (VSM) betroffen.

c) Typische Beschwerden reichen von Spannungs- und Schwellungsgefühlen, insbesondere abends, bis zu Dermatitiden mit Hautaffektionen und Juckreiz oder dem Ulcus cruris.

d) Die C-Einteilung erfolgt äquivalent zur pAVK nach Fontaine in 4 Stadien (C1-4).

e) Der venous clinical severity score (VCSS) ist eine Einteilung, bei der die Varikosis sowie CVI anhand von klinischen Zeichen und Beschwerden mit Punkten bewertet und eingeteilt wird.

Antworten

a) **Richtig.** Varizen stellen selten ein ernstzunehmendes medizinisches Problem dar. Dennoch sollten Patienten und ihre Beschwerden ernst genommen werden und bei Behandlungswunsch frühzeitig eine Entfernung insuffizienter Venenanteile erfolgen. Zudem kommt es mit zunehmender Krankheitsdauer zu einer teilweise erheblichen Be- und Überlastung des tiefen Leitvenensystems, welches schließlich auch insuffizient werden kann.

b) **Richtig.** Die VSM ist aufgrund ihrer Länge am häufigsten betroffen, meist inklusive einer oder mehrerer Seitenäste (am Oberschenkel V. saphena accessoria medialis und lateral, am Unterschenkel V. arcuata cruris anterior und posterior).

c) **Richtig.** Dies wird auch häufig mit dem C der CEAP (Clinical-Etiology-Anatomy-Pathophysiology)-Klassifikation beschrieben.

d) **Falsch.** Die Einteilung erfolgt äquivalent zur pAVK-Einteilung nach Rutherford in 7 Stadien (C0–C6), mit steigendem Schweregrad: 0 = asymptomatisch, 1 = Besenreißer, 2 = Varizen, 3 = Ödem, 4 = Hautveränderungen, 5 = abgeheiltes Ulcus, 6 = florides Ulcus.

e) **Richtig.** Beim VCSS wird die Varikosis nach 10 Kriterien bewertet, für jedes Merkmal können 0–3 Punkte vergeben werden. Folglich kann ein Punktwert von 0–30 erreicht werden. Je höher der Wert, desto ausgeprägter sind Symptomatik und Befund. Kriterien sind entweder anamnestisch (Schmerzen, Dauer von trophischen Hautläsionen, Dauer und Verträglichkeit der Kompressionstherapie) oder bei der klinischen Untersuchung (sichtbare Varizen, Ödeme, Indurationen, Entzündung, Hyperpigmentierung, Anzahl sowie Größe von Ulcerationen) zu erheben.

Frage

4.Welche Aussagen zur Einteilung nach Hach sind zutreffend?

a) Bei der Einteilung nach Hach handelt es sich um eine Klassifikation der Thrombophlebitis.

b) Prinzip der Einteilung der Stammvarikosis nach Hach ist, dass sich diese von proximal nach distal ausdehnt.

c) Bei der Hach-Klassifikation der Stammvarikosis werden sämtliche insuffizienten Seitenäste in die Nomenklatur mit einbezogen.

d) Bei der Einteilung der Stammvarikosis nach Hach ist die Insuffizienzstrecke entscheidend.

e) Die Einteilung der Stammvarikosis nach Hach erfolgt rein nach morphologischen Kriterien.

a) **Falsch.** Bei der Einteilung nach Hach wird die Stammvarikosis an den Beinen eingeteilt. Hierbei gibt es eine Einteilung der VSM und VSP.

b) **Richtig.** Die Einteilung der Stammvarikosis nach Hach erfolgt in Abhängigkeit von der Ausdehnung der insuffizienten Stammvene von proximal nach distal. Dies liegt daran, dass das Krampfaderleiden oft mit einer Crosseninsuffizienz in der Leiste (VSM) oder Kniekehle (VSP) beginnt und sich nach distal ausdehnt. Natürlich gibt es auch Fälle, in denen das Varizenleiden durch insuffiziente Perforansvenen im Verlauf der Vene (z. B. am distalen Oberschenkel) ihren Ursprung nimmt. Hier ist dann das Ausmaß der Ausdehnung nach distal hinsichtlich der Klassifikation entscheidend.

c) **Falsch.** Bei der Klassifikation nach Hach werden die akzessorischen Venen im Falle einer Insuffizienz mitberücksichtigt. Zu den akzessorischen Venen gehören am Oberschenkel die Vena saphena accessoria anterior (früher lateralis) und posterior (früher medialis), am Unterschenkel die Vena saphena accessoria anterior und posterior distalis, welche früher als Vena arcuata anterior und posterior bezeichnet wurden. Diese 4 akzessorischen Venen werden bei der Einteilung nach Hach regelhaft mit bezeichnet, dann typischerweise z. B. als Insuffizienz der VSM Hach 3 mit Seitenastvarikosis (hier wird dann der betroffene Seitenast bezeichnet).

d) **Richtig.** Bei der Einteilung der Stammvarikosis nach Hach ist die Länge der Insuffizienzstrecke entscheiden. Es wird sozusagen der distale Insuffizienzpunkt betrachtet und angenommen, dass die Crossenregion der Ausgangspunkt ist. Bei der Vena saphena magna (VSM) unterteilt man in Hach 1–4, bei der Vena saphena parva (VSP) in Hach 1–3.

e) **Richtig.** Die Einteilung nach Hach orientiert sich an morphologischen Kriterien, hier wird insbesondere die Länge der Insuffizienzstrecke sowie die Lokalisation berücksichtigt. Sie hat sich im Klinikalltag bewährt und durchgesetzt, da sie einfach und pragmatisch ist sowie Hilfestellungen bei den OP-Verfahren gibt. Funktionelle Aspekte werden nicht berücksichtigt. Hierzu gehören wie z. B.:
I. Art und Ausprägung der Symptome
    i. Schmerzen

    ii. Schwellung

   iii. Entzündungen

   iv. Venenzeichnung

    v. Besenreißer sichtbar

   vi. Atrophie blanche

  vii. livide Verfärbungen

 viii. Ulcera etc.

  II. Ätiologie (erworben, angeboren)

 III. Perforansinsuffizienzen, Seitenäste

 IV. Art der Abflussstörung

    i. Reflux

   ii. Obstruktion

  iii. Aneurysma

  iv. Thrombophlebitis

  V. Erstdiagnose oder Rezidiv

Für eine genauere Klassifikation hat sich die Einteilung CEAP (**c**linical **e**tiology **a**natomy **p**athophysiology) durchgesetzt. Diese ist für den Klinikalltag allerdings meist zu komplex und wird primär in der Wissenschaft und Literatur verwendet.

Frage

5. Welche Aussagen zu Perforansvenen sind zutreffend?

a) Es gibt drei Perforansvenen am Bein, die die VSM mit dem tiefen Venensystem verbinden.

b) Die Cockett-Perforansvenen befinden sich am distalen Oberschenkel und stellen eine Verbindung der Vena saphena magna zur Vena femoralis dar.

c) Die Perforansvenen nach Dodd und Boyd (= Sherman) stellen eine Verbindung zwischen der Vena saphena magna und dem tiefen Venensystem dar.

d) Die Crosse der VSP ist in ca. 50 % der Fälle sonographisch und intraoperativ nicht nachweisbar.

e) Es ist wichtig, vor einem Varizeneingriff alle Perforansvenen namentlich zu dokumentieren.

a) **Falsch.** Es gibt ca. 150 Venae perforantes und Bein, wovon in etwa 60 großlumig und prinzipiell auch sonographisch sichtbar sind. Jede Perforansvene kann Ausgangspunkt einer Stammvarikosis sein, weshalb zumindest die wichtigsten Perforansvenen am Bein notwendig benannt werden sollten, um eine operative Therapieplanung vornehmen zu können.

b) **Falsch.** Die Cockett'schen Perforansvenen befinden sich am Unterschenkel und stellen eine Verbindung zwischen der Vena saphena accessoria posterior distalis (arcuata posterior) mit den Vv. tibiales posteriores am Unterschenkel dar.

c) **Richtig.** Die Perforansvenen nach Dodd verbinden die VSM mit der Vena femoralis am Oberschenkel, die Perforansvenen nach Boyd (= Sherman) verbinden die Vena saphena magna mit den Vv. tibiales posteriores.

d) **Richtig.** Untersuchungen haben ergeben, dass die Crosse der VSP, im Vergleich zur Crosse der VSM, in ca. 50 % der Fälle nicht nachweisbar ist. In diesen Fällen zieht die VSP als sogenannte Vena femoropoplitea (auch als „Giacomini-Vene" bezeichnet) nach proximal und mündet vom dorsalen Oberschenkel nach medial ziehend über bzw. als Fortsetzung der V. saphena accessoria posterior in die VSM oder direkt die Vena femoralis. Bei vorhandener Crosse der VSP in die Vena poplitea zieht in vielen Fällen dennoch die Vena femoropoplitea, dann allerdings deutlich dünnlumiger, oberflächlich nach proximal.

e) **Falsch.** Da das Venensystem eine außerordentliche interindividuelle Variabilität aufweist, gibt es die im Lehrbuch beschriebenen Normen selten, aber viele „Normvarianten". Deshalb ist das namentliche Kennen und Benennen aller Perforansvenen selten bzw. nicht notwendig und führt eher zu Unsicherheiten. Wichtig und empfehlenswert ist es allerdings, betroffene Perforansvenen präoperativ zu markieren, um sie intraoperativ besser auffinden zu können. Bei der Exhairese der von der Perforansvene gespeisten Stammvene bzw. Seitenastvene ist eine selektive Perforansligatur oft nicht notwendig, weshalb hier viele Operateure keine gesonderte Markierung vornehmen.

6. Welche Aussagen zur CEAP-Klassifikation sind zutreffend?

a) Die CEAP-Klassifikation ist im Klinikalltag unerlässlich für die Varizen-behandlung.

b) Bei der CEAP-Klassifikation werden klinische subjektive Beschwerden des Varizenleidens berücksichtigt.

c) Die Lokalisation der betroffenen Venen wird bei der CEAP-Klassifikation durch das A repräsentiert.

d) Das E in der CEAP-Klassifikation steht für Zahl der Ereignisse (=Rezidive).

e) Das P in der CEAP-Klassifikation beschreibt primäre Varizen genauer.

a) **Falsch.** Die CEAP-Klassifikation ist eine ausführliche Einteilung und Klassifikation venöser Erkrankungen, vornehmlich der oberflächlichen Stammvenen. Sie dient allerdings eher dem Vergleich wissenschaftlicher Daten und Studien, für den Klinikalltag ist die Einteilung in vielerlei Hinsicht zu komplex.

b) **Falsch.** Das C in der CEAP-Klassifikation steht für zwar für clinical und beschreibt den Schweregrad der klinischen Erscheinungen des Venenleidens. Es geht von C0 bis C6. Allerdings werden hierbei nicht subjektive Beschwerden des Patienten berücksichtigt, sondern vielmehr objektivierbare Befunde erhoben. Beispielsweise steht C0 für asymptomatisch, C2 für sichtbare Varizen und C6 für florides Ulcus.

c) **Richtig.** Beim A geht es um die Lokalisation der betroffenen Venen, unterteilt wird in oberflächlich (A_s), perforantes (A_p) und tief (A_d). Bei der erweiterten Klassifikation werden zudem die betroffenen Venen genannt (1–5 oberflächliche, 6–16 tiefe und 17+18 Perforansvenen).

d) **Falsch.** Das E steht für Ätiologie (Etiology) und reicht von congenital (E_c) über primär (E_p) zu sekundär (E_s). Congenital ist angeboren, also schon bei Geburt bestehend. Hier handelt es sich dann genau genommen um eine venöse Malformation. Primär sind Varizen, die ohne Auslöser entstehen: sekundär beschreibt Varizen mit Auslöser (z. B. stattgehabte tiefe Beinvenenthrombose).

e) **Falsch.** Das P steht für Pathophysiology und unterteilt in Obstruktion (P_o), Reflux (P_r) und beides (P_{or}). Hier wird der Reflux am häufigsten genannt.

Wichtig ist dies u. a. bei der Nachbehandlung bzw. konservativen Therapie, da beim Reflux die Kompression die wichtigste Maßnahme ist, bei der Obstruktion eher symptomatisch angewendet wird.

Frage

7.Welche Aussagen zu medizinischen Kompressionsstrümpfen (MKS) sind zutreffend?

a) Die Kompressionstherapie ist wichtiger Bestandteil der konservativen Varikosis-Behandlung.
b) MKS der Klasse II haben eine Kompressionsstärke von 40–50 mmHg.
c) Bei den MKS bedeutet die Abkürzung AD, dass der Strumpf bis in die Leiste reicht.
d) MKS sind standardmäßig flachgestrickt, für Maßanfertigungen werden rundgestrickte Modelle rezeptiert.
e) Sogenannte Stützstrümpfe sind gleichbedeutend mit MKS der Klasse I.

Antworten

a) **Richtig.** Jede Varizenerkrankung sowie die CVI können konservativ behandelt werden. Dies kann mit medizinischen Kompressionsstrümpfen (MKS) durchgeführt werden, alternativ auch durch eine elastokompressive Wicklung.

b) **Falsch.** Die Kompressionsklassen (CCL) werden in die Klassen 1–4 eingeteilt; entscheidendes Kriterium ist die Kompressionsstärke in mmHg:

I. 19–21 mmHg
II. bis 32 mmHg
III. bis 43 mmHg
IV. > 44 mmHg

Die Differenz des Perfusionsdruckes und der Kompressionsstärke sollte mindestens 50mmHg sein, weshalb bei vielen Patienten mit einer pAVK die CCL II bis IV kontraindiziert sind. Wichtig und erwähnenswert ist allerdings, dass der Druck nicht an jeder Stelle gleich ist. Das Entscheidende am medizinischen Kompressionsstrumpf ist, dass der Druck von unten nach oben abnimmt, also im Fesselbereich 100 % aufweist, dann stetig abnimmt und am Oberschenkel nur noch bei circa 40–50 % der Kompressionsstärke aufbringt. Dies ist auch wichtig bei der elastokompressiven Wicklung, denn wenn der Druck von unten nach oben nicht abnimmt, kann die Wicklung kontraproduktiv sein und den Abstrom verhindern.

c) **Falsch.** A bis G sind definierte Punkte am Bein, an denen die Messungen zur Strumpfanpassung erfolgen. Wichtig im klinischen Alltag für die Strumpflänge und das Rezeptieren des richtigen Strumpfes sind folgende Abkürzung:

- AD: Kniestrumpf (standardmäßig ohne Haftrand)
  - ADH: mit Haftrand
- AG: Schenkel- bzw. Hüftstrumpf (bis knapp unterhalb Leiste, standardmäßig mit ca. 5 cm breitem Haftrand zur Fixierung, daher z. T. auch Abkürzung AGH)
  - AGH: mit Haftrand
- AT: Strumpfhose
  - ATU: für Schwangerschaft (U von Umstand)
  - ATM: nach Entbindung (M von Mutterschutz)

d) **Falsch.** Die meistens Serienprodukte sind rundgestrickte Strümpfe, welche elastisch (Langzugmaterialien) sind, einen höheren Ruhedruck aufweisen sowie primär bei Venenerkrankungen angewendet werden. Sie werden wie bei einem Strumpf rundgestrickt. Flachgestrickte Strümpfe werden, wie der Name bereits sagt, flachgestrickt, bestehen aus mehreren Teilen (wie zum Beispiel bei einem Pullover) und werden schließlich je nach Anpassung (es handelt sich immer um eine Maßanpassung) miteinander vernäht. Sie bestehen aus stabilen und wenig elastischen Kurzzugmaterialien, haben einen hohen Arbeitsdruck und werden bei ausgeprägten Ödemen, insbesondere dem Lip- und Lymphödem empfohlen. Patienten mit flachgestrickten Strümpfen benötigen immer zusätzlich eine Anziehhilfe, da das Anziehen dieses eher rigiden Strumpfes sehr aufwendig sein kann.

e) **Falsch.** Stützstrümpfe sind kein medizinisches Produkt und daher auch nicht verschreibungsfähig. Die Kosten werden von der Krankenkasse nicht übernommen. Bei den Stützstrümpfen handelt es sich um Strümpfe mit leichter Kompression, die für Venengesunde gedacht sind. Insbesondere in Belastungssituationen, z. B. einer längeren Flugreise oder zum Vorbeugen von schweren Beinen bei beruflich belasteten Menschen (z. B. Lehrer, Chirurgen, etc.) werden Stützstrümpfe empfohlen. Sie können außerdem auch als Ersatz für die sogenannten Anti-Embolie-Strümpfe, welche im Krankenhaus teilweise immobilen Patienten angezogen werden, in der häuslichen Umgebung angewendet werden. Der Kompressionsdruck beträgt circa 10–15 mmHg, liegt also unter dem der MKS.

Frage

8.Was ist zutreffend für die operative Varizentherapie (Stripping)?

a) Die alleinige Crossektomie einer Stammvarikosis der VSM Hach IV führt zu einer hohen Rezidivrate.
b) Die „klassische" Strippingmethode der VSM nach Babcock bedeutet, dass die Vene durch den auf die Sonde aufgeschraubten Kopf nach distal gezogen wird.
c) Die Sonde wird Babcock-Sonde genannt.
d) Beim invaginierenden Stripping wird die VSM nach proximal ausgeleitet.
e) Die alleinige Crossektomie ohne Stripping ist heutzutage obsolet.

Antworten

a) **Richtig.** Die alleinige Crossektomie hat ein hohes Rezidivrisiko, das Gleiche gilt für die Crossektomie mit Stripping der VSM unter Belassung eines zu langen Saphenastumpfes. Es wird daher empfohlen, die VSM direkt im Crossenbereich nahe an der VFC abzusetzen.
b) **Richtig.** Bei der klassischen Varizenoperation nach Babcock (1907 erstmals beschrieben) wird nach Absetzen der VSM und Ligieren sämtlicher Crossenäste die Sonde von proximal nach distal in die Vene eingeführt und vor dem Innenknöchel durch eine zusätzliche Hautinzision ausgeleitet. Anschließend wird in der Leiste auf die Sonde ein größenvariabler Knopf geschraubt, der beim Zug an der Sonde nach distal die Vene mit sich mitzieht („Mitnehmer" genannt). Bei der Technik nach Babcock wird grundsätzlich die gesamte VSM entfernt.
c) **Falsch.** Die Sonde wird auch Nabatoff-Sonde genannt.
d) **Falsch.** Auch beim invaginierenden Stripping wird die VSM nach distal gezogen, allerdings wird hierbei kein Kopf aufgeschraubt, sondern die Vene lediglich mit der Sonde fest verknotet und dann extrahiert. Die sogenannte PIN-Sonde (Perforantes Invaginations-Stripping) nach Oesch ist eine extra für diese invaginierende Technik entwickelte Sonde (1993), die am Ende eine Öse für die Fixierung von Vene und Faden aufweist. Die Sonde ist starr und konnte sich im Klinikalltag allerdings nicht durchsetzen.

e) **Falsch.** Die Crossektomie ist die Basis der operativen Varikosistherapie und in bestimmten Indikationen (z. B. der isolierten Crosseninsuffizienz, also Stammvarikosis Stadium Hach I) auch alleinige Therapiemaßnahme. Allerdings ist im Langzeitverlauf mit einer hohen Rezidivrate zu rechnen, weshalb in den meisten Fällen bereits initial eine zusätzliche Versorgung wie partielles oder komplettes Stripping, Sklerosierung oder Verödung notwendig sind.

Frage

9. Welche Aussagen zur endoluminalen Lasertherapie (ELT) des Krampf-aderleidens sind richtig?

a) Die Anwendung von Laser bei der endoluminalen Behandlung des Vari-zenleidens ist seit 1980 in Deutschland zugelassen.

b) Bei dem ELVEs®-Painless-System handelt es sich um eine innovative Laserbehandlung von Krampfadern.

c) Bei der endoluminalen Lasertherapie entstehen deutlich höhere Tempera-turen als bei der Radiofrequenzablation.

d) Die Lasertherapie ist insbesondere für Insuffizienzen der VSM im Stadium Hach IV geeignet.

e) Die Sondenspitze sollte unterhalb der Mündung der Vena epigastrica superficialis platziert werden.

Antworten

a) **Falsch.** Die ELT ist seit 1999 in Deutschland zugelassen und wird seither zunehmend verwendet. Das Prinzip ist die Hitzeanwendung intraluminal, um hierdurch eine Verödung und Verklebung der Venenwand zu erreichen. An der Katheterspitze entstehen Temperaturen bis zu 700 Grad Celsius.

b) **Richtig.** Bei dem ELVEs®-System des deutschen Laserherstellers biolitec AG handelt es sich um eine Weiterentwicklung des herkömmlichen Laser-systems. Die Abkürzung steht für **E**ndo **L**aser **V**ein **S**ystem. Das Besondere an diesem System ist, dass die Sonde laut Hersteller die Energie gezielt an die Venenwand abgibt und aufgrund einer geringeren Eindringtiefe weniger Hautverbrennungen verursacht.

c) **Richtig.** Bei der Lasertherapie entstehen Temperaturen von bis zu 700 Grad Celsius, während bei der Radiofrequenzablation Temperaturen bis 120 Grad entstehen. Dies könnte ein Grund für die minimal höhere Anzahl an Hautverbrennungen nach der Lasertherapie (1–4,8 %) im Vergleich zur Radiofrequenzablation (0–0,36 %) sein.

d) **Falsch.** Die endoluminalen Verfahren eignen sich insbesondere für die VSM am Oberschenkel bis knapp unterhalb des Kniegelenks. Sobald die Vene oberflächlicher liegt, kommt es zu einer deutlich höheren Komplikationsrate mit Hautverbrennungen und -verfärbungen, sodass sowohl die Laser- als auch die Radiofrequenztherapie nur bis knapp unterhalb des Kniegelenks empfohlen werden. Aus diesem Grund wird die VSM üblicherweise knapp unterhalb des Kniegelenks punktiert, die Sonde dann bis knapp unterhalb der Crossenmündung vorgeschoben und die endoluminale Therapie unter kontrolliertem Rückzug der Sonde durchgeführt.

e) **Richtig.** Bei den endoluminalen Verfahren sollte die Sondenspitze circa 1 cm unterhalb der Crossenmündung platziert werden. Die Vena epigastrica superficialis dient als Orientierungspunkt, da sie der oberste Crossenast ist und gut sichtbar nach mediokranial zieht.

Frage

10. Welche Aussagen zur endovenösen Radiofrequenzablation (RFA) sind korrekt?

a) Mit der RFA wird bevorzugt die Vena saphena parva (VSP) behandelt.
b) Das am häufigsten verwendete Gerät ist das VNUS ClosureFAST™.
c) Aufgrund der, im Vergleich zur Lasertherapie, deutlich geringeren Hitzeentwicklungen ist die Infiltration einer Tumeszenzlösung nicht notwendig.
d) Die Rezidivraten nach der RFA-Behandlung sind deutlich geringer als nach der konventionellen Stripping-Operation.
e) Bei der sogenannten bipolaren RFA der Firma Celon/Olympus entstehen weniger Verbrennungen als bei der segmenalen RFA der Firma Medtronic.

Antworten

a) **Falsch.** Bei den endoluminalen Verfahren (seit 1998 verfügbar), somit auch bei der RFA, wird bevorzugt die VSM am Oberschenkel bis knapp unterhalb des Kniegelenks versorgt. Die oberflächlich gelegene VSM am Unterschenkel sollte, wenn möglich, nicht durch endoluminale Verfahren behandelt werden. Grund hierfür ist, dass bei der RFA eine ausgeprägte Hitzewirkung entsteht und bei oberflächlicher Lage der Vene das Risiko einer Hautverbrennung sehr groß ist.

b) **Richtig.** Das VNUS ClosureFAST™ der Firma Medtronic wird in Deutschland am häufigsten verwendet. Durch die wiederholt anwendbare und kontrollierte Hitzeentwicklung von 90–120 Grad Celsius zieht sich das Kollagen der Venenwand zusammen und die Vene verschließt sich.

c) **Falsch.** Auch bei der RFA wird Tumeszenzlösung angewendet, insbesondere auch zur Schmerztherapie. Aber auch zur Kompression der Vene und somit verbesserten Wirksamkeit der endoluminalen Therapie sowie als Hautschutz sollte die Lösung infiltriert werden. Auch bei der RFA sind aufgrund einer Hitzeentwicklung von bis zu 120 Grad Celsius Hautverbrennungen durchaus möglich.

d) **Falsch.** Langzeitergebnisse hinsichtlich der Rezidivrate nach RFA, insbesondere im Vergleich zur konventionellen Crossektomie und dem Stripping-Verfahren, deuten eher auf eine höhere Rezidivrate nach der RFA hin. Diese liegen zwischen 2–20 %, wohingegen nach technisch einwandfreier Crossektomie eine Rezidivrate von unter 5 % nach 10 Jahren angeben wird. Die technischen Weiterentwicklungen, insbesondere im Bereich der RFA, aber auch der EVLA, lassen allerdings vermuten, dass in Zukunft weitere Langzeitergebnisse mit geringeren Rezidivraten publiziert werden.

e) **Falsch.** Bei der bipolaren RFA fließt an der in der Vene befindlichen Sondenspitze ein Wechselstrom. Die Sonde kann zudem die Widerstandsveränderungen der Venenwand messen, sodass sich das Gerät ab einem gewissen Widerstand von selbst ausschaltet. Sinn und Zweck ist eine Reduktion von Nebenwirkungen außerhalb der zu behandelnden Varize. Zu nennen sind hier insbesondere Hautverfärbungen und -verbrennungen. Es gibt allerdings keine eindeutige Evidenz dafür, dass dieses Verfahren weniger Hautkomplikationen hat als die segmentale RFA der Firma Medtronic (VNUS ClosureFAST™). Bei der segmentalen Ablation befindet sich ein 7 cm langes Segment an der Sondenspitze, welches durch Radiofrequenzenergie erhitzt und der Katheter schrittweise von proximal nach distal zurückgezogen wird.

Frage

11. Welche Aussagen zur Verödungstherapie von Varizen sind korrekt?

a) Polidocanol (Aethoxysklerol®) ist das in Deutschland am häufigsten verwendete flüssige Verödungsmittel für die sogenannte Besenreißervarikosis.

b) Kontraindikationen für die Verödungstherapie sind unter anderem eine fortgeschrittene pAVK, Diabetes mellitus oder bekannte Allergien.

c) Die Verödungstherapie ist frei von Nebenwirkungen und kann kritiklos angewendet werden.

d) Bei der Schaumverödung wird ebenfalls Polidocanol verwendet, hier in aufgeschäumter Form.

e) Bei der ClariVein®-Methode handelt es sich um eine Kombination aus mechanischer und chemischer Varizenbehandlung.

Antworten

a) **Richtig.** Polidocanol (Aethoxysklerol®) ist das einzige in Deutschland zugelassene Verödungsmittel und in Konzentrationen von 0,25 %, 0,5 %, 1 % und 3 % erhältlich.

b) **Richtig.** Eine fortgeschrittene pAVK im Stadium 3 oder 4, ein Diabetes mellitus mit diabetischer Mikro- und Makroangiopathie sowie eine bekannte Allergie gegen Aethoxysklerol® sind die häufigsten Kontraindikationen. Auch bei multiplen Arzneimittelallergien sollte sie nicht angewendet werden.

c) **Falsch.** Auch die Verödungstherapie hat Risiken, insbesondere Hautreaktionen im Sinne von Hyperpigmentierungen, Rötungen oder allergischen Reaktionen. Zudem können Verfärbungen durch Polidocanol und im Extremfall auch Nekrosen entstehen, was im Aufklärungsgespräch unbedingt erwähnt werden sollte. Dies ist insbesondere bei Indikationsstellung aus kosmetischen Gründen, was in der Mehrzahl der Fälle ist, wichtig.

Das Risiko von Hyperpigmentierungen und Hautaffektionen wird in der Literatur mit bis zu 80 % angegeben, allerdings sind die meisten Hautveränderungen nach 1 Jahr verschwunden. Lediglich in ca. 1–5 % kommt es zu dauerhaften kutanen Reaktionen.

d) **Richtig.** Bei der Schaumverödung wird Polidocanol mit der sogenannten Doppelspritzentechnik (DSS nach Tessari) aufgeschäumt. Das Verhältnis Luft zu Flüssigkeit beträgt meist 4:1. Je größer das zu sklerosierende Gefäß ist, desto höher sollte die Konzentration von Polidocanol sein (erhältlich von 0,25 % bis 3 %).

e) **Richtig.** Man spricht auch von mechano-chemischer Ablation, eine Kombination endoluminaler und sklerosierender Verfahren. Das Prinzip dieses Vorgehens ist, dass die Veneninnenwand mit einem Katheter, an dessen Spitze sich ein rotierender Draht befindet, gereizt und anschließend mit Schaum verödet wird. Das System aus Katheter, Draht und Applikationsvorrichtung wird vom Hersteller MeritMedical auch ClariVein®-System bezeichnet. Von Vorteil ist, dass hierbei keine Hitze entsteht und somit keine Tumeszenzlösung angewendet werden muss.

12. Welche Aussagen zur Thrombophlebitis sind richtig?

a) Die Thrombophlebitis der VSM muss unabhängig von ihrer Ausdehnung für mindestens 3 Monate mittels therapeutischer Antikoagulation und Kompressionstherapie erfolgen.

b) Die sogenannte Thrombophlebitis saltans (migrans) ist eine harmlose Erkrankung und tritt häufig nach multiplen Venenpunktionen auf.

c) Bei der Mondor-Phlebitis handelt es sich um eine Thrombophlebitis der V. epigastrica superficialis oder thoracoepigastrica.

d) Fondaparinux (Arixtra®) kann postoperativ als Antikoagulation nach Crossektomie der VSM mit Beteiligung des tiefen Venensystems für drei Monate indiziert sein.

e) Sobald die Thrombophlebitis der VSM an die Crosse heranreicht beziehungsweise in das tiefe Venensystem hineinragt, ist die operative Crossektomie notfallmäßig indiziert.

a) **Falsch.** Die unkomplizierte Thrombophlebitis der VSM muss in aller Regel nicht antikoaguliert werden. Erst ab einer Länge von > 5 cm wird zusätzlich zur grundsätzlich indizierten Kompressionstherapie eine prophylaktische Antikoagulation mit Fondaparinux (Arixtra®) 2,5 mg einmal täglich für 4–6 Wochen empfohlen. Wenn die Thrombophlebitis allerdings < 3 cm an die Crosse heranreicht, ist eine therapeutische Antikoagulation für 3 Monate indiziert.

b) **Falsch.** Bei der Thrombophlebitis saltans (auch Phlebitis migrans bezeichnet) handelt es sich um eine durchaus ernstzunehmende Erkrankung, bei der es rezidivierend zu Thrombophlebitiden der Bein- und insbesondere auch der Armvenen kommt. Sie treten typischerweise spontan auf, heilen innerhalb kürzester Zeit folgenlos ab, um dann an anderer Stelle neu zu entstehen. Insbesondere bei jungen Patienten, vornehmlich Männern, muss an eine maligne Grunderkrankung (z. B. Hodentumor) gedacht werden.

Weitere typische Malignome, bei denen es regelmäßig zu einer Thrombophlebitis migrans kommt, sind das Bronchial- und Pankreaskarzinom sowie die Leukämie.

c) **Richtig.** Bei der Mondor-Phlebitis handelt es sich um eine Thrombophlebitis im Thoraxbereich, deren Ursache nicht vollständig geklärt ist. Betroffen sind meist die V. epigastrica superficialis oder thoracoepigastrica. Klinisch macht sich das durch eine Verhärtung und Rötung im Verlauf der bezeichneten Venen bemerkbar. Ursächlich können unter anderem Eingriffe an der Brustdrüse, ein Mammakarzinom oder Thrombophilien (Antikardiolipin-Antikörper-Syndrom, Protein-C-Mangel) sein. Die Therapie ist neben der Ursachensuche und weiterführenden Diagnostik in aller Regel symptomatisch, eine Antikoagulation oder invasive Maßnahmen sind nur in Ausnahmefällen indiziert.

d) **Richtig.** Bezüglich der Nachbehandlung nach Crossektomie der VSM bei Beteiligung des tiefen Venensystems empfehlen viele Operateure und Autoren, die Nachbehandlung wie bei einer tiefen Beinvenenthrombose durchzuführen. Dies bedeutet eine therapeutische Antikoagulation für mindestens drei Monate. Hierfür kann neben niedermolekularem Heparin auch Arixtra® in therapeutischer Dosierung (7,5 mg einmal täglich) oder ein NOAK beziehungsweise Phenprocoumon verordnet werden. Prinzipiell kann argumentiert werden, dass nach Crossektomie keine weitere Antikoagulation notwendig ist, da das Risiko einer Embolisation durch die Crossektomie reduziert beziehungsweise aufgehoben sein sollte. Argumente für eine therapeutische Antikoagulation für drei Monate sind allerdings, dass die regelhaft in situ belassene VSM in ihrem Verlauf durchaus weitere Verbindungen zum tiefen Venensystem aufweist und das Risiko von weiteren Embolisationen hierüber besteht.

e) **Falsch.** Die Meinungen zur Notwendigkeit einer dringlichen beziehungsweise notfallmäßigen Crossektomie bei der Thrombophlebitis mit Crossenbeteiligung sind uneinheitlich. Es gibt Vertreter der großzügigen OP-Indikationsstellung, sobald der Thrombus die Crosse erreicht bzw. überragt. Andere favorisieren die konservative Therapie und halten sie für ausreichend, wenn die Indikation frühzeitig gestellt und die Maßnahmen suffizient durchgeführt werden. Zur Therapie gehören die therapeutische Antikoagulation, zum Beispiel mit einem NOAK oder Arixtra®7,5 mg einmal täglich.

13. Welche Aussagen zum May-Thurner-Syndrom sind zutreffend?

a) Beim May-Thurner-Syndrom handelt es sich um eine maligne Erkrankung der Venenwand.

b) Das May-Thurner-Syndrom tritt bevorzugt bei jungen Männern auf der rechten Seite auf.

c) Der ursächliche Beckenvenensporn kann in der präoperativen Diagnostik gut mittels CT-Angiographie dargestellt werden.

d) Nach erfolgreicher Thrombolyse oder Thrombektomie sollte unbedingt ein Stent implantiert werden, um den Beckenvenensporn zu beseitigen.

e) Meistens wird der Wallstent® zur Versorgung des Beckenvenensporns gewählt.

a) **Falsch.** Das May-Thurner-Syndrom bezeichnet eine deszendierende Form der Thrombose der Beckenvenen, die durch einen sogenannten Beckenvenensporn entsteht. Robert May (1912–1984) war ein österreichischer Chirurg und Josef Thurner (1927), ebenfalls aus Innsbruck stammend, ein Pathologe. Die Namen werden übrigens deutsch ausgesprochen und nicht, wie häufig beobachtet, englisch. Beschrieben wurde das nach ihnen benannte Syndrom 1957. Rudolf Virchow hat allerdings bereits 1851 beschrieben, dass die Thrombose der Beckenvenen links deutlich häufiger auftritt als rechts.

b) **Falsch.** Das May-Thurner-Syndrom tritt bevorzugt bei jungen Frauen auf der linken Seite auf. Ursächlich für die linksseitige deszendierende Beckenvenenthrombose (= May-Thurner-Syndrom) ist der sogenannte „Beckenvenensporn", der durch die Unterkreuzung der linken Vena iliaca communis unter der rechten Arteria iliaca communis entsteht. Es handelt sich um narbige Veränderungen der Beckenvene auf Höhe der Unterkreuzungsstelle, verursacht durch die stetige Kompression aufgrund der arteriellen Pulsationen.

c) **Falsch.** Der ursächliche Beckenvenensporn kann allenfalls intraoperativ nach erfolgreicher Thrombektomie der Beckenvene mittels Phlebographie dargestellt werden. Präoperativ ist eine Darstellung in aller Regel nicht möglich, da der Sporn durch die Thrombenmaterialien nicht abgrenzbar ist.

d) **Falsch.** Es besteht prinzipiell die Möglichkeit, einen Stent zu implantieren. Aufgrund der guten Offenheitsraten empfehlen manche Autoren, immer einen Stent einzusetzen, auch wenn sich nach erfolgreicher Rekanalisation die Stenosierung nur als geringgradig darstellen lässt. Andere argumentieren, dass es sich bei dem Stent um einen Fremdkörper handelt und dieser bei den meisten jungen Frauen nur eingesetzt werden sollte, wenn sich die durch den Beckenvenensporn verursachte Stenosierung als höhergradig zeigt.

e) **Richtig.** Der Wallstent® der Firma Boston Scientific Corporate ist ein selbstexpandierbarer Stent, bestehend aus der Edelmetalllegierung Elgiloy® (nicht-magnetisch, Kobalt-Chrom-Nickel-Molybdän). Dieser Stent ist sehr robust, hat eine hohe Radial- bzw. Spannkraft und wird bevorzugt in den zentralen Venen, in den supraaortalen und iliakalen Arterien, im Gallengangsystem sowie tracheobronchial eingesetzt. Er ist in Längen von 23–145 mm sowie Durchmessern von 5–24 mm verfügbar. Im venösen System sollte er, wenn möglich, ca. 10 % „überdehnt" werden, um die Restenoserate so niedrig wie möglich zu halten. Der Wallstent® wurde aufgrund seiner hohen Radialkraft eigentlich für den Gastrointestinaltrakt (Ösophagus), die Gallenwege sowie das Brochialsystem entwickelt. Für venöse Indikationen, insbesondere das May-Thurner-Syndrom, sind mittlerweile speziell für das venöse System entwickelte Stents verfügbar, z. B. Venovo™/Bard; VICI Venous®/Boston Scientific; Sinus XL®/Optimed; Zilver® Vena™/Cook Medical; BeYond Venous®/Bentley.

Frage

14. Welche Aussagen zum Zusammenhang zwischen pAVK und Venenerkrankungen sind zutreffend?

a) Die Ausprägung der pAVK vom Becken-Bein-Typ stellt einen Risikofaktor für die Entstehung einer tiefen Beinvenenthrombose dar.

b) Erhöhte Cholesterinwerte sind ein Risikofaktor für die pAVK und die TVT.

c) Diabetiker haben im Vergleich zur Normalbevölkerung ein erhöhtes Risiko, an einer pAVK zu erkranken, nicht aber eine TVT zu erleiden.

d) Bei jeder Untersuchung aufgrund der Verdachtsdiagnose einer TVT sollte auch eine orientierende Untersuchung der Arterien erfolgen.

e) Eine Thrombophlebitis bei jungen Rauchern kann erster Hinweis auf das Vorliegen einer Thrombangiitis obliterans (TAO) sein.

a) **Richtig.** Die pAVK und insbesondere die Anzahl der betroffenen Gefäßregionen stell einen Risikofaktor für die Ausbildung und Entwicklung einer tiefen Beinvenenthrombose dar. In der Normalbevölkerung liegt die Inzidenz der tiefen Beinvenenthrombose bei geschätzt ca. 0,1 %/Jahr, bei der pAVK mit einer betroffenen Gefäßregion beträgt sie ca. 0,3 %, bei zwei betroffenen Gefäßregionen bereits 1–2 % und bei drei Gefäßregionen ca. 3–5 %. Eine mögliche Erklärung hierfür ist die mit zunehmender Ausprägung der pAVK einhergehende Reduktion der Mobilität. Es könnte, kritisch betrachtet, aber auch ein Bias sein, nämlich dass die Ausprägung der pAVK nicht der entscheidende Einflussfaktor ist, sondern das in aller Regel höhere Lebensalter der betroffenen Patienten. Mit anderen Worten: bekanntlich ist Alter der größte Risikofaktor für die Entstehung der TVT und zugleich auch für die Ausprägung und Anzahl betroffener Gefäßregionen bei der pAVK.

b) **Falsch.** Erhöhte Cholesterin- sowie Lipidwerte sind ein Risikofaktor für die Entstehung der pAVK, nicht aber für die TVT. Neben dem Alter als nicht beeinflussbarem Risikofaktor sind Übergewicht und Rauchen die wichtigsten und zugleich beeinflussbaren Risikofaktoren für die Entstehung einer pAVK und TVT.

c) **Richtig.** Diabetes mellitus ist kein Risikofaktor für die Entstehung einer TVT.

d) **Richtig.** Die Beschwerden, die Anlass zur Verdachtsdiagnose einer TVT sein können (Schmerzen, Gefühlsstörungen, Hautverfärbungen, Bewegungsstörungen), können auch durch eine pAVK oder einen arteriellen Verschluss verursacht sein. Folglich sollten grundsätzlich auch der Pulsstatus erhoben und die Flusssignale der Arterien am Fuß erhoben werden. Bei Auffälligkeiten sind dann weitere Untersuchungen anzuschließen.

e) **Richtig.** Die TAO als sehr selten auftretende Sonderform der pAVK bei jungen (meist männlichen) Rauchern kann als erste klinische Hinweiszeichen rezidivierende Thrombophlebitiden aufweisen. Diese auch als Thrombophlebitis saltans bezeichneten Phlebitiden können aber auch paraneoplastisch auftreten, z. B. beim Hodentumor des gleichen Patientengutes.

15.Welche Aussagen zur Einteilung der tiefen Venenthrombose sind korrekt?

a) Die häufigste Form der TBVT an der unteren Extremität ist die aszendierende Thrombose.
b) Die Einteilung der aszendierenden TBVT erfolgt in 4 Etagen.
c) Das May-Thurner-Syndrom führt typischerweise zu einer deszendierenden Thrombose.
d) Beim Thoracic-Outlet-Syndrome (TOS) kann es auch zu einer deszendierenden Thrombose kommen.
e) Bei der transfaszialen Thrombose kommt es zusätzlich zur TBVT zu einer sekundären Beteiligung der oberflächlichen Venen.

a) **Richtig.** Bei der aszendierenden TBVT kommt es, wie der Name schon sagt, zu einer aufsteigenden Thrombose. Sie entsteht folglich meist im Bereich des Unterschenkels und wandert nach oben, sozusagen im Sinne einer Anschlussthrombose durch die Schwerkraft und Stase. An der oberen Extremität kommen aszendierende und deszendierende Thrombose in etwa gleichem Mengenverhältnis vor. Thrombosen der oberen Extremität machen aber insgesamt allenfalls 1–4 % der Thrombosen aus.
b) **Richtig.** Die Einteilung der aszendierenden TBVT erfolgt typischerweise von distal nach proximal in Etage 1–4:
    I. Unterschenkel
    II. bis zum Knie
    III. bis zum Oberschenkel (aber unterhalb der Leiste)
    IV. bis zur Leiste (und darüber hinaus)
c) **Richtig.** Beim May-Thurner-Syndrom kommt es typischerweise zu einer deszendierenden Thrombose, ausgehend von einem Beckenvenensporn. Dieser befindet sich in den meisten Fällen auf der linken Seite, nämlich an der Kreuzungsstelle der linken Vena mit der rechten Arteria iliaca communis. Es resultiert daher an dieser Stelle typischerweise ein Passagehindernis, welches die Entstehung einer Thrombose begünstigt. Im Vergleich zur aszendierenden Thrombose dehnt sich diese Thromboseform allerdings von proximal nach distal aus.

d) **Richtig.** Beim TOS mit venöser Beteiligung kommt es regelhaft zu einer deszendierenden Thrombose, verursacht durch die Stenosierung im Bereich der oberen Thoraxapertur. Auch beim „Paget-von-Schrötter-Syndrom" kommt es typischerweise zu einer deszendierenden Thrombose, da auch hier meist ein anatomisches oder funktionelles Passagehindernis vorliegt.

e) **Falsch.** Bei der transfaszialen Thrombose kommt es aufgrund einer Thrombose einer oberflächlichen Vene (= Thrombophlebitis) über die Perforansvenen zu einer Thrombose des tiefen Venensystems. Diese Form der Thrombose ist deutlich seltener als die aszendierende, aber in etwa ähnlich häufig wie die deszendierende Variante.

Frage

16. Welche Aussagen zur konservativen Therapie der TBVT sind korrekt?

a) In der duplexsonographischen Kontrolle 6 Monate nach Erstdiagnose einer 4-Etagen-Venenthrombose kommt es bei mehr als 50 % der Patienten zu einer zumindest partiellen Rekanalisation

b) Eine Verlängerung der oralen Antikoagulation über 6 Monate hinaus hat bei einer unkomplizierten 4-Etagen-Venenthrombose in der Regel keinen Benefit für den Patienten.

c) Eliquis® (Apixaban) ist in einer dauerhaften Dosierung von 10 mg 2× täglich für 6 Monate bei der tiefen Beinvenenthrombose zugelassen.

d) Die Kompressionstherapie bei der TBVT sollte zeitgleich mit dem Absetzen der Antikoagulation ebenfalls beendet werden.

e) Bei der Antikoagulation mit Phenprocoumon (Marcumar®) sollte bis zum Erreichen des therapeutischen Bereichs (Quick 20–30 %, INR 2–3) die gewichtsadaptierte Gabe eines niedermolekularen Heparins (NMH) erfolgen.

Antworten

a) **Falsch.** Ca. 50 % der Patienten mit einer aszendierenden tiefen Beinvenenthrombose weisen in der duplexsonographischen Kontrolle nach 6 Monaten dennoch Verschlussprozesse und Klappenschädigungen der tiefen Venen auf. Dies wurde in der CaVenT-Studie gezeigt. Dennoch kommt es bei ca. 30–40 % der Patienten zu einer partiellen bzw. vollständigen Rekanalisation der thrombotischen Venen, sodass die Bedeutung der konservativen Therapie mittels konsequenter Kompressionstherapie und Antikoagulation dem Patienten verständlich gemacht und erläutert werden sollte. Nicht jeder Patient profitiert von einem intravenösen Verfahren mittels Thrombektomie oder Lysetherapie, insbesondere in Anbetracht des teilweise nicht unerheblichen Komplikationsrisikos.

b) **Richtig.** Bei der unkomplizierten tiefen Beinvenenthrombose ohne besondere Risikofaktoren wird in den Leitlinien empfohlen, die Antikoagulation nach 6 Monaten zu beenden. Das Rezidivrisiko beträgt statistisch weniger als 3 %/Jahr. Bei Vorliegen von Risikofaktoren (Rezidivthrombose, weiterhin erhöhte D-Dimere, bekannte Thrombophilie wie Antiphospholipidsyndrom oder Faktor-V-Leiden-Syndrom oder Prothrombinmutation) wird das Rezidivrisiko allerdings auf mehr als 3 %/Jahr geschätzt und die Empfehlung zur Fortsetzung der Antikoagulationstherapie großzügig gestellt. Letztlich gibt es allerdings keine starken Regeln, eine individuelle Entscheidung sollte getroffen werden.

c) **Falsch.** Eliquis® (Apixaban) wird bei der tiefen Beinvenenthrombose für zunächst 7 Tage in einer Dosierung von 2×10 mg, anschließend für 3–6 Monate in einer Dosierung von 5 mg $2\times$ täglich verabreicht.

d) **Falsch.** Im Vergleich zur Antikoagulation, welche leitliniengerecht je nach Ausprägung, Symptomatik und Genese der TBVT für 3–6 Monate (in Ausnahmefällen auch länger) empfohlen wird, sollte die Kompressionstherapie darüber hinaus verlängert fortgesetzt werden. Dies führt nach aktueller Studienlage zu einer signifikanten Reduktion des Risikos eines postthrombotischen Syndroms (PTS).

e) **Richtig.** Im Gegensatz zu den Neuen Oralen Antikoagulantien (NOAKs), bei denen keine überlappende Heparinisierung notwendig ist, ist dies bei der oralen Antikoagulation mit Phenprocoumon dringlich indiziert. Grund hierfür ist der prokoagulatorische Effekt von Phenprocoumon in den ersten Stunden bis wenigen Tagen. Dies liegt daran, dass durch Marcumar® nicht nur die Vitamin-K-abhängige Synthese von Gerinnungsfaktoren (Faktoren II, VII, IX und X) gehemmt wird, sondern auch die von Protein C und S. Letztere sind gerinnungshemmend und haben eine deutlich kürzere Halbwertszeit (5–10 h) als die Gerinnungsfaktoren (2–3 Tage). Deshalb kommt es in den ersten Tagen zu einer Gerinnungsaktivierung, weshalb die Heparinisierung notwendig ist. Neben dem Risiko für Thrombosen steigt auch das Risiko für die Ausbildung einer „Marcumarnekrose". Hierbei handelt es sich um eine sehr seltene, aber durchaus ernstzunehmende Ausbildung von Haut- und Gewebenekrosen.

17. Welche Aussagen zum Paget-von-Schrötter-Syndrom sind zutreffend?

a) Beim Paget-von-Schrötter-Syndrom handelt es sich um eine akute Thrombose der Armvenen.

b) Das Paget-von-Schrötter-Syndrom tritt insbesondere bei jungen Athleten auf.

c) Die Armvenen sind beim Paget-von-Schrötter-Syndrom meist thrombusfrei.

d) Das Paget-von-Schrötter-Syndrom wird international auch als Thoracic-Inlet-Syndrom bezeichnet.

e) Das Paget-von-Schrötter-Syndrom tritt meist links auf.

Antworten

a) **Richtig.** Das Paget-von-Schrötter-Syndrom beschreibt eine akute Thrombose der Venen im Schulter- und Armbereich, die sich durch eine Schwellung des Armes und Schmerzen im Bereich der Schulter und des Oberarmes äußert.

b) **Richtig.** Das Paget-von-Schrötter-Syndrom wird häufig bei jungen, sportlichen und muskelkräftigen Männern beschrieben. Eine weitere Bezeichnung ist die Thrombose par effort, wodurch die akute Anstrengung und Belastung als Ursache zum Ausdruck kommen.

c) **Richtig.** Im Gegensatz zu den Venenthrombosen an der unteren Extremität, bei denen es sich in > 90 % um aszendierende Thrombosen handelt und die distalen Venen mitbetroffen sind, entsteht die Thrombose der oberen Extremitätenvenen meist in der V. subclavia oder axillaris, die Venen unterhalb sind in aller Regel thrombusfrei.

d) **Falsch.** Der früher häufig verwendete Ausdruck Thoracic-Inlet-Syndrom wird heute nicht mehr benutzt. Geläufig ist die Bezeichnung TOS (Thoracic-Outlet-Syndrom) mit der Unterscheidung in ein venöses, arterielles und neurogenes TOS. Anstelle von der früher geläufigen Bezeichnung Thoracic-Inlet-Syndrom verwendet man heute venöses TOS.

e) **Falsch.** Das Paget-von-Schrötter-Syndrom betrifft am häufigsten die dominante Seite, also die rechte. Dies ist ein weiterer Hinweis für die mechanische Ursache bzw. die kompressionsbedingte Ätiologie an der primär belasteten und muskelkräftigeren Extremität.

18. Welche Aussagen zur Phlegmasia coerulea dolens (PCD) sind zutreffend?

a) Die Phlegmasia coerulea dolens (PCD) ist ein venöser Notfall.
b) Die Phlegmasia coerulea dolens (PCD) kommt typischerweise bei jungen Frauen vor.
c) In ca. 1 % der tiefen Beinvenenthrombosen entwickelt sich eine Phlegmasia coerulea dolens (PCD).
d) Bei der Phlegmasia coerulea dolens (PCD) ist die Fasziotomie wichtiger als die venöse Rekanalisation.
e) Insbesondere Patienten mit Rezidivthrombosen sind gefährdet, eine Phlegmasia coerulea dolens (PCD) zu entwickeln.

a) **Richtig.** Bei der Phlegmasia coerulea dolens (PCD) kommt es durch einen thrombotischen Verschluss der tiefen Venen einer Extremität, meistens der unteren, zu einer völligen Unterbrechung des venösen Abstroms. Aufgrund der Zunahme der Gewebeschwellung über den systolischen Blutdruck hinaus kommt es schließlich im Verlauf zu einer arteriellen Durchblutungsstörung im Sinne einer PCD. Dann besteht eine notfallmäßige OP-Indikation, um die Extremität zu erhalten. Das Entscheidende für die Dringlichkeit der Behandlung ist also nicht die Thrombose, sondern die Zunahme der Schwellung und letztlich Einschränkung beziehungsweise Aufhebung der arteriellen Perfusion.

b) **Falsch.** Die Phlegmasia coerulea dolens (PCD) kommt zwar auch bei jungen Frauen vor, ist aber nicht auf dieses Patientenklientel konzentriert. Vielmehr können Patienten jeden Alters betroffen sein; Männer sind sogar etwas häufiger betroffen.

c) **Falsch.** Die Phlegmasia coerulea dolens (PCD) ist deutlich seltener, wird allerdings auch nicht selten fehldiagnostiziert. Die typische klinische Symptomatik einer massiven Beinschwellung mit (beginnend) livider Verfärbung ist kein Beweis für eine Phlegmasia coerulea dolens (PCD), sondern kommt im Anfangsstadium bei einem Großteil der venösen Thrombosen vor. Entscheidendes Kriterium für eine Phlegmasia coerulea dolens (PCD) ist der Pulsstatus: tastbare Fußpulse bzw. ein Ankle brachial index (ABI) > 0,9 sind ein Ausschlusskriterium für eine PCD. Dennoch ist die Kompression, Hochlagerung und strenge engmaschige Überwachung der Extremität essenziell, aber definitionsgemäß handelt es sich hierbei nicht um eine Phlegmasia coerulea dolens (PCD). Bei manifester PCD ist die konservative Therapie kontraindiziert und geht mit einer Mortalität von fast 50 % und dem Risiko eines Extremitätenverlustes von > 80 % einher.

d) **Falsch.** Es gibt zwar Kollegen, welche die Fasziotomie bei der Phlegmasia coerulea dolens (PCD) zwingend und bei jedem Fall durchführen. Andere argumentieren allerdings, dass nach Rekanalisation der venösen Strombahn innerhalb von wenigen Minuten die Schwellung zurückgeht und auf eine Fasziotomie verzichtet werden kann. Dennoch muss berücksichtigt werden, dass je nach Dauer der Ischämiezeit ein mehr oder weniger ausgeprägtes Reperfusionssyndrom entstehen kann, sodass die Eröffnung der Kompartimente in vielen Fällen zu empfehlen ist. Zumindest kann einem niemand einen Vorwurf machen, selbst im Falle einer prophylaktischen Faszienspaltung; anders verhält es sich bei der Komplikation eines Extremitätenverlustes aufgrund einer nicht erfolgten Faszienspaltung. Die operative venöse Rekanalisation gilt trotz zunehmend verfügbarer interventioneller Methoden als der Goldstandard, da die Thrombose hiermit am schnellsten beseitigt werden kann. Entscheidend ist die erfolgreiche Rekanalisation der Beckenetage mit Abstrom aus dem Profundagebiet, die femoropopliteale Strombahn sollte ebenfalls thrombektomiert werden, muss bei frustranem Verlauf aber nicht zwingend offen sein.

e) **Falsch.** Gefährdet sind insbesondere Patienten mit malignen Erkrankungen, mehr als ein Drittel der Patienten leidet unter einer kurativ und oft auch palliativ behandelten Tumorerkrankung. Auch bisher nicht diagnostizierte Malignome, insbesondere aus dem viszeralchirurgischen sowie gynäkologischen Fachgebiet, sind keine Seltenheit, weshalb die PCD Anlass zur Tumorsuche geben sollte. Weitere Risikofaktoren sind angeborene sowie erworbene Thrombophilien. Die Rezidivthrombose an sich ist für sich allein betrachtet kein Risikofaktor.

Frage

19. Welche Aussagen zum Ulcus cruris venosum (UCV) sind korrekt?

a) Das Ulcus cruris venosum (UCV) ist nach dem arteriell bedingten Ulcus die häufigste Ulcusform am Unterschenkel.

b) Das Ulcus cruris venosum (UCV) befindet sich meist am lateralen Unterschenkel.

c) Im Vergleich zur pAVK ist das Ulcus cruris venosum (UCV) keine Erkrankung, die im Alter verstärkt vorkommt.

d) Das Ulcus cruris venosum (UCV) wird nach Widmer eingeteilt.

e) In der ESCHAR-Studie wurde gezeigt, dass E. coli der häufigste Keim im Ulcus cruris venosum (UCV) ist.

a) **Falsch.** Das UCV ist die häufigste Ulcusform und macht > 50 % aller chronischen Wunden am Unterschenkel aus. Das arteriell bedingte (Ulcus cruris arteriosum, UCA) sowie die Mischform aus beiden (Ulcus cruris mixtum, UCM) sind deutlich seltener. Andere Ursachen wie Infektionen, Entzündungen, Traumen oder maligne Erkrankungen stellen in der Pathogenese des Ulcus cruris die Ausnahme dar.

b) **Falsch.** Das UCV befindet sich, im Vergleich zum rein arteriell bedingten, hauptsächlich medial, kann aber auch lateral oder zirkulär auftreten. Letzteres ist unter der Bezeichnung Gamaschenulkus bekannt. Die vorrangig mediale Lokalisation ist durch die Pathogenese und Entstehung im Rahmen einer chronisch venösen Insuffizienz (CVI) bedingt, wobei hier die VSM als die hauptsächlich betroffene und insuffiziente Vene medial verläuft und im Bereich des Innenknöchels ihren Ursprung nimmt.

c) **Falsch.** Auch die Wahrscheinlichkeit, an einem Ulcus cruris venosum zu erkranken, weist eine Altersabhängigkeit auf. Dies haben die Ergebnisse der Bonner Venenstudie ergeben. Hiernach lag die Prävalenz

  I. in der Gesamtbevölkerung bei etwa 0,5 %,

  II. bei den < 40-Jährigen bei < 0,1 % und

  III. bei den > 80-Jährigen bei 4–5 %.

Mögliche Gründe für diese Altersabhängigkeit sind u.a. das mit dem Alter steigende Risiko, eine Thrombose des tiefen sowie oberflächlichen Venensystems zu erleiden, eine Varikosis oder Thrombophlebitis zu entwickeln sowie allgemein eine schlechtere und verzögerte Wundheilung.

d) **Falsch.** Die Klassifikation nach Widmer ist eine Einteilung der chronisch venösen Insuffizienz (CVI) und erfolgt in I–III. Im Stadium I liegen noch keine Hautaffektionen vor (Ödem, Corona phlebectatica = sichtbar ektatische Venen am Fußrand, Stauungsekzem, Dermatoliposklerose) und bei dem Stadium III handelt es sich um das UCV. IIIa beschreibt das abgeheilte und IIIb das floride Ulcus. Das Stadium IIIa nach Widmer entspricht dem Stadium C5 der CEAP-Klassifikation, das Stadium IIIb = C6 nach CEAP.

e) **Falsch.** In der ESCHAR-Studie (Comparison of surgery and compression with compression alone in chronic venous ulceration) handelte es sich um eine RCT, in der die Abheilung des UCV unter alleiniger Kompressionstherapie sowie der zusätzlichen Entfernung von Varizen untersucht wurde. Es konnte eine signifikant bessere Ulcusabheilung in der „Surgery" Gruppe sowohl nach 1 als auch nach 4 Jahren gezeigt werden. Dies hat zu einem gewissen Umdenken und proaktiveren Vorgehen unter behandelnden Ärzten (vornehmlich Gefäßchirurgen und Dermatologen) geführt. Seither wird die Indikation zur invasiven Varizentherapie beim UCV frühzeitig und großzügig gestellt.

Frage

20.Welche Aussagen zu laufenden Studien über venöse Krankheitsbilder sind korrekt?

a) In der CARAVAGGIO-Studie wird Apixaban mit Dalteparin bei der Thrombosetherapie von Tumorpatienten verglichen.

b) In der MUFFIN-PTS-Studie wird der Einfluss kohlenhydratreicher Ernährung auf den Verlauf der CVI untersucht.

c) In der VEINS-Studie wird untersucht, welche Einflussfaktoren es für die Entwicklung eines Ulcus cruris venosum (UCV) bei chronisch venöser Insuffizienz (CVI) gibt.

d) In der VenUS-6-Studie werden unterschiedliche Kompressionstechniken beim UCV verglichen.

e) In der CASS-Studie wird das Stripping der VSM mit der Kompressionstherapie verglichen.

Antworten

a) **Richtig.** In der CARAVAGGIO-Studie werden Patienten mit einer venösen Thrombose und maligner Grunderkrankung randomisiert und doppelblind für 6 Monate entweder mit Apixaban (Eliquis®, Tag 1–7 2 × 10 mg, ab Tag 8 2 × 5 mg) oder mit Dalteparin (Fragmin®, 150 IU/kg) behandelt. Primärer Endpunkt war die Rückbildung der Thrombose bzw. die Rezidivrate. Zudem wurden Blutungskomplikationen verglichen, wobei Apixaban in allen Endpunkten nicht unterlegen war. Es zeigte sich zudem ein Trend zu einem geringeren Risiko einer Rezidivthrombose unter Apixaban, was allerdings nicht signifikant war. Die Langzeitergebnisse der Studie stehen noch aus.

b) **Falsch.** In der MUFFIN-PTS-Studie (Micronized Purified Flavonoid Fraction for the Treatment of Post-Thrombotic) wird der Einfluss von Flavonoiden im Vergleich zu Placebo-Medikation auf den Verlauf und die Entwicklung der CVI nach venösen Thrombosen untersucht. Flavonoide sind pflanzliche Stoffe, bei denen eine venenaktive (= stabilisierende) Wirkung beobachtet wird. Es wurde auch schon darüber berichtet, dass Flavonoide wirksamer sein sollen als die Kompressionstherapie, insbesondere bei chronischen Stauungsbeschwerden. Dies wäre bei Patienten mit arteriellen und venösen (also sogenannten „gemischten") Stauungsproblemen von erheblicher Bedeutung, da bei diesem ausgewählten Patientengut eine Kompressionstherapie nicht oder nur zurückhaltend durchgeführt werden sollte.

c) **Richtig.** Bei der VEINS-Studie (venous insufficiency in South Florida) handelt es sich um eine Kohortenstudie in Florida, in die Patienten mit einer CVI eingeschlossen und über einen Zeitraum von > 5 Jahren untersucht werden. Es soll hierbei festgestellt werden, welche Faktoren und Patientencharakteristika Einfluss auf die Entwicklung eines UCV haben, um zukünftig entsprechende prophylaktische Maßnahmen ergreifen zu können. Insbesondere im Hinblick auf die steigende Inzidenz des UCV und die zunehmenden Kosten und Verbrauch von Ressourcen (materiell, personell, stationäre Kapazitäten) chronischer Wunden besteht größtes Interesse, hier Abhilfe zu schaffen und prophylaktisch tätig zu werden.

d) **Richtig.** Bei der VenUS-6-Studie handelt es sich um eine multizentrische randomisierte Studie, in die Patienten mit einem UCV eingeschlossen und unterschiedlich komprimiert werden. Es handelt sich um eine dreiarmige Studie, die Kompression erfolgt entweder durch Kompressionsverbände, medizinische Kompressionsstrümpfe/Strumpfhosen der Klasse II oder III. Die Abheilungswahrscheinlichkeit und -geschwindigkeit liegt im Fokus des Interesses dieser Studie.

e) **Falsch.** In der CASS-Studie (CyanoAcrylate closure versus Surgical Stripping for incompetent saphenous veins) werden die endoluminale Therapie mit Cyanoacrylklebstoff unter Verwendung des VenaSeal™ closure systems (Firma Medtronic) und das Stripping der VSM miteinander verglichen. Es handelt sich um eine multizentrische randomisierte Studie, deren primärer Endpunkt die Rezidivrate nach 3 Monaten ist. Sekundäre Endpunkte sind Rezidivfreiheit nach > 2 Jahren sowie Zufriedenheit, Wundinfekte etc.

Frage

21. Welche Aussagen zur Evidenz zum Vergleich operativer versus endoluminaler Therapieverfahren der Varikosis sind zutreffend?

a) In randomisierten Studien konnte gezeigt werden, dass die Rate an Crossenrezidiven nach der offenen OP (Crossektomie mit Stripping der VSM (C&S)) höher war als nach endovenösen Verfahren (RFA sowie EVLA).

b) Nach der aktuellen Studienlage scheint die Dauer der Arbeitsunfähigkeit nach ELV kürzer zu sein als nach C&S.

c) Das VenaSeal™-Closure-Verfahren ist das einzige nicht-thermische endovenöse Verfahren, welches auch bei Durchmessern der VSM im Crossenbereich von > 6 mm gute Ergebnisse aufzeigt.

d) Nach der aktuellen Evidenz ist nach RFA sowie EVLA, im Vergleich zu C&S, keine Kompressionstherapie notwendig.

e) Der SF-36-Fragebogen wird häufig bei Vergleichsstudien zur Behandlung der Varikosis verwendet.

Antworten

a) **Falsch.** In mehreren randomisierten Studien wurden die Crossektomie mit Stripping (C&S) und die endoluminalen Verfahren (ELV) (RFA und EVLA) miteinander verglichen. Es gab einige Studien, die eine höhere Rezidivrate nach der endovenösen Therapie aufzeigten (z. B. Flessenkämper et al., 2013: nach 6 Monaten: ELV 31,5 vs. C&S. 1,6 %; Rass et al., 2012: nach 2 Jahren: EVLA 17,8 % vs. C&S. 1,3 %). In den anderen Studien zeigten sich keine signifikanten Unterschiede. Erwähnenswert ist, dass in keiner der verfügbaren Studien eine höhere Rezidivrate nach C&S berichtet worden ist, was durchaus vermuten lässt, dass hinsichtlich dem Crossenrezidiv ein gewisser Vorteil der operativen Verfahren gegenüber den endoluminalen Anwendungen besteht.

b) **Richtig.** Die Dauer der postoperativen Arbeitsunfähigkeit ist nach ELV kürzer als nach C&S. Dies könnte auf die kleineren Zugangswege, weniger Hämatome und Wundinfekte sowie den Verzicht auf Allgemeinanästhesie zurückzuführen sein. Allerdings vermuten manche Autoren auch einen Bias durch kompliziertere und aufwendigere Fälle, die unter stationären Bedingungen durch C&S versorgt werden. Auf der anderen Seite werden unkomplizierte Befunde primär ambulant im niedergelassenen Bereich durch die endovenösen Verfahren versorgt.

c) **Falsch.** Beim VenaSeal™-Closure-Verfahren wird N-butyl-Cyanoacrylat als nicht-sklerosierendes Agens in die varikös veränderte Vene infiltriert. In Studien zeigten sich bei diesem Verfahren vergleichbare Ergebnisse mit den thermischen Methoden sowie der Infiltration von sklerosierenden Agentien (Polidocanol). Allerdings ist es aktuell nicht zugelassen für Varizen mit Durchmessern > 6 mm.

d) **Falsch.** Eine Kompressionstherapie wird sowohl nach der chirurgischen als auch der endovaskulären Therapie der Varikosis empfohlen. Dies führt nach aktueller Studienlage zu einer signifikanten Reduktion post-operativer bzw. postinterventioneller Ödeme, Schmerzen sowie einer kürzeren Arbeitsunfähigkeit. Hinsichtlich der verwendeten Kompressions-stärke herrscht Einigkeit, es werden medizinische Kompressionsstrümpfe der Klasse II empfohlen. Hinsichtlich der Dauer der Kompressionsthe-rapie gibt es allerdings keine klaren Richtlinien. In Deutschland wird diese häufig für 2–4 Wochen empfohlen, in angloamerikanischen Län-dern meist nur für ca. 7 Tage. Allerdings sprechen aktuelle Daten dafür, dass eine Woche sowohl nach dem Stripping als auch nach endovenösen Verfahren zu kurz ist. Einzige Ausnahme scheint die nicht-thermisch nicht-sklerosierende Behandlung mit dem VenaSeal™-Closure-Verfahren und N-butyl-Cyanoacrylat zu sein, hier bringt eine über 7 Tage hinausgehende Kompressionsdauer keine relevanten Vorteile.

An dieser Stelle erwähnenswert ist zudem, dass die exzentrische Kom-pression unter Zuhilfenahme von Schaumstoff und Pads, die auf den Ver-lauf der behandelten Varize aufgebracht werden, gegenüber der alleinigen Kompressionstherapie Vorteile bringt und angeboten werden sollte.

e) **Richtig.** Der SF-36-Fragebogen ist der am häufigsten verwendete Frage-bogen in der Wissenschaft, um das Wohlbefinden von Patienten erheben und vergleichen zu können. Er wird auch häufig als Score zur Bestim-mung des Patient-Related Outcome (PRO) bezeichnet. Er besteht aus 36 Fragen zu 8 Bereichen, unter anderem psychisches, soziales und kör-perliches Wohlbefinden, Schmerzen, allgemeine Gesundheitswahrnehmung etc. Die Punktzahl geht von 0–100, wobei 100 keinerlei gesundheitliche Einschränkungen bedeutet und 0 der schlechteste Gesundheitszustand ist. Ein weiterer wichtiger und in der Wissenschaft oft benutzter Score ist der EuroQol-5D score, der 5 Bereiche abfragt und bewertet: Mobilität, Selbstversorgung, Alltagsaktivitäten, körperliche Schmerzen, psychische Probleme.

Akute Extremitätenischämie (AEI)

9

1.Welche Aussagen zur Epidemiologie der akuten Extremitätenischämie (AEI) sind korrekt?

a) Die Inzidenz der AEI liegt bei ca. 10/100.000 Einwohner im Jahr.
b) Ca. 5 % der Patienten mit AEI verlieren hierdurch die Extremität.
c) Die Mehrzahl der AEI ist auf eine arterielle Thrombose bei vorbestehender Arteriosklerose zurückzuführen.
d) Die untere Extremität ist mit > 50 % die häufigste Lokalisation eines embolischen Verschlusses.
e) Eine COVID-19 Erkrankung erhöht das Risiko eines Extremitätenverlustes bei der AEI.

Antworten

a) **Richtig.** Die AEI weist in industrialisierten Ländern eine jährliche Inzidenz von etwa 10/100.000 Einwohner auf und macht etwa 10–15 % der stationären Behandlungsfälle einer gefäßchirurgischen Klinik aus. Das Durchschnittsalter lag in den 50er Jahren des letzten Jahrhunderts bei ca. 50 Jahren und hat sich in den letzten Jahren stetig erhöht. Aktuell liegt es bei ca. 70 Jahren.
b) **Falsch.** Das Risiko eines Extremitätenverlustes liegt bei 10–40 %. Insbesondere die durch eine Embolie verursachte AEI birgt ein hohes Amputationsrisiko. Dies ist begründet in der meist ausgeprägten Ischämiesymptomatik (komplette Ischämie), was wiederum auf eine fehlende Kollateralisation zurückzuführen ist.

© Der/die Autor(en), exklusiv lizenziert an Springer-Verlag GmbH, DE, ein Teil von Springer Nature 2023
S. Regus, *Gefäßchirurgie Fragen und Antworten*, https://doi.org/10.1007/978-3-662-67231-0_9

c) **Falsch.** Die häufigste Ursache für eine AEI ist die arterielle Embolie
   (80–90 %), die arterielle Thrombose ist mit 10–20 % deutlich seltener.
   Ursächlich für eine Embolie ist meist eine kardiale Genese, also Rhyth-
   musstörungen oder Klappenvitien. Deshalb gehört zur Diagnostik eines
   embolischen Gefäßverschlusses die Durchführung eines EKGs (meist in
   Form eines LZ-EKGs) sowie eines Herzechos zur Emboliequellensuche.
   Als weitere Emboliequellen kommen aortoiliakale bzw. popliteale Aneurysmen infrage, welche zwar seltener als kardiale Ursachen sind, aber
   ausgeschlossen werden sollten. Dies ist insbesondere dann wichtig, wenn
   kardiale Ursachen ausgeschlossen wurden. Zum Ausschluss vorgeschalteter Aneurysmen empfiehlt sich die Durchführung einer CT-Angiographie,
   welche im Bedarfsfall am schnellsten verfügbar ist und die zuverlässigste
   Aussagekraft hat. Hier können auch Aortendissektionen dargestellt werden, welche ebenfalls zu einer AEI führen können. Dies insbesondere
   bei Beteiligung der iliacofemoralen Strombahn bzw. Verschluss oder Kol-
   laps des wahren Lumens. Extreme Rarität ist ein maligner Embolus, z. B.
   beim Vorhof-Myxom. Manche Operateure veranlassen deshalb grundsätzlich die histologische Untersuchung der intraoperativ entfernten Emboli
   bzw. Thrombi.

d) **Falsch.** Die mengenmäßige Verteilung der Lokalisation embolischer Verschlüsse ist wie folgt:
   1. Am häufigsten sind mit ca. 60 % die extra- und intrakraniellen Gefäße
      des Kopfes betroffen,
   2. anschließend kommen die unteren Extremitäten mit ca. 20 %,
   3. die restlichen 20 % der embolischen Ereignisse betrifft die obere
      Extremität sowie viszerale Gefäße.
   Dass die supraaortalen Äste am häufigsten betroffen sind, liegt vermutlich
   an ihrer anatomischen Lage und daran, dass sie die ersten Äste des Aortenbogens sind. Ebenso lässt sich aus anatomischen Gründen die sehr seltene
   Beteiligung der Viszeralgefäße erklären. Warum allerdings die oberen
   Extremitäten als supraaortale Äste deutlich seltener als die Gehirngefäße
   betroffen sind, lässt sich anatomisch nicht nachvollziehen.

e) **Falsch.** Nach aktueller Studienlage ist der kombinierte primäre Endpunkt (30-Tage-Mortalität und Amputationsrate) bei Patienten mit einer
   COVID-Infektion zwar signifikant höher, allerdings ist dies auf die hohe
   Sterblichkeit und nicht die Amputationsrate zurückzuführen. Das Risiko
   eines Extremitätenverlustes oder letalen Ausgangs innerhalb von 30 Tagen
   nach Diagnosestellung liegt bei der AEI mit begleitender COVID-Infektion
   bei ca. 50–60 %, ohne COVID-Infektion bei 20–25 %. Hingegen liegt

das Risiko eines Extremitätenverlustes unabhängig vom Infektionsstatus bei ca. 15 %.

2.Welche Aussagen zur Einteilung der akuten Extremitätenischämie sind zutreffend?

a) Die akute Ischämie wird nach Rutherford in die Stadien I-III eingeteilt.

b) Die Einteilung nach TASC (Transatlantic Intersociety Consensus) erfolgt in die Stadien 0–6.

c) Von einer akuten Ischämie spricht man, wenn die akute Symptomatik < 4 Wochen her ist.

d) Bei einer Rutherford-I-Ischämie sollte spätestens innerhalb von 48 h die Revaskularisation erfolgen.

e) Bei einer Rutherford-III-Ischämie sollte zügig, innerhalb von einer Stunde, die Revaskularisation erfolgen, andernfalls ist die Extremität gefährdet.

Antworten

a) **Richtig.** Die Einteilung erfolgt anhand der erhobenen Befunde, insbesondere der Sensibilität und Motorik sowie dem Vorhandensein arterieller und venöser Dopplersignale. Im Stadium I sind Sensibilität und Motorik komplett erhalten, arterielle und venöse Signale mit der Stiftsonde darstellbar. Im Stadium III sind Sensibilität und Motorik komplett ausgefallen, weder arterielle noch venöse Signale darstellbar. Beim Stadium II unterteilt man in IIa und IIb, wobei im Stadium IIa nur die Sensibilität, im Stadium IIb ist auch die Motorik eingeschränkt ist.

b) **Falsch.** Die Einteilung nach TASC entspricht der nach Rutherford und erfolgt ebenfalls in die Stadien I–III.

c) **Falsch.** Von einer akuten Ischämie spricht man, wenn die klinische Symptomatik weniger als 14 Tage besteht, bei länger bestehender Beschwerdesymptomatik spricht man von einer chronischen Durchblutungsstörung. Diese wird dann nach Rutherford in die Stadien 0–6 oder nach Fontaine in die Stadien I–IV eingeteilt.

d) **Falsch.** Bei einer Rutherford-I-Ischämie handelt es sich um eine kompensierte Durchblutungssituation, die keinen dringlichen Handlungsbedarf erfordert. Die Beschwerden treten lediglich bei Belastung auf, in Ruhe sind die Patienten in aller Regel beschwerdefrei. Wenn länger als 14 Tage abgewartet wird, spricht man ab Tag 15 von einer chronischen Durchblutungsstörung nach Fontaine Stadium II oder Rutherford I–III (je nach Ausmaß der Gehstreckenlimitierung).

e) **Falsch.** Bei einer Rutherford-III-Ischämie handelt es sich um eine irreversible Durchblutungsstörung, weshalb die dringliche Amputation indiziert ist. Operative oder endovaskuläre Revaskularisationsmaßnahmen sind bei fortgeschrittenen und irreversiblen Gewebeschäden kontraindiziert, da nachfolgend das Leben des Patienten durch das systemische Reperfusionssyndrom gefährdet und die Letalität extrem hoch ist.

3.Welche Aussagen zur Ätiologie der akuten Extremitätenischämie sind zutreffend?

a) Als Ursache für den arteriellen Verschluss sind eine Embolie oder Thrombose zu nennen.

b) Bei einer Embolie handelt es sich um eine Verschleppung von festen, flüssigen oder gasförmigen Teilchen mit dem Blutstrom.

c) Cholesterinembolien betreffen meist die Endstrombahn.

d) Die arterielle Thrombose ist seltener und schwerwiegender als die arterielle Embolie.

e) Im Bereich der oberen Extremität kommt die arterielle Thrombose als Ursache des akuten Extremitätenverlustes sehr selten vor.

Antworten

a) **Richtig.** In den meisten Fällen, ca. 80 %, der akuten Extremitätenischämien handelt es sich um einen embolischen Verschluss, in 20 % um eine arterielle Thrombose. Der Vollständigkeit halber sollten auch noch traumatische, iatrogene und maligne Ursachen erwähnt werden, hierbei handelt es sich allerdings um absolute Raritäten.

b) **Richtig.** Bei der Embolie handelt es sich um Verschleppung von Teilchen, in den meisten Fällen handelt es sich hierbei um Thromben. Quelle der Letzteren sind in den allermeisten Fällen das Herz (Arrhythmie, Herzwandaneurysma), teilweise aber auch vorgeschaltete Arterien (zum Beispiel ein Aorten- oder Popliteaaneurysma). Aber auch Tumorgewebe kann mit dem Blutstrom verschleppt werden (Vorhof-Myxom), Fruchtwasser (während des Geburtsvorganges), Fett oder Luft (beides beispielsweise im Rahmen der Frakturversorgung).

c) **Richtig.** Cholesterinembolien entstehen meist in stark verkalkten Gefäßen (z. B. der Femoralisgabel oder femoropoplitealen Stenosen) und werden typischerweise in die Endstrombahn verschleppt. Dort führen sie zu sehr schmerzhaften Läsionen, die insbesondere die Akren betreffen.

d) **Falsch.** Die arterielle Thrombose (ca. 20 %) ist deutlich seltener als die Embolie (ca. 80 %) und von der klinischen Symptomatik her in den allermeisten Fällen weniger stark ausgeprägt. Dies ist auf die meist vorhandenen Kollateralen, die sich im Laufe der Zeit ausbilden konnten, zurückzuführen.

e) **Richtig.** Da die pAVK im Bereich der oberen Extremität eine Seltenheit darstellt, ist auch eine arterielle Thrombose in dieser Lokalisation sehr selten. Akute Verschlüsse im Schulter- und Armbereich sind daher am häufigsten embolisch verursacht, aber auch eine iatrogene sowie traumatische Genese sind keine Seltenheit. Embolische Verschlüsse im Bereich der oberen Extremität sind allerdings oft gut kompensiert, was auf natürlich angelegte Kollateralgefäße zurückzuführen ist. Im klinischen Alltag sieht man selten eine dekompensierte Ischämie im Bereich der oberen Extremität, die sich durch eine livide Verfärbung, aufgehobene Sensomotorik oder eine ausgeprägte Temperaturdifferenz äußern würde.

4.Welche Aussagen zu Rudolf Virchow und seiner Virchowschen Trias sind korrekt?

a) Virchow war ein deutscher Gefäßchirurg, der sich intensiv mit der Blutgerinnung beschäftigt hat.

b) Die Virchowsche Trias beinhaltet Veränderungen der Gefäßwand, der Blutzusammensetzung sowie der Strömungseigenschaften.

c) Virchow hat auch eine Asthmatrias beschrieben.

d) Gesunde Endothelzellen haben antikoagulatorische und fibrinolytische Eigenschaften.

e) Virchow beschäftigte sich auch mit der Leukämie.

Antworten

a) **Falsch.** Rudolf Ludwig Karl Virchow (1821–1902) war ein deutscher Anatom und Pathologe, der zunächst in Würzburg, später in Berlin einen Lehrstuhl innehatte und sich intensiv mit der Blutgerinnung und Entstehung von Thrombosen beschäftigt hat.

b) **Richtig.** Virchow beschrieb bereits 1856 ausführlich, dass die Entstehung von Blutgerinnseln in Gefäßen durch die Veränderung
1. der Gefäßwand,
2. der Strömungseigenschaften sowie
3. der Blutzusammensetzung
verursacht wird. Bereits das Vorliegen einer der drei Veränderungen genügt, um das Risiko einer Thrombose deutlich zu erhöhen.

c) **Richtig.** Da das Wissen zur damaligen Zeit noch deutlich weniger umfangreich war als heute, konnten sich die Kollegen mit vielen unterschiedlichen Themen beschäftigen. Unter anderem beschrieb Virchow auch die Asthmatrias, welche weniger bekannt ist als die Virchowsche Trias in Zusammenhang mit der Thromboseentstehung. Die Asthmatrias beschreibt die Ursachen der Bronchoobstruktion, nämlich Bronchospasmus, Hypersekretion und Ödem/Schwellung.

d) **Richtig.** Antikoagulatorische Eigenschaften beruhen hauptsächlich auf der Hemmung von Thrombozyten durch Prostaglandine sowie auf der Aktivierung der Fibrinolyse durch die Expression von Plasminogenaktivatoren. Andererseits wird pathophysiologisch bei Defekten der Endothelschicht, welche häufig bei der Atherosklerose beobachtet wird, durch das Freiliegen subendothelialer Gefäßwandbestandteile über den von Willebrand Faktor die Thrombozyten-Aggregation aktiviert.

e) **Richtig.** Bei der intensiven Beschäftigung mit Tumoren, z. B. auch der Leukämie, entdeckte Virchow die erhöhte Gerinnungsneigung beim Vorliegen dieser damals als „weißen Blutkrebs" bezeichneten Erkrankung und gab ihr den Namen Leukämie. Er prägte viele andere Begriffe, die noch heute gebräuchlich sind wie: Gliom, Sarkom, Myom, Embolie und viele weitere.

5. Welche Aussagen zum Kompartmentsyndrom sind korrekt?

a) Ein Kompartmentsyndrom beschreibt die Folgen eines Druckanstiegs in einem Kompartiment.

b) Ein Kompartmentdruck von 15 mmHg ist pathologisch und muss durch eine operative Eröffnung des Kompartiments entlastet werden.

c) Bei einer ausgeprägten Ischämie (Rutherford II) entwickeln nach erfolgreicher Revaskularisation 30–50 % der Patienten ein manifestes Kompartmentsyndrom.

d) Die prophylaktische Fasziotomie während der operativen Gefäßrevaskularisation eines akuten Verschlusses sollte nur in Ausnahmefällen erfolgen.

e) Das abdominelle Kompartmentsyndrom ist eine typische Komplikation des rupturierten Aortenaneurysmas.

Antworten

a) **Richtig.** Beim Kompartmentsyndrom kommt es definitionsgemäß zu einem Druckanstieg innerhalb eines von Faszie oder Knochen umgebenen Kompartiments. Wenn die Funktion der Gewebestrukturen und insbesondere die arterielle Perfusion hierdurch beeinträchtigt werden, entstehen die klinischen Zeichen eines Kompartmentsyndroms.

b) **Falsch.** Der normale Kompartmentdruck liegt bei 8–10 mmHg, ab 30 mmHg spricht man von einem manifesten Kompartmentsyndrom, welches entlastet werden sollte. Bei Werten zwischen 10 und 30 mmHg werden engmaschige Kontrollen und abschwellende Maßnahmen empfohlen. Im Klinikalltag verlässt man sich allerdings weniger auf gemessene Werte, sondern vielmehr den Befund und die subjektive (und objektivierbare) Beschwerdesymptomatik des Patienten. Im Zweifel sollte lieber zu früh, als zu spät die Indikation zur Fasziotomie gestellt werden.

c) **Richtig.** Je ausgeprägter die präoperative/-interventionelle Ischämiesymptomatik, desto größer ist das Risiko eines Reperfusionssyndroms. Ein lokales Reperfusionssyndrom entspricht dem Kompartmentsyndrom, wohingegen systemische Folgen dem Reperfusionssyndrom entsprechen. Bei letzterem kommt es typischerweise zu einer rötlichen Verfärbung des Urins (Myoglobinurie) durch den Abbau avitaler Muskulatur.

d) **Falsch.** Die prophylaktische Fasziotomie wird von vielen Operateuren durchgeführt. Hierdurch wird das Risiko einer postoperativen Diagnoseverschleppung reduziert und dem Patienten ein zweiter Eingriff erspart. Falls sich der Operateur initial entscheidet, die Hautinzision der Fasziotomie zu verschließen, kann diese Naht im Bedarfsfall (wenn es z. B. auf der Intensivstation zu einer zunehmenden Spannung kommt) ohne erneute Narkose entfernt werden. Das Argument der unnötigen Hautwunde relativiert sich in Anbetracht der potenziellen Komplikationen einer verzögert durchgeführten Fasziotomie und nachfolgendem Extremitätenverlust.

e) **Richtig.** Bei einem rupturierten abdominellen Aortenaneurysma (rAAA) kann es in bis zu 30 % zu einem abdominellen Kompartmentsyndrom kommen. Dies gilt insbesondere für das endovaskulär versorgte rAAA. Aber auch bei der offenen Versorgung lässt sich die Bauchdecke teilweise primär nicht verschließen und muss dann provisorisch und steril versiegelt (meist mittels Vacuumocclusivverband) offenbleiben. Die Prognose von Patienten mit einem Abdomen apertum nach rAAA ist allerdings deutlich schlechter als nach primärem Bauchdeckenverschluss. Dies ist aber am ehesten auf die deutlich schlechtere Ausgangssituation mit stattgehabtem massiven intraabdominellen Blutverlust zurückzuführen (was ja auch der Grund für das Abdomen apertum war), weniger auf die offene Bauchdecke.

6.Welche Aussagen zur Fasziotomie sind zutreffend?

a) Die Fasziotomie bei jungen Menschen sollte immer mit möglichst kleinen Inzisionen erfolgen.

b) Die Fasziotomie am Unterschenkel ist die am häufigsten durchgeführte Technik in der Gefäßchirurgie.

c) Am Unterschenkel gibt es drei Kompartimente, die bei der Fasziotomie zu eröffnen sind.

d) Das Risiko für die Entwicklung eines Kompartmentsyndroms nach operativer/interventioneller Gefäßeröffnung beträgt 30–50 %.

e) Bei der operativen Gefäßrekonstruktion (Embol-, Thrombektomie, Bypassanlage) hat sich die prophylaktische Fasziotomie bewährt.

Antworten

a) **Falsch.** Die Fasziotomie stellt beim vaskulär bedingten Kompartmentsyndrom in aller Regel keinen kosmetischen Eingriff dar, sondern dient dem Erhalt der Extremität. Deshalb sollten die Hautschnitte so groß wie nötig gewählt werden. Zu kleine Inzisionen, etwa bei der halbgeschlossenen Fasziotomie, gefährden das Operationsergebnis.

b) **Richtig.** Da ca. 90 % der arteriellen Verschlüsse unter Beteiligung der unteren Extremität stattfinden, ist auch das vaskuläre (nicht traumatische) Kompartmentsyndrom an der unteren Extremität deutlich häufiger als an der oberen.

c) **Falsch.** Bei der Fasziotomie am Unterschenkel müssen vier Kompartimente eröffnet werden. Dies sind:

  I. Anteriorloge
  II. Fibularisloge
  III. oberflächliche Beugerloge
  IV. tiefe Beugerloge

Hierzu haben sich eine mediale Inzision (Zugang zu den Beugerlogen) und eine laterale Inzision (Zugang zu Anterior- und Fibularisloge) bewährt.

d) **Falsch.** Das Risiko für die Entwicklung eines Kompartmentsyndroms liegt bei ca. 10–20 % und ist u. a. abhängig vom Ausmaß der präoperativen Ischämiesymptomatik. Bei dekompensierter Ischämie (ab Rutherford IIa) steigt das Risiko stark an und kann > 60 % betragen, wohingegen es im Stadium I < 10 % ist.

e) **Richtig.** Viele Operateure eröffnen bereits bei der Gefäßrekonstruktion mittels Embol-/Thrombektomie bzw. Bypassanlage die Kompartimente am Unterschenkel und nähen im Bedarfsfall die Haut wieder zu. Wenn anschließend ein Kompartmentsyndrom entsteht, kann ohne weiteren operativen Eingriff eine Entfernung des Hautnahtmaterials erfolgen und die Faszienwunde mittels VAC-Verband steril abgedeckt werden. Die Folgen einer verzögert durchgeführten Fasziotomie, was im Dienst (allgemein außerhalb der regulären Arbeitszeit) keine Seltenheit ist, sind gravierend und ernstzunehmender als die Narben einer prophylaktischen Fasziotomie.

7. Welche Aussagen zur Ischämietoleranz sind zutreffend?

a) Die Ischämietoleranz beträgt grundsätzlich 6 h.
b) Eine dekompensierte Ischämie liegt oft bei einem Verschluss der Femoralisgabel vor.
c) Bei embolischen Verschlüssen gilt aufgrund fehlender Kollateralen meist die Ischämietoleranz von 6 h.
d) Die geringste Ischämietoleranz haben Zellen des Nervensystems.
e) Die Ischämietoleranz vom Dünndarm beträgt nur 10–12 h.

Antworten

a) **Falsch.** Die Ischämietoleranz hängt immer ab von der Restperfusion des Gewebes. Eine komplette Ischämie ohne jegliche Restperfusion ist sehr selten. Meistens ist eine gewisse Restperfusion vorhanden, was in der klinischen Symptomatik zum Ausdruck kommt. So gilt nicht grundsätzlich bei jedem arteriellen Verschluss die 6 h-Regel. Diese gilt bei der (fast) kompletten Ischämie, nach der Rutherford-Klassifikation Stadium IIb.

b) **Richtig.** Verschlüsse für Femoralisgabel sind oft komplett und führen zu einer ausgeprägten Ischämie mit dringendem Handlungsbedarf innerhalb von spätestens 6 h. Typischerweise ist hierbei die Extremität kalt und weist ein komplettes sensomotorisches Defizit auf. Hier kommt es auch zügig zur lividen Verfärbung, welche prognostisch ein schlechtes Zeichen ist.

Dies wird z. B. häufig bei älteren dementen Patienten aus dem Pflegeheim mit einem embolischen Verschluss der Femoralisgabel beobachtet.

c) **Falsch.** Bei embolischen Verschlüssen liegt zwar aufgrund unzureichender Kollateralisierung oft eine ausgeprägtere Ischämie vor als bei der arteriellen Thrombose. Dennoch gibt es erfahrungsgemäß auch regelhaft gut kompensierte arterielle Embolien, z. B. lokalisiert im Bereich der Brachialisgabel oder der A. poplitea. Dies liegt an den oft vorbestehenden natürlichen Kollateralen (z. B. den Geniculararterien auf Höhe des Kniegelenks.

d) **Richtig.** Nervenzellen und Gehirngewebe haben eine sehr geringe Ischämietoleranz von nur 2–4 h, wohingegen Muskelzellen (6–8 h) und Haut (8–12 h) weniger empfindlich sind. Auch bei den Nervenzellen gibt es noch Abstufungen und Unterschiede in der Ischämietoleranz, Gehirnzellen sind am empfindlichsten, gefolgt von sensiblen Nervenzellen. Motorische Nervenfasern sind weniger anfällig, was allerdings primär an ihrer Dicke liegt. Dies zeigt sich auch in der klinischen Symptomatik einer akuten Ischämie: so werden sensible Nervenausfälle deutlich vor motorischen beobachtet, was bei der Rutherford-Klassifikation berücksichtigt wird (Rutherford IIa: sensible Ausfälle, IIb: zusätzlich auch motorische).

e) **Falsch.** Darm, insbesondere Dünndarm, gehört ebenfalls zu den ischämieempfindlichen Geweben mit eingeschränkten Kompensationsmöglichkeiten, vor allem da Kollateralen nur unzureichend ausgebildet sind. Folglich sieht man hier sehr schnell eine Darmwandgangrän, die äußerlich als „schwarzer" Darm imponiert. Da die initiale Symptomatik beim akuten Mesenterialverschluss oft unspezifisch und der Darm von außen nur unzureichend beurteilbar ist, gehört die „Mesenterialischämie" zu den bedrohlichsten akuten arteriellen Verschlüssen. Bei der oft zu späten Diagnostik und Therapie ist bereits eine Darmwandperforation bei ausgedehnter und irreversibler Ischämie eingetreten.

8.Welche Aussagen zum Fogartykatheter sind korrekt?

a) Thomas Fogarty war ein amerikanischer Gefäßchirurg, der 1941 seine Erfindung des Ballonkatheters patentierte und in der eigenen Firma herstellte.

b) Den Fogarty® Katheter gibt es in unterschiedlichen Größen und Längen, die Katheterspitze ist immer gleich konfiguriert.

c) Bei der Embolektomie mit einem Fogartykatheter handelt es sich um eine endovaskuläre Therapiemaßnahme.

d) Die Embolektomie durch das sogenannte „Fogartymanöver" ist minimalinvasiv mit geringem Komplikationsrisiko.

e) Der „thru-lumen"-Katheter eignet sich auch zur Infusion, Aspiration von Thromben und Blutabnahme.

Antworten

a) **Falsch.** Thomas Fogarty erfand und patentierte den nach ihm benannten Katheter 1963. Er befand sich zu dem damaligen Zeitpunkt in seiner Ausbildung zum Chirurgen und fand zunächst keine Firma, die seine Erfindung (die er übrigens schon zahlreich bei Operationen angewendet hatte) vermarkten wollte. Er wurde von Industriellen nicht ernst genommen. Sein damaliger Chefarzt Al Starr empfahl ihm deshalb den Elektroingenieur Lowell Edwards, der eine eigene kleine Firma (Edwards Life Sciences) hatte. Dieser produzierte die Kateter schließlich ab 1969. Ab 1965 publizierte Fogarty erfolgreiche Anwendungen seines Katheters.

b) **Falsch.** Es gibt unterschiedliche Konfigurationen der Katheterspitze, je nach Einsatzgebiet. Über die Firma Edwards Life Sciences können folgende Kathetertypen bezogen werden:

I. Fogarty® arterial embolectomy catheter
   - für frische arterielle Thromben und Embolie
   - Länge 60/80 cm
   - Größe 2–7 Fr
   - Durchmesser 4–14 mm

II. Fogarty® Fortis arterial embolectomy catheter
   - für ältere, teilweise organisierte Embolie, stabile Ballonkonfiguration, wodurch mehr Kraft aufgewendet werden kann
   - Länge 40/80 cm
   - Größe 4 Fr
   - Durchmesser 8 mm

III. Fogarty® „thru lumen" embolectomy catheter
   - kann über Draht geschoben werden, daher weniger Gefäßwandverletzungen
   - Länge 40/80/ (120 bei 3 Fr)
   - Größen 3/4/5,5/6/7 Fr
   - Durchmesser 6–16 mm
   - Verwendbare Drähte
     o 0,018: für alle
     o 0,025: ab 4 Fr
     o 0,035: ab 5,5 Fr

   IV. Fogarty® Corkscrew catheter
- für ältere und schwierig zu entfernende Gerinnsel
- enthält eine aus- und einfahrbare Spirale im Spitzenbereich
- Länge 40/80 cm
- Größen 4/5/6 Fr

   V. Fogarty® graft thrombectomy catheter
- für schwierig zu entfernende Thromben aus Bypässen und Kunststoffshunts
- Länge 50 cm
- Größen 5/6 Fr
- Durchmesser 10–12 mm

   VI. Fogarty® venous thrombectomy catheter
- speziell für die Anwendung im venösen System
- hat lange weiche Spitze, wodurch das Risiko einer Verletzung der Venenklappen reduziert sein soll
- Länge 80 cm
- Größen 6/8 Fr
- Durchmesser 12–19 mm

   VII. Fogarty® occlusion catheters
- speziell für die intraluminale Okklusion
- Längen 40 (3–5 Fr) /80 cm (14 und 22 Fr)
- Größen 3/4/5/14/22 Fr
- Durchmesser 6–45 mm

c) **Richtig.** Genau genommen handelt es sich um die erste endovaskulären Therapiemaßnahme in Kombination mit der operativen Freilegung eine Arterie, somit einen Vorläufer von Hybrid-Engriffen.

d) **Falsch.** Beim „Fogartymanöver", insbesondere wenn es durch den Anfänger durchgeführt wird, können durchaus ernstzunehmende Komplikationen entstehen. Hier sind u. a. die Dissektion bei subintimaler Lage des Katheters, die Perforation und die Ruptur zu nennen. Hierüber sollten in Ausbildung befindliche Ärzte unbedingt aufgeklärt und entsprechend sensibilisiert werden. Die Verwendung eines „thru-lumen"-Katheters, der über einen Draht geführt wird, sollte deshalb insbesondere in der Anfangszeit bevorzugt werden, bis eine gewisse Routine erworben wurde.

e) **Richtig.** Der „thru-lumen"-Katheter kann über Drähte mit einem Durchmesser von 0,018 inch eingeführt werden, ab 5,5 French auch über den oft gebräuchlichen 0,035 inch Katheter. Er hat zudem auch Bariummarkierungen proximal und distal des Ballons, was die Handhabbarkeit erleichtert.

9.Welche Aussagen zum Leriche-Syndrom sind zutreffend?

a) Beim Leriche-Syndrom handelt es sich grundsätzlich um ein akutes Geschehen.

b) Beim hohen Aortenverschluss (Leriche-Syndrom) handelt es sich um einen kompletten Verschluss, welcher oberhalb der Nierenarterien beginnt.

c) Die Letalität des akuten Leriche-Syndroms liegt bei 50–80 %.

d) Das Leriche-Syndrom wird häufiger durch eine arterielle Thrombose als durch eine Embolie verursacht.

e) Die radiologisch-interventionelle Rekanalisation ist das zu bevorzugende Verfahren beim akuten hohen Leriche-Syndrom mit einer Extremitätenischämie nach Rutherford IIb.

Antworten

a) **Falsch.** Beim Leriche-Syndrom (benannt nach dem französischen Chirurgen Rene Leriche) handelt es sich um einen Verschluss der infrarenalen Aorta bis zur Bifurkation (oder darüber hinausreichend), welcher sowohl akut als auch chronisch auftreten kann. Beim akuten Leriche-Syndrom handelt es sich um ein sehr ernstzunehmendes Krankheitsbild mit dringlicher OP-Indikation bei meist fortgeschrittener Ischämiesymptomatik. Beim chronischen werden Symptome einer pAVK beobachtet, zusätzlich wird über erektile Dysfunktion, Blasen- und Darmentleerungsstörungen (Rektum!) und teilweise auch eine Angina abdominalis berichtet.

b) **Falsch.** Beim hohen Aortenverschluss nach Leriche handelt es sich um einen Verschluss, der direkt infrarenal beginnt und bis zur Aortenbifurkation oder darüber hinaus reicht. Beim akuten Verschluss handelt es sich um einen Notfall mit dringlicher Behandlungsindikation und hoher Mortalität sowie Letalität. Beim chronischen hohen Leriche-Syndrom findet man oft ein ausgedehntes Kollateralnetz, wodurch Symptome wie Angina abdominalis, erektile Dysfunktion oder Gesäßclaudicatio-Beschwerden oft berichtet werden.

c) **Falsch.** Die Letalität des akuten Leriche-Syndroms ist zwar hoch, wird mit 30–50 % angegeben. Häufigste Komplikationen sind das postoperative Nierenversagen aufgrund des Reperfusionssyndroms, insbesondere im Falle einer vorübergehend notwendigen suprarenalen Klemmung. Weitere Komplikationen sind der Myokardinfarkt, die akute Herzinsuffizienz sowie der Extremitätenverlust im Falle einer nicht rekonstruierbaren oder irreversiblen Ischämie.

d) **Richtig.** Das akute Leriche-Syndrom wird in jeweils etwa der Hälfte der Fälle durch eine arterielle Thrombose sowie Embolie verursacht. Bei dem chronischen Leriche-Syndrom handelt es sich fast ausnahmslos um eine arterielle Thrombose bzw. das Fortschreiten der Grunderkrankung Arteriosklerose.

e) **Falsch.** Beim hohen Leriche-Syndom sollte dem operativen Vorgehen unbedingt der Vorzug gegeben werden, um eine Verschiebung der Thrombuslast in die Nierenarterien zu verhindern. Zudem wäre nur im Stadium I bis IIa nach Rutherford eine oft zeitaufwendigere interventionelle Therapie gerechtfertigt. Im Stadium IIb ist das operative Vorgehen Therapie der Wahl. Hier sollte neben der zügigen Wiederherstellung der arteriellen Perfusion (mittels Thrombektomie oder Bypassanlage) zudem auch eine Fasziotomie am Unterschenkel der betroffenen Extremität erfolgen. Bei einer dekompensierten Durchblutungssituation (Rutherford IIb) und einem hohen Aortenverschluss ist immer mit einem systemischen sowie lokalen Reperfusionssyndrom zu rechnen.

10. Welche Aussagen zur intraarteriellen Lysetherapie sind richtig?

a) Es handelt sich um ein minimalinvasives Verfahren, welches insbesondere bei älteren, vorerkrankten Patienten bevorzugt werden sollte.

b) Die Überwachung sollte grundsätzlich auf der Intensiv- oder Intermediate-care-Station stattfinden.

c) Als Thrombolytikum werden bevorzugt rtPA (recombinant tissue Plasminogen Activator), alternativ auch Urokinase verwendet.

d) Kontraindikationen sind bekannte Blutungskomplikationen (Hirnblutung, Gastrointestinaltrakt-Blutung, etc.), ein größerer chirurgischer Eingriff innerhalb der letzten 6 Wochen oder eine Rutherford-I-Ischämie.

e) Es erfolgt meistens eine Bolusgabe (100–250 T I.E. Urokinase oder 5–10 mg Actilyse/rtPA/Alteplase), anschließend die kontinuierliche Applikation, welche stets gewichtsadaptiert erfolgen sollte.

Antworten

a) **Falsch.** Die intraarterielle Lysetherapie wird oft als „minimalinvasiv" bezeichnet, da hierfür kein chirurgischer Zugang notwendig ist. Allerdings können insbesondere mit fortschreitendem Lebensalter schwerwiegende Komplikationen auftreten, weshalb die Bezeichung „minimalinvasiv" nicht uneingeschränkt zutreffend ist. Einerseits profitieren ältere Patienten vom interventionellen Vorgehen, welches in aller Regel in Lokalanästhesie durchführbar ist. Andererseits neigen gerade ältere Patienten aufgrund ihrer Vorerkrankungen und teilweise fragilen Gefäße zu Blutungskomplikationen unter der Lysetherapie, welche durchaus lebensbedrohlich werden können.

b) **Richtig.** Dies ist notwendig, um Blutungskomplikationen rechtzeitig erkennen und reagieren zu können. Insbesondere ist auf Schleusen-Dislokationen zu achten, die auf Normalstation ohne Monitorüberwachung tödlich enden können.

c) **Richtig.** rtPA (recombinant tissue Plasminogen Activator) wird mittlerweile am häufigsten verwendet, alternativ auch Urokinase. Bei letzterem gab es seit 2019 teilweise erhebliche Lieferschwierigkeiten, weshalb in vielen Kliniken fast ausschließlich rtPA (in Deutschland und Österreich auch als Alteplase erhältlich) Verwendung fand. 2022 war es umgekehrt, da aufgrund der Pandemie rtPA vorübergehend nicht mehr lieferbar war. Deshalb wurde in Deutschlands Krankenhäusern primär Urokinase verwendet. Von der in der Anfangszeit ebenfalls häufig verwendeten Streptokinase wird mittlerweile aufgrund des hohen antigenen Potentials in den Leitlinien der SVS abgeraten.

d) **Falsch.** Es gibt absolute und relative Kontraindikationen. Zu den absoluten Kontraindikationen, die einem regelmäßig im Klinikalltag begegnen, gehören:

I. **Rutherford-IIb-Ischämie,** da hier keine Zeitverzögerung bei der Revaskularisation toleriert werden kann.

II. **Rutherford-III-Ischämie,** da es sich hier um eine nicht erhaltungsfähige Extremität handelt, welche schnellstmöglich amputiert werden sollte.

III. Manifestes oder drohendes **Kompartmentsyndrom,** hier sollte unverzüglich eine operative Fasziotomie sowie die arterielle Revaskularisation erfolgen.

IV. Aktive oder kürzlich stattgefundene **Blutungskomplikationen** (< **10 Tage**, insbesondere cerebral oder gastrointestinal).

V. Kürzlich stattgefundener **größerer operativer Eingriff** (< **10 Tage**, z. B. Laparotomie, Endoprothetik, Kraniotomie).

VI. Ausgeprägte **Incompliance,** da hier die Gefahr einer Schleusendislokation und Blutung besteht, sowohl während der Intervention als auch im Anschluss während der Lysetherapie.

Eine Rutherford-I- und -IIa-Ischämie sind keine Kontraindikationen, ein chirurgischer Eingriff mit nahezu abgeschlossener Wundheilung (vorausgesetzt, es gab keine Komplikationen und der Eingriff ist > 10 Tage her) ebenfalls nicht. Es gibt immer wieder Situationen, in denen ein Abstand zum chirurgischen Eingriff von > 3 oder gar > 6 Monate verlangt wird. Hierfür gibt es allerdings keinerlei Evidenz.

e) **Falsch.** Korrekt ist, dass in aller Regel zunächst ein Bolus (100.000 bis 250.000 I.E. Urokinase bzw. 5–10 mg rtPA) in den Thrombus appliziert wird. Anschließend erfolgt die kontinuierliche Gabe des Thrombolytikums, entweder gewichtsadaptiert oder nach Schema ohne Gewichtsadaptation. In zahlreichen Studien konnte kein signifikanter Unterschied in der Wirksamkeit zwischen gewichtsadaptierten Schemata und solchen ohne Gewichtsadaptation gezeigt werden. Deshalb wird in vielen Kliniken ein Standardschema verwendet. Wichtig ist, dass die maximale Dosis von 40 mg rtPA nicht überschritten werden sollte.

- **Urokinase-Schema:** 100.000–250.000 I.E./h über 4h, dann 50.000–150.000 I.E./h über maximal 48 h
- **rtPA-Schema:** 0,5–2,0 mg/h, maximal 40 mg

Viele Arbeitsgruppen empfehlen zusätzlich die niedrigdosierte Gabe von unfraktioniertem Heparin über die Schleuse (500I.E./h) und zusätzlich die periphere Heparingabe, welche PTT-gesteuert sein sollte (Ziel 60–80 s).

11.Welche Aussagen zur perkutanen Aspirationsthrombektomie (PAT) sind korrekt?

a) Bei der PAT handelt es sich um eine interventionelle Maßnahme, die bei Kontraindikationen der Lysetherapie angewendet werden kann.

b) Die Erfolgsrate der alleinigen Aspirationsthrombektomie liegt bei über 90 %.

c) Die Aspirationsthrombektomie gehört zum essenziell notwendigen Repertoire des interventionell tätigen Radiologen.

d) Das Rotarex® S-System ist für die Rekanalisation chronischer Verschlüsse geeignet.

e) Das Aspirex® S-System ist speziell für die interventionelle Rekanalisation supraaortaler Arterien geeignet.

Antworten

a) **Richtig.** Bei der PAT handelt es sich um ein interventionelles Verfahren, bei dem intraarterielle Thromben perkutan aspiriert und entfernt werden. Dieses Verfahren wurde 1985 von Starck erstbeschrieben und wird seither zunehmend im Klinikalltag verwendet. Das Prinzip ist, dass ein großlumiger, dünnwandiger Katheter bis über den Verschluss hinaus eingeführt und die Thromben unter Verwendung einer 50 ml Spritze aspiriert und über die Schleuse entfernt werden. Damit die am Katheterende befindlichen Thromben über den perkutanen Zugang entfernt werden können, werden Schleusen mit abnehmbaren Ventilen (z. B. Fortress®-Schleusen der Firma Biotronik mit einer Größe von 5 oder 6 French).

b) **Falsch.** Die Erfolgsrate der alleinigen Aspirationsthrombektomie liegt bei frischen arteriellen Verschlüssen bei circa 30 %, wenn keine weiteren Verfahren verfügbar und angewendet werden. Zusammen mit weiteren interventionellen Verfahren wie der mechanischen Aspiration, Ballonangioplastie sowie der intraarteriellen Lysetherapie liegt die Erfolgsrate bei über 80 % und entspricht sozusagen dem operativen Vorgehen.

c) **Richtig.** Die Möglichkeit eine Aspirationsthrombektomie gehört unabdingbar zu den technischen Fähigkeiten eines interventionell tätigen Radiologen. Insbesondere im Rahmen von perkutanen Interventionen bei der chronischen Durchblutungsstörung entstehen regelmäßig periphere Embolisationen, welche anschließend durch die Aspirationsthrombektomie entfernt werden sollten.

d) **Richtig.** Mit dem Rotarex® S-System der Firma Straub Medical können auch chronische Verschlüsse rekanalisiert werden, insbesondere Instent-Stenosen oder Verschlüsse. Das Prinzip des Katheters ist, dass an der Spitze seitlich Öffnungen vorliegen, über die Thromben und Verschlusszylinder aspiriert werden können, verstärkt durch innen befindliche Spiralen, die zur Zerkleinerung und Fragmentierung der Materialien führen. In nativen Gefäßen ist allerdings oft Vorsicht geboten, da es durch das System zu einer Gefäßwandläsion kommen kann. Zur Rekanalisation von akuten/subakuten Kunststoff-Bypass-Verschlüssen bzw. Instent-Verschlüssen ist es allerdings meist hervorragend geeignet.

e) **Falsch.** Das Aspirex® S-System ist insbesondere für die Rekanalisation venöser Verschlüsse und von thrombotischen Komplikationen bei Hämodialyseshunts konzipiert worden. Das System vermag hauptsächlich Thrombi zu aspirieren und zu defragmentieren. Das Prinzip der Ablösung von der Gefäßwand ist schonender als beim Rotarex® S-System. Deshalb ist eine Verletzung der Gefäßwand seltener, allerdings ist das System bei älteren Verschlüssen weniger gut geeignet.

12.Welche Aussagen zu RCT zur akuten Extremitätenischämie sind zutreffend?

a) In der ILAILL-Studie wurde untersucht, ob Prostaglandine bei einer akuten Extremitätenischämie einen positiven Einfluss auf die Mortalität haben.

b) In der EUCLID-Studie wurde die Medikation von Ticagrelor mit Clopidogrel bei pAVK-Patienten verglichen.

c) In die EUCLID-Studie wurden nur Patienten mit einer chronischer, nicht aber einer akuten Durchblutungsstörung eingeschlossen.

d) Bei der akuten Extremitätenischämie ist das endovaskuläre Vorgehen dem offen-operativen klar überlegen.

e) Sowohl in der VOYAGER-PAD- als auch der CASPAR-Studie konnte gezeigt werden, dass Rivaroxaban das Risiko einer akuten Ischämie nach peripherer Bypassanlage signifikant reduziert.

Antworten

a) **Richtig.** Bei der ILAILL-Studie wurden fast 200 ältere Patienten (> 70 Jahre) nach operativer Versorgung einer akuten Extremitätenischämie für 7 Tage postoperativ entweder mit Iloprost (Ilomedin®) oder Placebo behandelt. Die Zuteilung zu einer Gruppe erfolgte randomisiert und doppelverblindet. Iloprost wurde über 4–7 Tage hinweg täglich in einer Dosis von ca. 70–100 ng/min (= 1-2Ampullen à 20 μg) über 6 h intravenös verabreicht. Das anschließende Follow-up betrug 90 Tage. Primärer kombinierter Endpunkt waren die Mortalität und Amputationsrate, dessen Risiko in der Placebogruppe doppelt so hoch wie in der Prostaglandingruppe war. Bemerkenswert ist, dass immerhin fast jeder dritte Patient in der Placebogruppe den primären Endpunkt erreichte, was die Schwere dieser Erkrankung sowie die Multimorbidität dieses Patientenklientels verdeutlicht.

b) **Richtig.** In der EUCLID-Studie (Examining Use of Ticagrelor in Peripheral Artery Disease) wurden die Thrombozytenfunktionshemmer Ticagrelor und Clopidogrel bei Patienten mit einer pAVK verglichen. Es zeigte sich kein signifikanter Unterschied hinsichtlich kardiovaskulärer (z. B. Myokardinfarkt) oder extremitätenbezogener (z. B. Re-Verschluss, Amputation) Komplikationen.

c) **Falsch.** In die EUCLID-Studie wurden Patienten mit stationär behandlungspflichtiger akuter sowie chronischer Extremitätenischämie eingeschlossen und doppelblind randomisiert zur „Ticagrelor"- oder „Clopidogrel"-Gruppe. Unter den knapp 14.000 Studienpatienten hatten fast 2 % (250 Patienten) eine akute Extremitätenischämie. Beim Vergleich dieser beiden Subgruppen (akut versus chronisch) fiel auf, dass

I. frühere Revaskularisationen,

II. Vorhofflimmern,

III. ein Ankle brachial index (ABI) < 0,6 sowie

IV. keine bisherige Medikation mit einem Statin

signifikant häufiger bei Patienten mit akuter Durchblutungsstörung anzutreffen waren. Dies ist nicht verwunderlich und entspricht durchaus den täglichen Erfahrungen im Klinikalltag. Was allerdings verwundert ist, dass Patienten mit akuten Durchblutungsstörungen oft jünger waren als die mit einer chronischen pAVK.

Dies entspricht weniger dem Eindruck aus dem Klinikalltag. Dieses Ergebnis könnte auch durchaus daran liegen, dass Patienten mit akuter Ischämie in fortgeschrittenem Lebensalter weniger häufig invasiv therapiert werden, was ebenfalls zu den Einschlusskriterien gehört hat.

d) **Falsch.** In einer Metaanalyse aus dem Jahr 2015[1], welche sich genau dieser Fragestellung gewidmet hat, wurde gezeigt, dass beide Verfahren gleichwertig waren hinsichtlich den Endpunkten Extremitätenerhalt und Letalität nach 30 Tagen, 6 Monaten oder 1 Jahr. Schlaganfälle waren nach 30 Tagen in der Thrombolysegruppe mit 1,3 % häufiger als in der Gruppe chirurgischer Patienten mit 0 %. (1,3 % vs. 0 %). Gleiches traf auch für Blutungskomplikationen (8,8 % versus 3,3 %) und distale Embolisationen (12,4 % versus 0 %) zu. Diese Risiken müssen jedoch gegen das individuelle Operationsrisiko im Einzelfall abgewogen werden. Folglich können anhand der aktuell verfügbaren Evidenz keine Empfehlungen für bzw. gegen das endovaskuläre oder offene Vorgehen gemacht werden.

---

[1] Branco BC, Montero-Baker MF, Mills JL Sr. The pros and cons of endovascular and open surgical treatments for patients with acute limb ischemia. J Cardiovasc Surg (Torino). 2015 Jun;56(3):401–7.

e) **Falsch.** In der VOYAGER-PAD-Studie[2] (Vascular Outcomes Study of ASA Along With Rivaroxaban in Endovascular or Surgical Limb Revascularization for PAD) wurde u. a. gezeigt, dass Rivaroxaban 2,5 mg 2× täglich in Kombination mit Acetylsalicylsäure 100 mg 1× täglich nach operativer oder endovaskulärer peripherer Revaskularisation einen signifikanten Vorteil gegenüber Acetylsalicylsäure als Monotherapie aufweist. Dies im Hinblick auf eine nachfolgende akute Ischämie des behandelten Beines, kardiovaskuläre Komplikationen (z. B. Myokardinfarkt, Tod aus kardiovaskulären Gründen) sowie den Extremitätenverlust.

In der CASPAR-Studie (**C**lopidogrel and **A**cetylsalicylic Acid in Bypass **S**urgery for **P**eripheral **Ar**terial Disease) hingegen wurde nach peripherer Bypassanlage Acetylsalicylsäure mit Clopidogrel verglichen. Hierbei zeigte sich kein signifikanter Unterschied hinsichtlich einer nachfolgenden akuten Ischämie, kardiovaskulärer (Myokardinfarkt) oder neurologischer (Schlaganfall) sowie extremitätenbezogener (Amputation) Komplikationen. Allerdings kam es nach alloplastischer Bypassrekonstruktion signifikant seltener zu Bypassverschlüssen, weshalb hier die Empfehlung zur dualen Thrombozytenaggregationshemmung schlussgefolgert wurde.

In den ersten Ergebnissen der kürzlich publizierten „CASPAR-like"-Studie wurde post-hok analysiert, ob das „VOYAGER-Schema" (Acetylsalicylsäure mit Rivaroxaban versus Acetylsalicylsäure als Monotherapie) in einer chirurgisch therapierten Kohorte Vorteile hat. Es gibt Hinweise dafür, das Rivaroxaban hier im Hinblick auf die CASPAR-Endpunkte vorteilig ist. Weitere Studien und Ergebnisse können mit Spannung erwartet werden.

---

13. Welche Aussagen zu den 6 Ps nach Pratt sind korrekt?

a) Bei den 6 Ps nach Pratt handelt es sich um klinische Zeichen der akuten Extremitätenischämie.

b) Prostration steht für Schock und bedeutet so viel wie völlige Erschöpfung der Extremität.

c) Gerald Hillary Pratt hat 1954 die akute Extremitätenischämie genauer beschrieben und klassifiziert.

---

[2] Bonaca MP, Szarek M, Debus ES, Nehler MR, Patel MR, Anand SS, Muehlhofer E, Berkowitz SD, Haskell LP, Bauersachs RM. Efficacy and safety of rivaroxaban versus placebo after lower extremity bypass surgery: A post hoc analysis of a "CASPAR like" outcome from VOYAGER PAD. Clin Cardiol. 2022 Dec;45(12):1143–1146. https://doi.org/10.1002/clc.23926. Epub 2022 Oct 17. PMID: 36.251.249; PMCID: PMC9748742.

d) Die Kälte der Extremität beim arteriellen Verschluss findet kein Äquivalent bei den 6 Ps.

e) Die livide Verfärbung kommt nach der Blässe (paleness), beschreibt eine Verbesserung der Durchblutungssituation und wurde deshalb von Pratt nicht beschrieben.

Antworten

a) **Richtig.** Die in der Literatur oft zitierten 6 Ps nach Pratt sind klinische Zeichen der akuten Extremitätenischämie. Sie stehen für:

   I. Pain (Schmerz)
   II. Pulselessness (Pulslosigkeit)
   III. Paleness (Blässe)
   IV. paresthesia (Gefühlsstörung)
   V. paralysis (Bewegungsstörung)
   VI. prostration (Schock)

b) **Richtig.** Im Gegensatz zum systemischen Schockereignis (hypovolämisch, kardiogen, obstruktiv oder distributiv) beschreibt die Bezeichnung Schock beim akuten Extremitätenverschluss bildhaft die völlige Erschöpfung der Extremität. Letztlich sind die 6 Ps nach Pratt auch nach dem Schweregrad der Durchblutungsstörung an- bzw. einzuordnen. Der Schmerz, welcher auch kompensiert bzw. lediglich belastungsabhängig auftreten kann, ist hier am Anfang stehend, nachfolgend die Pulslosigkeit, Blässe, dann die Gefühlsstörung, welche vor der Einschränkung der Motorik auftritt, und abschließend als Maximalform der Durchblutungsstörung der Schock als völliger Kraft- und Bewegungsverlust der Extremität.

c) **Richtig.** Gerald Hillary Pratt war ein kardiovaskulärer Chirurg aus New York, der dort u. a. am Saint Vincent's Hospital praktizierte. Nach ihm ist auch der Pratt-Test benannt, bei dem ergänzend zum Trendelenburg-Versuch insuffiziente Venenklappen bei der Varikosis lokalisiert werden. Desweiteren hat er die Prattschen Warnvenen prätibial als erstes Anzeichen einer tiefen Beinvenenthrombose beschrieben. Über weitere Details aus seinem beruflichen Schaffen und insbesondere sein Privatleben ist trotz seiner bis heute bedeutungsvollen Beiträge zur Gefäßchirugie wenig bekannt. Gelebt hat er von 1906–1979.

d) **Richtig.** Verwunderlicherweise ist das in der Klinik wichtigste und vordergründigste Merkmal, nämlich „die kalte Extremität", in den klassischen 6 Ps nicht ausgelistet. Die 6 Ps stehen für:

   I. Schmerz (pain)

II. Blässe (paleness)
III. Pulslosigkeit (pulselessness)
IV. Gefühls- und (paresthesia)
V. Bewegungsstörung (paralysis) sowie
VI. Schock (prostration)

Die Kälte wird nicht extra beschrieben bzw. bezeichnet. Der Begriff perishing (übersetzt extrem kalt, bitterkalt) wird allerdings teilweise anstelle von prostration verwendet. Dies kann auch als Hilfestellung für den oft schwierig zu verstehenden Ausdruck prostration dienen.

e) **Falsch.** Die Blässe ist erstes Hautzeichen der Minderperfusion und kommt u. a. auch durch die Vasokonstruktion zustande. Wenn die Ischämie weiterhin besteht, dann verschiebt sich das Verhältnis von oxygeniertem Hämoglobin hin zu desoxygeniertem, wodurch die livide Verfärbung entsteht. Diese findet allerdings in den 6 Ps keine Beschreibung, obwohl hier von einer Progredienz der Durchblutungsstörung ausgegangen werden muss.

Nicht atherosklerotisch bedingte und sportassoziierte Gefäßerkrankungen

10

Frage

1.Welche Aussagen zu sportassoziierten Gefäßerkrankungen sind zutreffend?

a) Die iliakale Endofibrose gehört zu den sportassoziierten stenosierenden arteriellen Erkrankungen.

b) Das Adduktorkanal-Syndrom gehört zu den sportassoziierten stenosierenden arteriellen Erkrankungen.

c) Die zystische Adventitiadegeneration gehört zu den sportassoziierten stenosierenden arteriellen Erkrankungen.

d) Das Loeys-Dietz-Syndrom gehört zu den sportassoziierten stenosierenden arteriellen Erkrankungen.

e) Das Popliteale Entrapment-Syndrom (PAES) gehört zu den sportassoziierten stenosierenden arteriellen Erkrankungen.

Antworten

a) **Richtig.** Bei der iliakalen Endofibrose handelt es sich um eine seltene stenosierende Erkrankung der Beckenschlagadern, die meist bei Radrennfahrern und Triathleten diagnostiziert wird.

b) **Richtig.** Es handelt sich hier um eine Stenosierung der A. femoralis superficialis auf Höhe des Adduktorenkanals, die sehr selten und dann typischerweise bei Langstreckenläufern diagnostiziert wird.

c) **Falsch.** Die zystische Adventitiadegeneration ist charakterisiert durch Zystenbildungen in der Adventitia der Gefäßwand, vornehmlich der A.

© Der/die Autor(en), exklusiv lizenziert an Springer-Verlag GmbH, DE, ein Teil von Springer Nature 2023
S. Regus, *Gefäßchirurgie Fragen und Antworten*,
https://doi.org/10.1007/978-3-662-67231-0_10

poplitea. Sie wird meist bei Männern in der 4.-5. Lebensdekade diagnostiziert, ein Zusammenhang zu sportlichen Aktivitäten wurde bisher nicht beschrieben.

d) **Falsch.** Das Loeys-Dietz-Syndrom ist eine autosomal dominant vererbte Bindegewebserkrankung, die mit Gaumenfehlbildungen (Uvula bifida) sowie Aortenaneurysmata einhergehen kann.

e) **Richtig.** Das funktionelle PAES wird durch eine trainingsbedingte Muskelhypertrophie im Bereich der Kniekehle verursacht, wodurch es zu einer Kompression der Arterie kommt.

Frage

2.Welche Aussagen zum Poplitealen Entrapment-Syndrom (PAES) sind richtig?

a) Es handelt sich um eine häufige Erkrankung.
b) Es tritt meist bei adipösen Männern im 6.–7. Lebensjahrzehnt auf.
c) Die Einteilung des anatomischen Entrapmentsyndroms erfolgt in 6 Typen.
d) Das funktionelle Entrapmentsyndrom ist angeboren.
e) Die Indikation zur chirurgischen Therapie sollte erst bei Komplikationen erfolgen.

Antworten

a) **Falsch.** Es ist eine seltene Erkrankung mit einer geschätzten Inzidenz von 0,1–2 % und weniger als 500 berichteten Fällen in der Literatur.

b) **Falsch.** Meist wird es im 2.–3. Lebensjahrzehnt diagnostiziert mit einem deutlichen Überwiegen des männlichen Geschlechts von 4:1.

c) **Richtig.** Das PAES wird in 6 Typen eingeteilt. Bei den Typen 1–3 kommt es zu einer Kompression der A. poplitea durch den M. gastrocnemius, der beim Typ 2 lateraler ansetzt als normal und beim Typ 3 akzessorische stringierende Muskelzügel aufweist. Beim Typ 4 ist ein abnormer Verlauf des M. popliteus ursächlich für die Kompression der Arterie. Typ 5 beinhaltet zusätzlich zur Kompression der Arterie noch eine venöse Beteiligung. Und Typ 6 beschreibt das funktionelle Entrapmentsyndrom.

d) **Falsch.** Beim funktionellen PAES handelt es sich um eine trainingsbedingte, folglich erworbene, Hypertrophie der Wadenmuskulatur mit resultierender Kompression der A. poplitea.

e) **Falsch.** Die Indikation zur chirurgischen Therapie sollte mit Diagnosestellung einer abnormen Kniegelenksanatomie gestellt werden, im Idealfall vor dem Auftreten von arteriellen Komplikationen. Ziel wäre eine Beseitigung der komprimierenden Muskelfasern ohne arterielle Rekonstruktion, was nur bei intakter Gefäßwand vertretbar ist.

Frage

3. Welche Aussagen zur iliakalen Endofibrose sind zutreffend?

a) Die iliakale Endofibrose ist eine Erkrankung des hohen Lebensalters.
b) Die Diagnosestellung erfolgt stets mittels MR-Angiographie der Becken-Bein-Arterien.
c) Klinische Symptome einer iliakalen Endofibrose sind belastungsabhängige Oberschenkel- und Wadenschmerzen auf der betroffenen Seite.
d) Es gibt keine Seitenpräferenz.
e) Verkalkungen und Atherome in der betroffenen Arterienwand sind histologische Besonderheiten der iliakalen Endofibrose.

Antworten

a) **Falsch.** Die iliakale Endofibrose tritt vorwiegend bei jungen Athletinnen und Athleten auf und wird meist in der 3.–5. Lebensdekade diagnostiziert.
b) **Falsch.** Das zuverlässigste Diagnostikum ist die Bestimmung des Knöchel-Arm-Dopplerindex vor und nach maximaler Belastung. Kommt es zu einem Abfall auf 0,66 oder weniger, ist die Diagnose einer iliakalen Endofibrose wahrscheinlich. Erst dann empfiehlt sich zur weiteren Therapieplanung die Durchführung einer MR-Angiographie.
c) **Richtig.** Die typischen Beschwerden treten bei maximaler Trainingsbelastung oder im Wettkampf auf und sind erheblich leistungseinschränkend.
d) **Falsch.** In der Mehrzahl der Fälle ist die linke Seite betroffen. Die Ursachen hierfür sind nicht geklärt.
e) **Falsch.** Verkalkungen und Atherome sind typische Befunde bei der Atherosklerose. Bei der iliakalen Endofibrose sieht man eine Vermehrung der Bindegewebszellen, insbesondere Fibro- und Myeloblasten.

4. Was halten Sie von folgenden Aussagen zum Adduktorkanalsyndrom?

a) Das Adduktorkanalsyndrom ist häufigste Ursache von Oberschenkelschmerzen beim Langstreckenläufer.
b) Ursache des Adduktorkanalsyndroms ist die repetitive Kompression der
Arterie auf Höhe des Adduktorenkanals.
c) Der akute Verschluss ist die häufigste klinische Symptomatik.
d) Empfehlungen zu Diagnostik und Therapie haben einen geringen Empfehlungsgrad.
e) Die Stent-PTA der betroffenen Arterie ist das Vorgehen der Wahl.

a) **Falsch.** Das Adduktorkanalsyndrom ist eine stenosierende Erkrankung,
die insbesondere bei Langstreckenläufern und Langdistanztriathleten vorkommt, allerdings ist sie sehr selten Ursache von Oberschenkelschmerzen.
Deutlich häufiger sind Differentialdiagnosen wie Muskelfaserriss, Überbe-
lastungen oder Stressfrakturen.
b) **Richtig.** Hiervon sind meist Langstreckenläufer betroffen, insbesondere
auch da sie eine stark ausgeprägte Oberschenkelmuskulatur aufweisen und
eine trainingsbedingte Belastung vorliegt.
c) **Falsch.** Die häufigste Symptomatik sind belastungsabhängige unilaterale
Wadenschmerzen. Der akute Verschluss, insbesondere in der Wettkampfsi-
tuation, ist auch beschrieben.
d) **Richtig.** Es gibt in der Weltliteratur weniger als 30 Publikationen über das
Adduktorkanalsyndrom, wobei es sich hier primär um Fallberichte handelt. Folglich beruhen Empfehlungen auf Expertenmeinungen mit einem
Evidenzlevel C.
e) **Falsch.** Mit Diagnosestellung und bei Behandlungswunsch sollte die operative Dekompression erfolgen, im Idealfall vor erfolgter Schädigung der
Arterie. Andernfalls muss sich zusätzlich zur Durchtrennung komprimie-
render Muskel- und Sehnenstrukturen noch eine arterielle Rekonstruktion
anschließen.

5.Welche Aussagen zur zystischen Adventitiadegeneration (ZAD) sind zutreffend?

a) Bei der ZAD handelt es sich um eine Erkrankung des alten Menschen mit kardiovaskulären Risikoprofil.

b) Die ZAD ist eine seltene arterielle Erkrankung. Es gibt nur wenige Fälle in der Literatur seit seiner Erstbeschreibung im Jahr 1947.

c) Die ZAD ist meist im Bereich der Femoralisgabel lokalisiert.

d) Histologisch handelt es sich um zystische Veränderungen in der Adventitia, welche zu einer Lumeneinengung führen können.

e) Die ZAD wird in aller Regel konservativ behandelt.

a) **Falsch.** Die zystische Adventitiadegeneration (ZAD) ist eine vaskuläre Erkrankung, die meist im 3.–5. Lebensjahrzehnt diagnostiziert wird. Die Ätiologie ist noch nicht abschließend geklärt, mehrere Ursachen werden vermutet: zum einen eine degenerative mukoide Veränderung durch Mikrotraumen, weiterhin wäre der Ursprung in der Gelenkkapsel denkbar (hierfür sprechen Berichte über vereinzelt fistelartige Verbindung der zystischen Veränderungen mit der Gelenkkapsel). Letztlich wird auch eine genetische Ursache durch Verschleppung embryonaler mukoider Zellen vermutet.

b) **Richtig.** Die ZAD wurde zuerst 1947 von Atkins und Key beschrieben, interessanterweise war die Erkrankung hier allerdings im Bereich der Arteria iliaca externa lokalisiert, und nicht in der Arteria poplitea.

c) **Falsch.** Die Hauptlokalisation ist die Arteria poplitea, welche in über 85 % der Fälle betroffen ist. Dies unterstützt die These, dass die zystenbildenden Zellen ihren Ursprung im Gelenk haben und durch fistelartige Verbindungen in die Arterienwand wandern beziehungsweise dorthin verschleppt werden.

d) **Richtig.** Bei der ZAD kommt es zu einer Zystenbildung in der Arterienwand, vornehmlich der Adventitia, mit verstärkter Flüssigkeitsansammlung. Hierdurch kann je nach Ausprägung eine zunehmende und relevante Einengung des Gefäßlumens resultieren. In letzterem Fall werden die Patienten klinisch durch eine Claudicatio-Problematik symptomatisch.

e) **Falsch.** Da die Patienten mit Diagnosestellung meist entsprechende klinische Probleme und regelhaft einen fortgeschrittenen Befund aufweisen, empfehlen sich die invasiven Therapiemaßnahmen. In diesem Zusammenhang wurde von erfolgreichen Zystenpunktionen berichtet, allerdings mit selten zufriedenstellenden Langzeitergebnissen. Letzteres ist auf die Persistenz und Progredienz der Erkrankung zurückzuführen, weshalb die operative Rekonstruktion indiziert werden sollte. Hierbei sind die besten Langzeitergebnisse mit einer autologen Rekonstruktion im Sinne einer Interposition oder eines Patches zu erzielen.

Frage

6. Welche Aussagen zum Thoracic-Outlet-Syndrom (TOS) sind korrekt?

a) Das TOS kann anatomisch in drei Gruppen eingeteilt werden.
b) Das TOS kann in Abhängigkeit von der betroffenen Struktur in drei Gruppen eingeteilt werden.
c) Eine Halsrippe als Ursache des TOS kommt häufiger bei Männern als bei Frauen vor.
d) Reckturner haben oft ein Skalenus-Syndrom durch Hypertrophie der Muskulatur.
e) Das Hyperabduktions-Syndrom ist sehr selten.

Antworten

a) **Richtig.** Anhand der Lokalisation und anatomischen Strukturen kann das TOS von proximal nach distal in folgende drei Syndrome unterteilt werden:
   1. Skalenus-Syndrom
   2. Kostoklaviculär-Syndrom (am häufigsten)
   3. Hyperabduktions-Syndrom.
   Betroffene Strukturen, die bei den Syndromen zu einer potenziellen neurovaskulären Kompression führen, sind beim
   1. Skalenus-Syndrom die Skalenusmuskulatur (M. scalenus anterior, medius und posterior) sowie eine Halsrippe,
   2. Kostoklaviculär-Syndrom die Clavicula sowie die erste Rippe und
   3. Hyperabduktions-Syndrom der Musculus pectoralis minor.
b) **Richtig.** Das TOS wird anhand der betroffenen Strukturen, welche komprimiert werden, in ein neurologisches, arterielles und venöses Kompressionssyndrom eingeteilt. Am häufigsten tritt das neurologische Kompressionssyndrom auf (> 95 %), das arterielle und venöse machen einen Anteil von jeweils ca. 1–3 % aus.

c) **Falsch.** Frauen haben doppelt so häufig eine Halsrippe wie Männer. Dies könnte ein Grund dafür sein, dass circa 70 % der Patienten mit einem TOS weiblich sind. Insgesamt liegt die Prävalenz einer Halsrippe bei circa 0,5–1 %. Schätzungen nach werden Halsrippen aber lediglich in 5–10 % symptomatisch, hier dann am häufigsten durch ein Kompressionssyndrom.

d) **Falsch.** Es gibt keine Daten über ein gehäuft auftretendes Skalenus-Syndrom bei Reckturnern, auch wenn diese in aller Regel eine trainingsbedingte Hypertrophie der Hals- und Nackenmuskulatur aufweisen. Allerdings gibt es Berichte über fehl- sowie nicht verheilte Frakturen der ersten Rippe bei Sportlern, die insbesondere die obere Extremität trainieren und belasten. Zu nennen sind hier Ballsportarten wie Hand-, Volley- oder Basketball, aber auch Turner.

e) **Richtig.** Das Hyperabduktions-Syndrom ist sehr selten und macht unter den Patienten mit einem TOS einen Anteil von circa 2–3 % aus. Genaue Angaben zur Inzidenz können allerdings nicht getroffen werden. Dennoch gibt es Hinweise dafür, dass das über Hyperabduktions-Syndrom, als eine der drei Ursachen für ein TOS, signifikant häufiger bei Sportlern als bei Nicht-Athleten auftritt. Dies ist auf die in aller Regel prominentere und trainingsbedingt hypertrophierte Muskulatur der oberen Extremität zurückzuführen. Hier ist insbesondere die Pectoralismuskulatur zu nennen.

Frage

7. Welche Aussagen zum Nussknacker-Syndrom sind korrekt?

a) Beim Nussknacker-Syndrom handelt es sich um eine kompressionsbedingte Thrombose der V. renalis sinistra.

b) Nussknacker-Phänomen und Nussknacker-Syndrom sind gleichbedeutend.

c) Typische Symptome eines Nussknacker-Syndroms machen sich meist erst im fortgeschrittenen Lebensalter bemerkbar.

d) Die Erkrankung tritt häufiger bei sehr schlanken jungen Patientinnen auf.

e) Das therapeutische Vorgehen der Wahl ist die venöse Stentimplantation.

Antworten

a) **Falsch.** Beim sogenannten Nussknacker-Syndrom handelt es sich um eine Kompression der linken V. renalis zwischen Aorta abdominales und A. mesenterica superior. Eine Thrombose der V. renalis ist allerdings extrem selten und gehört nicht zu den typischen Komplikationen eines Nussknacker-Syndroms.

b) **Falsch.** Von einem Nussknacker-**Phänomen** spricht man, wenn zufällig während Untersuchungen (zum Beispiel beim Ultraschall) eine Kompression der V. renalis auffällt, diese klinisch allerdings keinerlei Beschwerden macht. Im Gegensatz dazu geht ein Nussknacker-**Syndrom** stets mit Beschwerden einher.

c) **Falsch.** Typische Symptome eines Nussknacker-Syndroms treten meistens bei Jugendlichen sowie jungen Erwachsenen auf. Zu den typischen Symptomen gehören neben linksseitigen Unterbauch- und Flankenschmerzen auch eine Makrohämaturie, starke Menstruationsbeschwerden, linksseitige Hodenschmerzen sowie eine Varikozele im Bereich des linken Hodens.

d) **Richtig.** Sehr schlanke junge Frauen sind deutlich häufiger betroffen als normal- und übergewichtige Menschen. Außerdem tritt die Erkrankung deutlich häufiger in asiatischen Ländern und im Nahen Osten als in Europa auf.

e) **Falsch.** Therapie der Wahl ist die operative Versorgung, wobei hier die besten Ergebnisse mit der Reimplantation der linken Nierenvene in die Vena cava inferior erzielt werden können. Dies wird heutzutage in den meisten Fällen laparoskopisch durchgeführt. Es gibt mittlerweile auch zunehmend Berichte über venöse Stentimplantationen, allerdings mit einem hohen Rezidivrisiko und einer nachfolgend erschwerten operativen Versorgung bei liegendem Stent. Deshalb sollte bei jungen Patienten bevorzugt eine minimalinvasive, laparoskopische Rekonstruktion durchgeführt werden.

Frage

8. Welche Aussagen zum Dunbar-Syndrom sind korrekt?

a) Beim Dunbar-Syndrom handelt es sich um eine Kompression der A. mesenterica superior durch die V. renalis.

b) Ein kaudaler Verlauf des LA auf Höhe des Abgangs TC ist äußerst selten, wird bei maximal 1 % der Bevölkerung beobachtet.

c) Typische Symptome eines Dunbar-Syndroms sind Übelkeit, Erbrechen und krampfartige epigastrische Schmerzen postprandial.

d) Therapie der Wahl beim Dunbar-Syndrom ist die laparoskopische Spaltung des LA.

e) Die Angina abdominal und das Dunbar-Syndrom beschreiben das gleiche Krankheitsbild.

a) **Falsch.** Beim Dunbar-Syndrom kommt es zu einer Kompression des Truncus coeliacus (TC) durch das Ligamentum arcuatum (LA). Dieses verbindet die beiden Zwerchfellschenkel, den rechten und linken, die beide normalerweise dem 12. Wirbelkörper entspringen und zwischen denen die Aorta hindurchzieht. Das LA verläuft ventral der Aorta und meist mehrere Zentimeter oberhalb des TC. Bei ungewöhnlich kaudalem Verlauf kann es aber auch zu einer Kompression des TC kommen, was dann als Dunbar-Syndrom beschrieben wird. In englischsprachiger Literatur wird es auch oft als MALS (Median arcuate ligament syndrome) bezeichnet. Das Dunbar-Syndrom wurde übrigens zum ersten Mal 1917 von Benjamin Lipshutz beschrieben, dann 1965 ausführlich von Dunbar und Marable.[1]

b) **Falsch.** Auch wenn das Ligament im Normalfall einige Zentimeter oberhalb des TC ventral der Aorta verläuft, wird dennoch bei bis zu 25 % der Menschen ein kaudaler Verlauf auf Höhe des TC beobachtet. Dies führt zwangsläufig, insbesondere bei tiefer Inspiration, zu einer Kompression des TC. Symptome haben allerdings allenfalls 1 % der Menschen mit einem kaudalen LA-Verlauf, weshalb das Krankheitsbild sehr selten ist.

c) **Richtig.** Zur klassischen Trias des Dunbar-Syndroms gehören epigastrische Schmerzen, Gewichtsverlust und auskultatorisch ein Stenosegeräusch.

d) **Falsch.** Prinzipiell ist zwar die laparoskopische Spaltung des Ligaments möglich, allerdings wird der offene Zugang bevorzugt. Insbesondere im Falle einer notwendigen Rekonstruktion des TC ist die Laparotomie auf jeden Fall indiziert. Auch die interventionelle Therapie mittels stentgestützter PTA ist möglich und teilweise erfolgreich, allerdings mit einem hohen Rezidivrisiko. Von einer alleinigen PTA ohne Stent wird abgeraten, da es in aller Regel erfolglos ist.

e) **Falsch.** Bei der Angina abdominalis liegt typischerweise eine Einengung oder ein Verschluss der AMS vor, wohingegen beim Dunbar-Syndrom der TC betroffen ist. Dennoch gibt es oft Überschneidungen zwischen beiden Erkrankungsbildern, insbesondere bei der Angina abdominalis. Wenn die AMS Stenosen oder einen Verschluss aufweist und zusätzlich durch das LA komprimiert wird, kann die Symptomatik der AMS-Stenosierung deutlich ausgeprägter sein als ohne Kompression des TC. Umgekehrt kann

---

[1] Dunbar JD, Molnar W, Beman FF, Marable SA. Compression of the celiac trunk and abdominal angina. Am J Roentgenol Radium Ther Nucl Med. 1965 Nov;95(3):731–44. https://doi.org/10.2214/ajr.95.3.731. PMID: 5844938.

ein asymptomatischer Patient mit kaudalem Verlauf des LA bei zusätzlicher Flussbeeinträchtigung der AMS-Beschwerden entwickeln. Zu einer
AMS-Kompression im Rahmen eines Dunbar-Syndroms kommt es aber
normalerweise nicht.

Frage

9. Welche Aussagen zum Pelvic congestion syndrome (PCS) sind korrekt?

a) Das Pelvic congestion syndrome (PCS) wird auch Ovarialinsuffizienz
genannt.
b) Das PCS ist eine seltene Ursache chronischer Unterbauchschmerzen bei
Frauen.
c) Das PCS ist stets beidseits lokalisiert.
d) Bei Frauen mit bekanntem Varizenleiden an den Beinen und chronischen
Unterbauchschmerzen sollte differenzialdiagnostisch an das PCS gedacht
werden.
e) Therapie der Wahl beim PCS ist die Embolisierung betroffener Ovarialve-
nen.

Antworten

a) **Richtig.** Das PCS wird auch Ovarialveneninsuffizienz genannt, da es durch
einen Stau und eine Erweiterung der Beckenvenen verursacht und hauptsächlich bei Frauen beobachtet wird. Ein entsprechendes Äquivalent bei
Männern ist nicht beschrieben bzw. hat keine eigene Bezeichnung.
b) **Falsch.** Das PCS ist nach der Endometriose (etwa 10 % der Frauen sind
betroffen) die zweithäufigste Ursache chronischer Unterbauchschmerzen
bei Frauen: ca. 5 % sind von dem PCS betroffen. Die Beschwerden bei
beiden Krankheitsbildern sind ähnlich, typisch sind Unterbauchschmerzen
und koitale bzw. postkoitale Schmerzen. Wichtigster Unterschied ist die
Zyklusabhängigkeit bei der Endometriose, die beim PCS nicht besteht.
Die konservativ-medikamentöse Therapie ist ebenfalls ähnlich und primär
symptomatisch, nämlich:
1. Kombinierte orale Kontrazeptiva
2. Gestagene
3. Danazol
4. NSAR
5. GnRH-Analoga

c) **Falsch.** Das PCS kann auch einseitig lokalisiert sein, z. B. im Rahmen eines sogenannten Nussknacker-Syndroms. Bei diesem kommt es zu einer Kompression der linken Vena renalis zwischen Aorta und Arteria mesenterica superior. Infolgedessen kann es zu einer Thrombosierung, Abstrombehinderung oder Varikosis durch Klappeninsuffizienz der linken Vena ovarica kommen. Diese mündet normalerweise in die linke Vena renalis. In den meisten Fällen ist das PCS allerdings bds. lokalisiert.

d) **Richtig.** Mehr als 50 % der Frauen, die an einem PCS leiden, haben begleitend auch eine Varikosis an den Beinen. Offensichtlich besteht eine gewisse genetische Prädisposition zum Varizenleiden, nicht nur an den Extremitäten, sondern auch im Abdomen bzw. Becken.

e) **Richtig.** Die interventionelle Behandlung hat sich mittlerweile durchgesetzt, bietet sie doch viele Vorteile im Vergleich zum offenen Vorgehen. Verwendung für den radiologisch-interventionellen Verschluss finden folgende Materialien:

1. Coils (meist aus Nickel)
2. Plugs
3. Sklerosierungsmittel (Aethoxysklerol® = Polidocanol)

Traumatische Gefäßverletzungen 11

1.Welche Aussagen zur Einteilung traumatischer Gefäßverletzungen sind zutreffend?

a) Die Einteilung traumatischer Gefäßverletzungen kann in scharf und stumpf erfolgen.

b) Eine traumatische Gefäßverletzung ist immer an einer Blutungskomplikation erkennbar.

c) Traumatische Gefäßverletzungen können in arterielle und venöse Verletzungen eingeteilt werden.

d) Es gibt primäre und sekundäre traumatische Gefäßschäden.

e) Es gibt drei Schweregrade traumatischer Gefäßverletzungen.

a) **Richtig.** Traumatische Gefäßverletzungen werden nach ihrem Entstehungsmechanismus oft in scharfe und stumpfe Verletzungen unterschieden. Bei den scharfen ist meist zuerst die Adventitia betroffen, bevor sich die Verletzung (je nach Schweregrad und Ausmaß des Traumas) von außen nach innen ausdehnt. Bei den stumpfen Traumen ist es umgekehrt: hier kommt es zunächst zur Intimaverletzung (Dissektion), woraufhin dann die Ausdehnung von innen nach außen in Media und Adventitia folgt.

b) **Falsch.** Traumatische Gefäßverletzungen führen nicht zwangsläufig zur Blutungskomplikation. Dies ist erklärbar durch die oft intakte Adventitia (teilweise auch Media) bei stumpfen Verletzungen sowie das Einrollen der

© Der/die Autor(en), exklusiv lizenziert an Springer-Verlag GmbH, DE, ein Teil von Springer Nature 2023
S. Regus, *Gefäßchirurgie Fragen und Antworten*,
https://doi.org/10.1007/978-3-662-67231-0_11

Gefäßenden bei kompletter (scharfer oder stumpfer) Durchtrennung. Folglich ist die Ischämie häufiger als eine Blutung der erste Hinweis auf eine traumatische Gefäßverletzung.

c) **Richtig.** Ca. 80 % der traumatischen Gefäßverletzungen betreffen Arterien. Venen sind nur in ca. 10–20 % betroffen und dann selten isoliert. Arterielle Verletzungen können zu lebensbedrohlichen Blutungen führen, weshalb sie sehr gefürchtet sind. Aber dennoch sollten venöse Verletzungen nicht unterschätzt werden: auch sie können zu einem lebensbedrohlichen Ereignis führen, insbesondere da die Blutung oft länger nicht erkannt wird und venöse Gefäße sich nicht bzw. weniger stark invertieren wie arterielle Gefäße. Auch intraoperative iatrogene Venenverletzungen, insbesondere iliakal oder caval, sind oft schwieriger zu versorgen als arterielle.

d) **Richtig.** Primäre Gefäßläsionen sind unmittelbare Folge des Traumas, also Intimaläsionen, Dissektionen oder totale/subtotale Kontinuitätsunterbrechungen. Als sekundäre Gefäßschäden sind Aneurysmen zu nennen, welche durch eine reduzierte Wandstabilität bzw. -elastizität hervorgerufen werden. Aber auch nicht erkannte Verletzungen können zum Aneurysma führen, dann oft auch in Form eines falschen Aneurysmas.

e) **Richtig.** Zumindest können nach Vollmar sowohl scharfe als auch stumpfe Gefäßverletzungen in drei Schweregrade eingeteilt werden:

- **scharf** (nach Ausdehnung von außen nach innen):

  1. Adventitia
  2. Media
  3. Intima

- **stumpf** (nach Ausdehnung von innen nach außen):

  1. Intima
  2. Media
  3. Adventitia

2. Welche Aussagen zur Diagnostik traumatischer Gefäßverletzungen sind korrekt?

a) Eine traumatische Gefäßverletzung ist durch die Ischämie leicht zu diagnostizieren.

b) Bei V. a. eine Verletzung der A. poplitea bei Kniegelenksluxationsfraktur sollte eine Angiographie schnellstmöglich veranlasst werden.

c) Bei jungen Patienten sollte eine Magnetresonanz-Angiographie (MRA) zur weiteren Diagnostik traumatischer Gefäßverletzungen der CTA vorgezogen werden.

d) Bei V. a. eine traumatische Verletzung der thorakalen Aorta einer kreislaufinstabilen Schwangeren ist trotz Strahlenbelastung eine notfallmäßige CTA indiziert.

e) Wenn nach operativer Versorgung einer Ellenbogenluxationsfraktur eine im Seitenvergleich kühlere Hand auffällt, sollten zunächst der Pulsstatus erhoben sowie eine Sonographie durchgeführt werden.

a) **Falsch.** Eine traumatische Gefäßverletzung kann, auch wenn es sich um ein großes Gefäß handelt, leicht übersehen werden. Dies liegt zum einen an den oft schwerwiegenden ossären Verletzungen, auf die der Fokus in der Notaufnahme gelegt wird. Zudem sind oft Kollateralen vorhanden, die die periphere Perfusion aufrechterhalten (zum Beispiel bei der A. poplitea oder A. brachialis) und die Ischämie maskieren. Deshalb sollte bei Extremitätenverletzungen, die nach großer Krafteinwirkung entstehen (beispielsweise der Kniegelenksluxation), grundsätzlich bei der orientierenden Erstuntersuchung auch der Pulsstatus erhoben werden.

b) **Falsch.** Bei V. a. eine traumatische arterielle Gefäßverletzung sollte schnellstmöglich eine CT-Angiographie (CTA) veranlasst werden. Die Vorteile der CTA sind, dass diese Untersuchung innerhalb weniger Minuten durchführbar ist und sowohl das Gefäßinnere als auch die Beschaffenheit der Gefäßwand sowie des umgebenden Gewebes beurteilt werden können.

c) **Falsch.** Eine MRA hat im Notfall den erheblichen Nachteil, dass die Untersuchung deutlich länger dauert als eine CTA und die Gefäßwand nur unzureichend beurteilt werden kann. Zudem entstehen oft Artefakte, ganz besonders auch bei angelegten Hilfsmitteln zur vorübergehenden

Ruhigstellung nach erfolgter Reposition. Deshalb sollten Nachteile der Kontrastmittel- und Strahlenbelastung in Kauf genommen werden, um schnell aufgrund einer aussagekräftigen Bildgebung zur korrekten Diagnose zu kommen.

d) **Richtig.** Im Notfall muss alles getan werden, um das Leben des Patienten zu schützen. Die ausbleibende Therapie der traumatischen Aortenruptur einer schwangeren Frau gefährdet auch das Leben des ungeborenen Kindes, sodass alles unternommen werden muss, um die Blutung zu stoppen. Bei einer kreislaufinstabilen Frau kann durch eine CTA am schnellsten die Diagnose gesichert und die Therapie geplant werden.

e) **Richtig.** Vor Durchführung einer CTA, MRA oder gar DSA sollte zunächst der Pulsstatus der betroffenen sowie nicht betroffenen Seite erhoben werden. Wenn hier ein Pulsdefizit auffällt, empfiehlt sich die Durchführung einer Duplexsonographie. Erst wenn hier auffällige Befunde (Gefäßabbruch, Hämatome, monophasische Flussprofile distal) erhoben werden, sollte sich eine weiterführende Diagnostik anschließen. Oft genügt allerdings bereits der sonographische Befund, um die weitere operative oder interventionelle Therapie zu planen. Bei vollständigem Abbruch des Gefäßlumens liegt der V. a. einen Abriss der Arterie vor, sodass eine operative Therapie notwendig ist.

Frage

3. Welche Aussagen zur traumatischen Carotisdissektion sind richtig?

a) Dissektionen extrakranieller hirnversorgender Arterien zählen zu den Hauptursachen ischämischer Schlaganfälle bei jungen Erwachsenen.

b) Die traumatische Carotisdissektion kommt bei jungen Menschen ohne Vorerkrankungen selten und bei < 1 % der polytraumatisierten Patienten vor.

c) Typischer Unfallhergang, bei dem an eine Carotisdissektion gedacht werden sollte, sind Hochrasanztraumen mit angelegtem Helm.

d) Die traumatische Dissektion der extrakraniellen hirnversorgenden Arterien geht mit einem hohen Schlaganfallrisiko von über 20 % einher.

e) Bei einer traumatischen Dissektion der ACI ist die dauerhafte orale Antikoagulation für mindestens 6 Monate indiziert.

a) **Richtig.** Dissektionen der extrakraniellen A. carotis interna und vertebralis zählen zu den Hauptursachen ischämischer Schlaganfälle junger Erwachsener. Ihre jährliche Inzidenz liegt bei jeweils ca. 2–3/100.000, wobei von einer hohen Dunkelziffer ausgegangen wird. Neben traumatischen Dissektionen gibt es auch die spontanen sowie begleitenden im Rahmen von Aortendissektionen.

b) **Falsch.** Die traumatische Carotisdissektion ist zwar sehr selten, kommt aber immerhin bei ca. 5 % der Polytraumapatienten vor. Sie wird oft übersehen bzw. fällt erst im weiteren Verlauf der stationären Behandlung auf. Eine frühzeitige Diagnose kann allerdings helfen, ischämische Ereignisse zu verhindern. Folglich empfiehlt es sich, bei jedem Polytraumapatienten, und natürlich insbesondere bei HWS-Traumata, eine weiterführende Diagnostik zum Ausschluss einer Carotisdissektion durchzuführen.

c) **Richtig.** Hochrasanztraumen mit angelegtem Helm, also insbesondere bei Motorradfahrern, sind die häufigste Ursache für traumatische Carotisdissektionen und werden oft übersehen, da sie klinisch zunächst stumm und wenig eindrucksvoll sind. Folglich sollten derartige Unfallmechanismen mit begleitenden Hämatomen der Halsweichteile immer an eine traumatische Carotisdissektion denken lassen und Anlass zur weiterführenden Diagnostik geben.

d) **Falsch.** Das Schlaganfallrisiko der traumatischen Dissektion extrakranieller hirnversorgender Arterien liegt lediglich bei ca. 5–7 %. Dennoch ist das frühzeitige Erkennen immens wichtig, um einen potenziell lebensbedrohlich bzw. invalidisierenden Schlaganfall zu verhindern. Im Vordergrund der initialen Therapie stehen die Heparingabe, anschließend die Thrombozytenaggregationshemmung sowie die Blutdruckeinstellung.

e) **Falsch.** Es gibt Anhaltspunkte dafür, dass eine initiale Antikoagulation mit Heparin zu einem deutlich besseren Outcome führt und insbesondere die Zahl an ischämischen Ereignissen vermindert. Eine über mehrere Monate hinweg andauernde, orale Antikoagulation ist allerdings in der Regel nicht indiziert. Hier sollte immer zwischen dem Blutungsrisiko und der weiteren Ausdehnung eines Wandhämatoms sowie dem möglichen Benefit einer Rekanalisation abgewogen werden. Die Heparingabe in der Initialphase sowie die Thrombozytenaggregationshemmung (TAH) im Anschluss gehören zur gängigen Therapie, über die Dauer der TAH besteht allerdings selbst unter Experten keine Einigkeit und wird unterschiedlich gehandhabt.

4.Welche Aussagen zur traumatischen Extremitätenamputation sind korrekt?

a) Ca. 5 % der Major-Amputationen sind auf Traumata zurückzuführen.
b) Die Amputationshöhe sollte so distal wie möglich sein.
c) Die häufigste Ursache für traumatische Amputationen sind Verkehrsunfälle.
d) Bei traumatischen Gefäßverletzungen als Ursache eines Extremitätenverlusts spielt die Transferzeit ins nächstgelegene Krankenhaus die wichtigste Rolle für die Amputationshöhe.
e) Phantomschmerzen treten bei traumatischen Amputationen selten auf.

a) **Richtig.** Allenfalls 5 % der Major-Amputationen sind auf Traumata zurückzuführen, wohingegen die Mehrzahl der Amputationen (80 %) auf die pAVK zurückzuführen ist. Hiervon wiederum sind 70 % Folge eines Diabetes mellitus. Tumorerkrankungen machen ebenfalls weniger als 5 % aus.

b) **Richtig.** Grundsätzlich sollte bei jeder Amputation die Amputationshöhe so distal wie möglich gewählt werden. Dies gilt insbesondere bei traumatischen Amputationen, da hier in aller Regel junge Patienten betroffen sind. Die Mobilisierung mit einer Prothese ist für die Patienten und ihre Lebensqualität entscheidend, allerdings sollte die Prothesenfähigkeit bei der Indikation mit berücksichtigt werden. Zu dem Grundprinzip: „so wenig wie möglich" gehört auch „so viel wie nötig", weshalb nekrotisches, avitales und nicht tragfähiges Gewebe keinesfalls belassen werden sollte. Die Revisionsrate bei traumatischen Amputationen liegt bei ca. 25–30 % und damit über der von pAVK-Patienten. Dies könnte auf die deutlich ausgeprägtere Motivation, bei jungen Patienten einen langen Stumpf zu belassen, zurückzuführen sein.

c) **Falsch.** Die häufigste Ursache für traumatische Amputationen sind Sport- und Freizeitunfälle mit ca. 35–40 %. Verkehrsunfälle sind deutlich seltener und sind für lediglich ca. 25–30 % der traumatischen Amputationen verantwortlich. Dritthäufigste Ursache sind Arbeitsunfälle.

d) **Falsch.** In Studien konnte gezeigt werden, dass die Transferzeit ins nächstgelegene Krankenhaus (solange sie im Rahmen von 20–60 min bleibt) keinen Einfluss auf die Wahrscheinlichkeit eines Extremitätenverlustes sowie die Amputationshöhe selbst hat.

e) **Falsch.** Phantomschmerzen sind nach traumatischen Amputationen sehr häufig, insbesondere bei Amputationen im Bereich der oberen Extremität. Hier berichten 40–80 % der Patienten über entsprechende neurogene Beschwerden, sodass auch eine operative Revision durchaus keine Seltenheit darstellt. Interessanterweise sind Phantomschmerzen und Neurome nach Amputationen am dominanten Arm deutlich häufiger als am nichtdominanten Arm. Dies könnte auf die präoperative Ausgangslage und Anatomie, aber auch auf die postoperativ stärkere Belastung und höhere Beanspruchung zurückzuführen sein.

Frage

5.Welche Aussagen zur traumatischen Verletzung der A. poplitea sind richtig?

a) Die traumatische Verletzung der A. poplitea kommt meist bei Stichverletzungen vor.

b) Klinisch zeigt sich bei einer Abrissverletzung der A. poplitea stets ein größenprogredientes Hämatom mit manifestem Kompartmentsyndrom.

c) Die definitive osteosynthetische Versorgung der ossären Verletzung steht im Vordergrund und hat vordergründige Priorität.

d) Eine Kompartmentspaltung empfiehlt sich bei den oft jungen Patienten ohne kardiovaskuläre Risikofaktoren nicht.

e) Postoperativ muss unbedingt nach aktueller Evidenzlage eine orale Antikoagulation bzw. Thrombozytenaggregationshemmung dauerhaft verabreicht werden.

Antworten

a) **Falsch.** Die Verletzung der A. poplitea geht oft mit stumpfen Traumata, und hier insbesondere mit einer Kniegelenksluxation bzw. -luxationsfraktur, einher. Typisch sind ein Luxationstrauma mit massiver Krafteinwirkung.

b) **Falsch.** Klinisch steht die periphere Durchblutungsstörung mit Puls- und ggf. Sensomotorikdefizit im Vordergrund. Da sich die durchtrennte Arterie an beiden Enden zurückzieht und förmlich einstülpt, ist das begleitende Hämatom oft überraschend gering ausgeprägt.

c) **Falsch.** Wichtig ist die zügige Reposition der Fraktur und Stabilisierung der Gelenkstellung. Hier empfiehlt sich die Anlage eines Fixateur externe (Zeitaufwand 15–30 min sollte eingehalten werden). So schnell als möglich sollte dann die operative Versorgung und Wiederherstellung der arteriellen Perfusion erfolgen. Eine definitive und zeitaufwendige Osteosynthese sollte erst im Verlauf durchgeführt werden.

d) **Falsch.** Eine Kompartmentspaltung mit großzügiger und konsequenter Eröffnung aller 4 Kompartimente sollte ausnahmslos erfolgen, um das häufig postoperativ auftretende Kompartmentsyndrom nicht zu übersehen und somit irreversible Gewebsschäden oder eine Ablatio major zu vermeiden.

e) **Falsch.** Nach Rekonstruktion einer traumatischen arteriellen Verletzung empfiehlt die Mehrzahl der Autoren die Gabe eines Thrombozytenfunktionshemmers (TFH) für circa 3–12 Monate, eine eindeutige Evidenz hierfür gibt es allerdings nicht. In diesem Zusammenhang interessant sind die Ergebnisse einer Metaanalyse, in der auch in der direkt postoperativen Phase (Tag 1–5) keine signifikanten Unterschiede in der Sofortverschlussrate zwischen Patientengruppen, die nur eine TFH, und denen, die eine therapeutische Heparinapplikation erhielten, bestanden.

Frage

6. Welche Aussagen zur traumatischen Verletzung der Arteria axillaris sind zutreffend?

a) Die A. axillaris liegt sehr geschützt im axillären Weichteilgewebe und eine traumatische Verletzung ist daher selten.

b) Klinisch zeigt sich bei der Verletzung der Arteria axillaris stets eine akute Ischämie der Hand.

c) Bei Verdacht auf einen Abriss der Arteria axillaris ist die Angiografie in Interventionsbereitschaft das Diagnostikum der Wahl.

d) Bei der operativen Versorgung der Arteria axillaris empfiehlt sich die ipsilaterale Armauslagerung und zusätzlich einen Oberschenkel steril abzudecken.

e) Das Amputationsrisiko bei Verletzungen der A. axillaris ist sehr hoch und liegt bei 30–50 %.

Antworten

a) **Falsch.** Die A. axillaris ist nach der A. brachialis (cubitalis) am häufigsten von traumatischen Verletzungen der Arterien im Bereich der oberen Extremität betroffen. Scharfe Verletzungen treten zwar selten auf, meist handelt es sich um stumpfe Verletzungen nach erheblicher Gewalteinwirkung mit Oberarmfrakturen und Luxationen des Schultergelenks.

b) **Falsch.** Nicht selten ist aufgrund der guten Kollateralisation (A. thoracoacromialis, A. subscapularis und circumflexa humeri posterior und anterior) die Ischämiesymptomatik nur gering bis mäßiggradig (Rutherford I bis IIa).

c) **Falsch.** Das Diagnostikum der Wahl ist mittlerweile die CT-Angiografie. Ihre Vorteile liegen auf der Hand: es handelt sich um eine nichtinvasive Untersuchung, innerhalb weniger Minuten durchführbar, eine Beurteilung der Perfusion sowie der Gefäßkontinuität Inklusive Beurteilung eines paravasalen Hämatoms sind zuverlässig möglich.

d) **Richtig.** Der Arm sollte ausgelagert werden oder zumindest beweglich sein, um sowohl in Abduktion als auch in Adduktion eine Exploration vornehmen zu können. Das sterile Abwaschen eines Oberschenkels wird oft vergessen, kann aber sehr hilfreich sein bei der autologen Rekonstruktion. Die Armvenen sind häufig mitbetroffen und als Ersatzmaterial ungeeignet.

e) **Falsch.** Das Amputationsrisiko ist sehr gering. Eine Ablatio der Hand oder des Unterarms ist meist erst dann indiziert, wenn der Weichteilschaden groß und die Extremitätenerhaltung deshalb nicht sicherzustellen ist. Die ischämiebedingte Amputationsrate ist gering und liegt unter 5 %.

Frage

7. Welche Aussagen zum traumatischen Abriss der A. brachialis sind richtig?

a) Die traumatische Verletzung der A. brachialis (cubitalis) ereignet sich am häufigsten bei der Ellenbogenluxation bzw. -luxationsfraktur.

b) Patienten mit einem traumatischen Abriss der A. brachialis fallen oft durch eine ausgeprägte Ischämiesymptomatik auf.

c) Bei den Patienten mit einem traumatischen Abriss der A. brachialis handelt es sich meistens um Männer im mittleren Lebensalter.

d) In den meisten Fällen muss eine traumatisch verletzte A. brachialis durch ein alloplastisches Interponat ersetzt werden.

e) Bei Kindern sollte die Anastomose in Einzelknopftechnik mit resorbierbarem Nahtmaterial hergestellt werden.

a) **Richtig.** Typischerweise kann es bei der Ellenbogenluxation oder -luxationsfraktur zu einem Abriss der A. brachialis auf Höhe des Ellenbogens (in der Klinik oft A. cubitalis genannt) kommen.

b) **Falsch.** Die Ischämiesymptomatik ist meist sehr gut kompensiert, ein fehlender Puls der A. radialis bei der klinischen Untersuchung oft wegweisend.

c) **Falsch.** Oft handelt es sich um Kinder, bei denen es im Rahmen einer suprakondylären Humerus(luxations)fraktur zu einer partiellen oder kompletten Durchtrennung der A. brachialis gekommen ist.

d) **Falsch.** Im Idealfall kann bei partiell erhaltener Rückwand die Arterie autolog gepatcht werden. Bei kompletter Durchtrennung muss in aller Regel ein Interponat angelegt werden. Hierfür wird meist die VSM oder alternativ die Vena basilica verwendet. Aufgrund der schlechten Offenheitsraten sowie der erhöhten Infektionsgefahr bei potenziell kontaminiertem OP-Gebiet wird von dem Einsatz alloplastischer Materialien dringlich abgeraten.

e) **Richtig.** Bei Kindern empfehlen sich resorbierbare Nahtmaterialien in Einzelknopftechnik, um beim wachsenden Organismus eine zirkuläre Stenosierung der Anastomosenregionen im Erwachsenenalter zu verhindern.

8. Welche allgemeinen Aussagen zur operativen Versorgung traumatisch verletzter oder verschlossener Gefäße sind richtig?

a) Meistens können scharfe Verletzungen direkt übernäht werden.

b) Traumatisch bedingte Dissektionen der A. carotis können meistens konservativ therapiert werden.

c) Beim Paget-von-Schrötter-Syndrom muss unverzüglich eine invasive Therapie erfolgen.

d) Penetrierende Fremdkörper (Messer, Pfahl, etc.) sollten unverzüglich entfernt werden, um den Blutverlust so gering als möglich zu halten.

e) Eine primäre Fasziotomie sollte nicht nur auf Höhe der Gefäßverletzung, sondern auch distal davon erfolgen.

a) **Falsch.** In den meisten Fällen kann auch eine scharfe Verletzung nicht direkt übernäht werden, da der Umgebungsschaden des Gefäßes zu ausgeprägt ist. Zudem kommt es durch die Retraktionskraft des Gefäßes zu einem Auseinanderweichen der Schnittränder, wodurch die direkte Naht zusätzlich erschwert wird.

b) **Richtig.** Traumatisch bedingte Dissektionen der A. carotis entstehen z. B. beim Schleudertrauma oder dem Suizidversuch durch das Erhängen. Oft können diese konservativ behandelt werden, selten ist eine interventionelle Therapie notwendig. Bei Komplikationen wie dem thrombotischen Verschluss wird in aller Regel eine lokale Lysetherapie durchgeführt, um anschließend die Dissektion mit einem Stent zu versorgen. Auch das Auftreten einer spezifischen neurologischen Ausfallssymptomatik im Sinne einer TIA oder eines Apoplex muss zu einer strengen Indikationsprüfung zur Verfügung stehender invasiver Maßnahmen Anlass geben.

c) **Falsch.** Beim Paget-von-Schrötter-Syndrom handelt es sich um eine akute Thrombose der V. subclavia oder axillaris, meist durch Anstrengung ausgelöst. Deshalb wird sie auch „Thrombose par effort" genannt. Das Vorgehen bei der Thrombose im Rahmen des Paget-von-Schrötter-Syndroms ist in aller Regel konservativ mittels Kompressionstherapie und Antikoagulation sowie symptomatischer Schmerztherapie. Eine operative Thrombektomie ist nur selten indiziert, käme etwa bei einer Beteiligung der V. cava superior und der Gefahr einer venösen Embolie durch den fortwährenden Zustrom von der Gegenseite in Frage. Zudem sollten anatomische Ursachen, wie z. B. Halsrippen oder Verengungen der oberen Thoraxapertur, ausgeschlossen werden.

d) **Falsch.** Penetrierende Fremdkörper im Extremitätenbereich und insbesondere im Thorax bzw. Abdomen sollten niemals an Ort und Stelle entfernt werden. Dies kann zum akuten Verblutungstod führen, wenn größere Gefäße verletzt wurden. Eine Entfernung größerer penetrierender Fremdkörper sollte erst in der Klinik, und hier bevorzugt unter sterilen Kautelen im Operationssaal erfolgen.

e) **Richtig.** Die Fasziotomie ist in aller Regel indiziert und sollte großzügig durchgeführt werden. Nicht nur auf Höhe der Gefäßverletzung, sondern auch distal davon sollten die Faszien eröffnet werden. Auf Höhe der Gefäßverletzung kommt es zu einer Gewebeschwellung, insbesondere durch die Einblutung und das Hämatom. Distal von der Gefäßverletzung kommt es typischerweise zur Schwellung aufgrund der arteriellen Reperfusion, und zwar umso ausgeprägter, je länger die Durchblutungsstörung bestanden hat.

9.Welche Aussage zur Rekonstruktion traumatisch geschädigter Arterien trifft zu?

a) Ein kompletter Ersatz traumatisch verletzter Arterien ist selten notwendig.

b) Für den autologen Ersatz einer abgerissenen Apop ist die Vpop ideal geeignet und liegt in unmittelbarer Nähe.

c) Bei komplett durchtrennten Arterien einer Extremität sollte, wenn möglich, noch am Unfallort ein Shunt eingelegt werden.

d) Bei einer Durchtrennung der A. carotis communis ist ein 8 mm durchmessendes PTFE-Interponat besser als die VSM.

e) In Kriegsgebieten (z. B. Ukraine-Krieg) sind menschliche azelluläre Prothesen eine Alternative zum autologen Transplantat.

a) **Falsch.** Bei einer kompletten Durchtrennung einer Arterie muss in aller Regel auch ein vollständiger Ersatz durchgeführt werden. Dies ist auch auf das Verhalten der Arterie nach einer vollständigen Durchtrennung zurückzuführen. Die Enden der durchtrennten Arterie ziehen sich zurück und stülpen sich ein, um dadurch die Blutung zum Stillstand zu bringen. Deshalb müssen die Arterienenden gekürzt werden, um hiermit ein nahtfähiges Lager für die Anastomose zu bieten. Für die direkte Reanastomosierung stünde die Naht dann allerdings zu sehr unter Spannung, weshalb ein Interponat zwischengeschaltet werden sollte. Dieses sollte, wenn immer möglich, autolog sein.

b) **Falsch.** Die Vpop ist als Ersatz für eine abgerissene Apop, die sich meist im Rahmen einer Kniegelenkluxation ereignet, nicht das bevorzugte Gefäß. Zum einen ist sie ebenfalls häufig verletzt, teilweise auch durchtrennt. Zum anderen ist ihre Wand sehr dünn und entwickelt im Verlauf häufig Aneurysmen. Aus diesem Grund empfiehlt sich die Entnahme der VSM vom Oberschenkel. Die VSM auf Höhe des Kniegelenkes kann ebenfalls entnommen werden, ist hier allerdings oft zu dünnlumig, um als Ersatz geeignet zu sein. Dies sollte beim Abdecken des OP-Gebietes beachtet werden, um im Bedarfsfall sterilen Zugang zur VSM bis zur Crossenmündung zu haben.

c) **Falsch.** Die Einlage eines intraluminalen Shunts ist in den seltensten Fällen direkt am Unfallort möglich und nötig. Nur in Ausnahmefällen, wenn beide Enden bereits äußerlich sichtbar sind, kann dies versucht werden. Allerdings bedarf der Vorgang einer gewissen Expertise, ist zeitaufwendig und geht mit einem nicht unerheblichen Risiko einer peripheren Embolisation sowie Infektion einher. Aus diesem Grund sollte im Idealfall keine Zeit verloren und der Patient direkt in die nächstgelegene Klinik mit gefäßchirurgischer Expertise verlegt werden.

d) **Falsch.** Selbst wenn die ACC rekonstruiert werden muss, sollte bei traumatischen Verletzungen ein autologes Interponat bevorzugt werden. Wenn die VSM allerdings einen Durchmesser von weniger als 2 mm aufweist beziehungsweise aus anderen Gründen ungeeignet oder fehlend ist, kann auch ein Stück der AFC oder AFS entnommen und für die Rekonstruktion der ACC verwendet werden. Im Anschluss daran erfolgt dann eine Rekonstruktion der entnommenen A. femoralis, hier kann dann ein PTFE-Interponat gewählt werden. Der Einsatz von PTFE im potenziell kontaminierten Traumagebiet sollte allerdings unbedingt verhindert werden.

e) **Richtig.** Bei den Human Acellular Vessels (HAV) handelt es sich um einen sehr vielversprechenden biologischen Gefäßersatz der Firma Humacyte®, der insbesondere im Bereich der Shuntchirurgie bei Dialysepatienten erfolgreich zum Einsatz kommt. Aber auch beim peripheren Gefäßersatz und infektionsgefährdeten Arealen kann auf diese Transplantate ausgewichen werden. Eine Zulassung liegt allerdings noch nicht vor. Dennoch lässt sich der Einsatz in Notfallsituationen rechtfertigen, insbesondere in der Kriegssituation. Die aus menschlichen Geweben hergestellten und anschließend „dezellularisierten" Prothesen sind, wie PTFE-Prothesen, in gängigen Durchmessern und Längen (meistens 6 mm Durchmesser und 20–40 mit Zentimeter Länge) lager- und somit im Bedarfsfall schnell verfügbar. Dadurch kann die Operationszeit der polytraumatisierten Patienten möglichst kurzgehalten werden. Diese Prothesen sind kunststofffrei und somit deutlich weniger infektanfällig, was bei traumatischen und insbesondere kriegsbedingten Verletzungen sehr wichtig und ausschlaggebend für den Extremitätenerhalt ist.

10.Welche Aussage zum Verhalten traumatisch geschädigter Arterien trifft zu?

a) Traumatisch durchtrennte Arterienenden liegen in aller Regel sehr nahe beieinander und sind leicht adaptierbar.

b) Das Abbinden der Extremität ist wichtig, da es nur so zu einem Stillstand der Blutung kommen kann.

c) Teilweise führt eine lokale Intimaläsion und -dissektion zu dem Verschluss, die Kontinuität bleibt erhalten.

d) Atherosklerotisch veränderte Gefäße reißen selten komplett durch, da die Gefäßwand durch die Verkalkungen stabiler und widerstandsfähiger ist.

e) Traumatische Gefäßverletzungen im Kindesalter kommen aufgrund der Elastizität der Arterien so gut wie nie vor.

a) **Falsch.** Sowohl scharf als auch stumpf durchtrennte Arterien ziehen sich in aller Regel zurück und liegen meist mehrere Zentimeter auseinander. Zudem sind die Arterien an den Enden meist derartig zerfetzt, dass eine Zurechtschneidung der Ränder notwendig wird. Aus diesem Grund ist auch häufig eine Rekonstruktion mittels Anlage eines Interponats notwendig.

b) **Falsch.** Das sogenannte Tourniquet-Manöver mit Anbringen einer Stauungsmanschette proximal der Blutungsquelle und Anbringen eines Kompressionsdruckes über den systolischen Blutdruck hat in der Notfallmedizin berechtigt einen festen Stellenwert. Dennoch vermag sich der Körper durch einen besonderen Mechanismus selbst zu helfen und die Blutung zum Sistieren zu bringen. Zum einen stülpen sich die durchtrennten Arterienenden nach innen, anschließend entsteht dort meist ein Thrombus, der die durchtrennte Arterie an beiden Enden verschließt.

c) **Richtig.** Durch stumpfe Gewalteinwirkung und Distorsionen kann es zu einer isolierten Intimaläsion kommen, die einen Gefäßverschluss nach sich zieht. Im der CT-Untersuchung sieht man die durchgängige Gefäßwand, aber ohne Lumenperfusion. Therapievorgehen der Wahl ist hier die partielle Intimaresektion, Refixierung und autologe Patchplastik. Alternativ kann auch eine interventionelle Behandlung mittels Ballonangioplastie und ggf. Stentimplantation erfolgen.

d) **Falsch.** Auch verkalkte Gefäße bei begleitender pAVK können traumatisch bedingt komplett durchreißen. Allerdings sind sie anfälliger für Dissektionen und Plaqueeinrisse, bei denen eine interventionelle Behandlung erschwert sein kann. Auch die offene Rekonstruktion ist regelhaft anspruchsvoller als bei gesunden Gefäßen.

e) **Falsch.** Auch kindliche Arterien können dissezieren und abreißen, typischerweise bei der stark dislozierten suprakondylären Humerusfraktur. Die Gefäßenden können sich in den Frakturspalt einklemmen und leicht übersehen werden. Erschwerend kommt hinzu, dass die kindlichen Patienten die Ischämiesymptome nicht zum Ausdruck bringen. Umso wichtiger ist es, dass der Pulsstatus sowie Sensomotorik und Rekapillarisierung präoperativ gewissenhaft geprüft werden sowie frühzeitig Kontakt mit der Gefäßchirurgie aufgenommen wird.

Frage

11. Welche Aussagen zum Kompartmentsyndrom nach traumatischen Gefäßverletzungen sind zutreffend?

a) Bei der traumatischen Durchtrennung der A. poplitea sollte eine Fasziotomie am Unterschenkel durchgeführt werden.

b) Man unterscheidet ein traumatisches von einem nicht-traumatischen Kompartmentsyndrom.

c) Bei der Fasziotomie im Rahmen einer Rekonstruktion einer verschlossenen A. poplitea sollte der N. tibialis dekomprimiert werden.

d) Eine Fasziotomie am Ober- oder Unterarm ist bei einem traumatischen Abriss der A. axillaris nur in Ausnahmefällen notwendig.

e) Ein sogenannter „Second look" nach Fasziotomie sollte nach 48 h erfolgen.

Antworten

a) **Richtig.** Da es bei einem Abriss der A. poplitea (also der kompletten Durchtrennung) aufgrund der schlechten Kollateralisation oft zu einer unzureichend kompensierten Durchblutungssituation kommt, wird eine Fasziotomie zwingend empfohlen. Diese sollte auch bei unauffälliger Muskulatur und nur geringer Spannung während des Ersteingriffes großzügig indiziert werden. Andernfalls droht trotz erfolgreicher Revaskularisation der Extremitätenverlust, wenn die Fasziotomie nicht oder verzögert indiziert wird.

b) **Richtig.** Ein Kompartmentsyndrom wird in ein traumatisches (streng genommen ohne Verletzung eines größeren Gefäßes und ohne Ischämie) von einem nicht-traumatischen (dem klassischen Reperfusionssyndrom nach Revaskularisation eines akuten arteriellen Verschlusses, welches aufgrund einer arteriellen Thrombose oder Embolie verschlossen war). Bei der traumatischen Gefäßverletzung kommt es allerdings regelmäßig zu einer Kombination beider Entitäten, sodass eine Unterscheidung hier klinisch kaum möglich und zudem ohne Relevanz ist. Das traumatische Kompartmentsyndrom entsteht primär und vordergründig durch die Zunahme der Spannung im Kompartment aufgrund der Einblutung und Ausbildung von Hämatomen.

c) **Richtig.** Der N. tibialis klemmt sich beim traumatischen Popliteaabriß im Verlauf oft in den Faszienbogen des M. gastrocnemius ein, woraufhin eine irreversible Schädigung des Nervens trotz erfolgreicher Fasziotomie auftreten kann. Auch hier droht der komplette Funktionsverlust der Extremität.

d) **Falsch.** Auch am Arm kann ein Kompartmentsyndrom entstehen und muss rechtzeitig entlastet werden. Es ist zwar deutlich seltener als am Unterschenkel, was vermutlich an der weniger kräftig ausgebildeten Muskulatur liegt. Aber auch die gute Kollateralisation, welche meistens vorliegt, ist meist der Grund für eine seltene Reperfusionsproblematik am Arm nach arteriellen Verschlüssen. Nach traumatischen Ereignissen ist die Fasziotomie aber regelmäßig nötig und sollte die Spaltung des Karpaltunnels miteinschließen. Am volaren Unterarm erfolgt die Inzision der Haut bogenförmig, dorsalseitig gerade verlaufend. Wichtig ist die komplette Eröffnung der Beugerlogen, die durch eine gerade verlaufende Fasziotomie erfolgen kann. Der Hautschnitt wird volar deshalb bogenförmig geführt, um durch praktisch immer auftretende narbige Veränderungen und Strikturen die funktionellen Einschränkungen so gering als möglich zu halten. Dies ist beim bogenförmigen Verlauf deutlich weniger ausgeprägt als bei der geraden Schnittführung.

e) **Richtig.** Die Empfehlung ist, den ersten „Second look" 48 h nach initialer Fasziotomie durchzuführen. Dies mit dem Argument, dass nekrotische Muskelareale somit entfernt und dem systemischen Körperkreislauf nicht mehr schaden können. Falls hier bereits spannungsfreie und unauffällige Weichteil- und Hautverhältnisse vorliegen, sollte die Sekundärnaht erfolgen. Falls weitere Verbandswechsel notwendig sind, empfiehlt sich die Anlage einer Vacuumversiegelung; dann kann der nächste Verbandswechsel nach 48–96 h erfolgen (vorausgesetzt, die Wundverhältnisse sind unauffällig).

12. Welche Bedeutung hat der Pulsstatus bei der Erstuntersuchung polytraumatisierter Patienten?

a) Tastbare Fußpulse beim polytraumatisierten Patienten schließen eine akute Ischämie aus.

b) Abgeschwächt tastbare Fußpulse beim polytraumatisierten Patienten sind beweisend für eine arterielle Läsion.

c) Die Bestimmung des Ankle brachial index (ABI) hat bei der pAVK, aber nicht bei V.a. eine traumatische Gefäßläsion eine Bedeutung.

d) Wenn bei der Erstuntersuchung ein unauffälliger Pulsstatus dokumentiert wird, sind weitere Kontrollen der Durchblutung nicht notwendig.

e) Die Erstuntersuchung des Pulsstatus bei Polytraumapatienten kann durch stringierende Verbände erschwert werden.

a) **Falsch.** Auch bei tastbaren Fußpulsen können arterielle Läsionen, insbesondere Intimaläsionen im Sinne von Dissektionen, vorliegen. Zudem kommt es nicht selten vor, dass Erstversorger aufgrund mangelnder Erfahrung und Übung sowie der Hektik am Unfallort bzw. im Schockraum ihren eigenen Puls tasten. Sie geben dann „falsche Entwarnung" und das Risiko, die Gefäßverletzung zu übersehen, ist groß.

b) **Falsch.** Abgeschwächt tastbare Fußpulse können beim erfahrenen Untersucher zwar mit großer Wahrscheinlichkeit ein Hinweis für eine arterielle Läsion sein, sind aber keineswegs beweisend. Insbesondere beidseits abgeschwächte Pulse sind wenig spezifisch und oft auf die Hypothermie, Zentralisation aufgrund des Schockzustandes sowie der Katecholamin- und Opiatmedikation zurückzuführen.

c) **Falsch.** Die Bestimmung des ABI hat auch bei der Abklärung der akuten traumatischen Gefäßläsion eine entscheidende Bedeutung und kann schnell und zuverlässig angewendet werden. Ein ABI-Abfall auf < 0,9 und insbesondere Unterschiede im Seitenvergleich können ein starker Hinweis auf eine arterielle Läsion sein. Insbesondere in Kombination mit klinischen

Zeichen einer peripheren Ischämie hat der ABI eine Sensitivität von Spezifität von > 90 %. Allerdings ist damit noch keine Gefäßläsion gesichert.
Vielmehr kann auch oft ein Hämatom oder Knochenfragment zu einer
externen Kompression der Arterien führen, was zu einem Pulsdefizit bzw.
einem Abfall des ABIs führen kann, ohne dass eine Gefäßwandläsion oder
ein arterieller Verschluss vorliegt.

d) **Falsch.** Auch ein initial unauffälliger Pulsstatus sowie ein normwertiger
ABI einer verletzten Extremität schließt eine Extremitätenischämie im
Verlauf nicht aus. Dies kann mehrere Gründe haben:

I. Der initiale Untersuchungsbefund war fehlerhaft und man übersieht
eine arterielle Läsion.

II. Es besteht eine Intimaläsion ohne hämodynamische Relevanz (folglich sind Fußpulse korrekterweise kräftig tastbar dokumentiert), aber
es entsteht im Verlauf eine arterielle Thrombose mit nachfolgender
Ischämie.

III. Ein zunehmendes Hämatom komprimiert die Arterie, dies führt
allerdings nur selten zur Ischämie.

IV. Ein manifestes traumatisches Kompartmentsyndrom führt durch den
Anstieg des Logendrucks über den systolischen Blutdruck hinaus
zu einer Ischämie. Insbesondere bei geschlossenen Tibiaschaft- und
Unterarmfrakturen kommt es in immerhin 3–5 % der Fälle zur
Ausbildung eines Kompartmentsyndrom, welches klinisch neben der
Weichteilschwellung und -spannung zunächst durch die Ischämiesym-
ptomatik manifest wird.

Folglich sind weitere Kontrollen der peripheren Durchblutung, Motorik
und Sensibilität bei Extremitätenverletzungen, insbesondere der Tibia- und
Unterarmfraktur, unbedingt durchzuführen und entsprechend zu dokumentieren.

e) **Richtig.** Stringierende Verbände oberhalb bzw. auf Höhe der Weichteil-
und/oder Knochenverletzung können sowohl die Untersuchung des Ausma-
ßes der Weichteilverletzung erschweren als auch zu einer Verfälschung des
erhobenen Pulsstatus führen. Daher sollte man als Erstuntersucher immer
auf optimale Untersuchungsbedingungen achten und Fehlerquellen vermeiden. Selbst durch die mittlerweile weit verbreitet und flächendeckend
verfügbaren Polytrauma-CT-Scans sollte die Wichtigkeit der körperlichen
Untersuchung nicht an Bedeutung verlieren und ständig trainiert werden.

13. Welche Aussagen zur traumatischen Aortenruptur sind richtig?

a) Die Aortenruptur ist eine seltene Verletzung der thorakalen Aorta, die durch Hochrasanztraumen oder massive Anpralltrauma bzw. Dezelerationstrauma entsteht.

b) Sie wird meist bei atherosklerotisch vorgeschädigten Gefäßen beobachtet.

c) Sie wird in 4 Typen eingeteilt.

d) Vorgehen der Wahl ist der offene Aortenersatz.

e) Die Stelle am Übergang vom Aortenbogen zur Aorta descendens wird auch loco typico bezeichnet.

a) **Richtig.** Bei der Aortenruptur kommt es zu einem Einriss der Aortenwand am Übergang des beweglichen Aortenbogens zur fixierten Aorta descendens, meist durch Hochgeschwindigkeitstraumen.

b) **Falsch.** Sie tritt oft bei jungen Menschen (m > w) mit unauffälligen Gefäßen auf. Pathomechanismus ist ein abruptes Abbremsen mit hoher Geschwindigkeit, bei der der mobile Teil der thorakalen Aorta (Aortenbogen) nach vorne geschleudert und aus dem fixierten Teil der Aorta descendens gerissen wird.

c) **Richtig.** Die traumatische Aortenruptur wird in Abhängigkeit vom Ausmaß der Blutungskomplikation eingeteilt in den Typ 1 (keine Blutung, isolierte Intimaschädigung), Typ 2 (intramurales Hämatom, keine extravasale Blutung), Typ 3 (gedeckte Ruptur), Typ 4 (freie Ruptur).

d) **Falsch.** Die Therapie der Wahl ist die endovaskuläre Versorgung mittels TEVAR (thoracic endovascular aortic repair). Das offene Vorgehen wurde bis zur Einführung der endovaskuläre Techniken angewendet und ging mit einer extrem hohen Letalität einher.

e) **Richtig.** Man spricht auch von der traumatischen Aortenruptur loco typico, auch als Aortenisthmus bezeichnet. Bei diesem handelt es sich um eine vulnerable Region der Aorta direkt nach dem Abgang der linken Arteria subclavia und dem obliterierten Ductus arteriosus botalli.

1. Welche Aussagen zum akuten Aortensyndrom treffen zu?

a) Unter dem akuten Aortensyndrom (AAS) versteht man drei potenziell lebensbedrohliche Erkrankungsbilder: die akute Dissektion, das intramurale Hämatom (IMH) sowie das penetrierende Aortenulcus (PAU).

b) Die akute Aortendissektion ist mit einem Anteil von 70–80 % die häufigste Form des akuten Aortensyndroms.

c) Das akute Aortensyndrom wird aufgrund seiner eindeutigen Symptomatik selten übersehen.

d) Die Syphilis war früher eine häufige Ursache von aortalen Erkrankungen.

e) Der morphologische Unterschied zwischen intramuralem Hämatom und Aortendissektion ist, dass beim Hämatom die Intima intakt bleibt.

a) **Richtig.** Das AAS gehört neben dem akuten Koronarsyndrom sowie der Lungenembolie zu den wichtigsten Differentialdiagnosen des Thoraxschmerzes. Die Letalität ist sehr hoch und liegt bei ca. 80 %.

b) **Richtig.** Die akute Aortendissektion wurde erstmalig 1760 von Dr. Nicholis, dem Leibarzt König Georg II beschrieben und gilt seither als eigenständige Krankheitsentität. Sie macht ca. 80 % der Fälle mit AAS aus, mit einer Inzidenz von 2–4/100.000/Jahr in Mitteleuropa. Das IMH sowie das PAU machen jeweils 10 % der AAS-Erkrankungsfälle aus und wurden deutlich später entdeckt. Theodore Shennan (Chirurg aus Edinburgh,

© Der/die Autor(en), exklusiv lizenziert an Springer-Verlag GmbH, DE, ein Teil von Springer Nature 2023
S. Regus, *Gefäßchirurgie Fragen und Antworten*,
https://doi.org/10.1007/978-3-662-67231-0_12

1869–1948) beschrieb das PAU erstmals 1934. Das IMH galt lange Zeit als Sonderform der akuten Dissektion.

c) **Falsch.** Das AAS wird bei jedem vierten Patienten übersehen. Häufige Differentialdiagnosen sind das akute Koronarsyndrom, die Lungenembolie sowie der Schlaganfall. Aus diesem Grund ist es wichtig, beim akuten Thoraxschmerz auch an die Diagnose eines AAS zu denken und im Bedarfsfall die weiterführende Diagnostik mittels CTA zu veranlassen. Neben der Anamneseerhebung (familiäre Vorbelastung, genetische Erkrankungen wie Marfan-, Ehlers-Danlos- sowie Loeys-Dietz-Syndrom) können erhöhte D-Dimere ein wichtiger Hinweis für eine Aortenpathologie sein.

d) **Richtig.** Vor der Antibiotika-Ära waren aortale Veränderungen durch die Syphilis relativ häufig. Histologisch kommt es hierbei zu einer Auflockerung der Gefäßwand, insbesondere der elastischen Fasern mit nachfolgender Ausweitung aufgrund des Elastizitätsverlustes. Mit Einführung der Antibiotikatherapie wird dieses Erkrankungsbild allerdings kaum noch gesehen.

e) **Richtig.** Beim intramuralen Hämatom, welches teilweise auch als Vorstufe der Dissektion betrachtet wird, kommt es zu einer Einblutung in die Media durch Einriss von Vasa vasorum, die Intima bleibt intakt. Das IMH kann in der gesamten Aorta auftreten, am häufigsten wird es in der thorakalen Aorta gesehen. Hier kann, in Anlehnung an die Einteilung der Dissektion, auch in eine Pathologie nach Stanford A und B unterteilt werden.

Frage

2. Welche Aussagen zur Aortendissektion sind zutreffend?

a) Bei der Aortendissektion kommt es klassischerweise zu einem Einriß der Intima und Entstehung eines zweiten Gefäßlumens.

b) Die Einteilung erfolgt nach De Bakey oder Stanford.

c) Die abdominelle Aorta ist am häufigsten betroffen.

d) Häufigste Komplikation ist die Ruptur, gefolgt von der koronaren, cerebralen oder viszerorenalen Malperfusion.

e) Die Letalität einer konservativ behandelten Stanford-A-Dissektion liegt bei 95 %.

a) **Richtig.** Insbesondere atherosklerotisch vorgeschädigte Arterienwände sowie genetische Erkrankungen (Marfan-Syndrom, Ehlers-Danlos-Syndrom, Loeys-Dietz-Syndrom) gehen mit einem erhöhten Dissektionsrisiko einher.

b) **Richtig.** In der Einteilung nach De Bakey erfolgt in I, II und III.

 I = Aorta ascendens, Ausdehnung distal variabel

 II = auf Aorta ascendens begrenzt

 III = Aorta descendens (Grenze ist die linke A. subclavia)

 Die Einteilung nach Stanford erfolgt in A und B

 A = Aorta ascendens, Ausdehnung distal variabel (80 %).

 B = Aorta descendens (Grenze ist die linke A. subclavia, 20 %)

 Die Einteilung nach Stanford ist im klinischen Alltag geläufiger, der Unterschied zur Einteilung nach De Bakey liegt lediglich im Fehlen der gesonderten Einteilung in die Dissektion, welche auf die Aorta ascendens beschränkt ist.

c) **Falsch.** Die abdominelle Aorta ist in lediglich 5–10 % der Fälle betroffen, wohingegen die thorakale Aorta der Hauptmanifestationsort ist. Die Aorta ascendens ist mit 60–70 % aller Fälle am häufigsten betroffen, gefolgt von der Aorta descendens mit 10–20 % und dem Aortenbogen mit ebenfalls 5–10 % Beteiligung.

d) **Falsch.** Häufigste Komplikation bei der Stanford-A-Dissektion ist die Aortenklappeninsuffizienz (70–80 %) mit Schocksymptomatik und Dyspnoe. An weiteren häufigen Komplikationen sind die Verlegung wichtiger aortaler Arterienäste zu nennen. Im Vordergrund stehen hier die zerebrale, koronare oder spinale Malperfusion, welche in bis zu 50–70 % der Fälle auftreten. Am häufigsten ist die zerebrale Ischämie bzw. Embolisation (5–13 %), gefolgt vom Myokardinfarkt (ca. 2–9 %) und der Rückenmarksischämie (0,5–5 %).

e) **Falsch.** Die Letalität konservativ behandelter Typ-A-Dissektionen liegt bei 50–75 %, mit Operation bei ca. 20 %. Interessanterweise überleben trotz Schweregrad der Erkrankung ca. 25–50 % der konservativ behandelten Patienten mit einer Typ-A-Dissektion. Von einer chronischen Dissektion spricht man, wenn das thorakale Schmerzereignis > 14 Tage zurückliegt.

3. Welche Aussagen zum intramuralen Hämatom (IMH) und penetrieren-den Aortenulkus (PAU) sind korrekt?

a) Das PAU kommt am häufigsten im Bereich der abdominellen Aorta vor.
b) Das PAU hat eine hohe Rupturrate und sollte immer versorgt werden.
c) Das IMH kann in eine Dissektion übergehen.
d) Bei einem PAU genügt eine Landezone in der gesunden Aorta von 1 cm.
e) Patienten mit Bindegewebserkrankungen haben sehr häufig als Vorstufe zur Dissektion ein PAU.

a) **Falsch.** Das PAU betrifft in > ¾ der Fälle die thorakale Aorta, hier bevorzugt die Aorta descendens.
b) **Falsch.** Nicht jedes PAU muss mit Diagnosestellung versorgt werden. Man unterscheidet ein kompliziertes penetrierendes Aortenulkus von einem unkomplizierten, wobei letzteres in aller Regel konservativ versorgt werden sollte. Kompliziert bedeutet
   I. Vorhandensein von rezidivierendem Schmerz oder
   II. Durchmesser von initial > 20 mm oder
   III. Tiefe von > 10 mm oder
   IV. Progression des Aortengesamtdurchmessers.
   Aber auch die Lokalisation des PAUs spielt eine Rolle. So haben PAUs der Aorta ascendens ein relativ hohes Komplikationsrisiko mit einer Rupturrate von bis zu 60%. In gleicher Größenordnung entstehen Dissektionen nach Stanford A, deren Behandlung stets notfallmäßig erfolgen sollte. Deutlich seltener ist das Risiko einer Ruptur oder Dissektion eines PAUs der Aorta descendens (5–10 %) oder abdominalis (2–3 %).
c) **Richtig.** Das IMH kann sich zur akuten Dissektion entwickeln, wenn eine komplette Trennung der Wandschichten entsteht. Dies liegt beim IMH noch nicht vor. Das Risiko einer kompletten Trennung der Wandschichten und Ausbildung einer akuten Aortendissektion aus einem IMH heraus ist in den ersten 3 Tagen am größten. Daher sollte ein IMH mit Diagnosestellung intensivmedizinisch überwacht und engmaschig sowie streng kontrolliert werden. Insbesondere hypertensive Entgleisungen sind zu verhindern. Eine CT-Kontrolle empfiehlt sich nach 24–48 h.

d) **Falsch.** Auch beim PAU sollte eine ausreichend lange Prothese ausgewählt werden, um eine suffiziente Abdichtung zu ermöglichen. Eine 10 cm lange Prothese ist allerdings oft ausreichend, teilweise auch eine 15 cm lange. Die Landezonen proximal und distal sollten jeweils mindestens 3 cm lang sein.

e) **Falsch.** Patienten mit Bindegewebserkrankungen (Marfan-, Ehlers-Danlos- sowie Loeys-Dietz-Syndrom) haben selten ein PAU, sondern primär Dissektionen bzw. dissezierende Aneurysmen, teilweise auch ein IMH. Diese Aortenwandveränderungen sind Ausdruck der Bindegewebserkrankung und -schwäche. Das PAU hingegen entsteht in der überwiegenden Mehrzahl der Fälle aufgrund einer Atherosklerose, an der Patienten mit kongenitalen Aortensyndromen nur in Ausnahmefällen leiden. Daher ist das PAU eine typische (wenn auch seltene) Ursache des akuten Aortensyndroms bei Patienten mit kardiovaskulärem Risikoprofil. Die Aortenwand stellt sich im Abschnitt des PAUs oder auf gesamter Strecke massiv verkalkt dar. Wenn diese Verkalkungen allerdings fehlen, liegt der Verdacht auf erworbene (z. B. traumatische oder iatrogene stattgehabte Aortenverletzungen) bzw. infektbedingte Läsionen sehr nahe. Insbesondere bei V. a. bakterielle Kontamination sollte die Indikation zur endovaskulären Behandlung kritisch hinterfragt und allenfalls als Bridging („Übergangslösung"), z. B. im Falle einer akuten Blutungskomplikation, gestellt werden. Im Idealfall sollte eine offene Rekonstruktion mit autologem oder xenogenem Ersatzmaterial erfolgen.

Frage

4. Welche Aussagen zum thorakoabdominellen Aortenaneurysma (TAAA) sind richtig?

a) 20 % aller Patienten mit einem Aortenaneurysma haben ein thorakoabdominelles Aneurysma.

b) Die Einteilung der thorakoabdominellen Aneurysmen erfolgt nach Crawford in Typ I–VI.

c) Typische Symptome eines TAAA sind retrosternale, lumbale oder abdominelle Schmerzen, Luftnot und Heiserkeit.

d) Das Horner-Syndrom ist ein weiteres, sehr seltenes klinisches Zeichen eines TAAA.

e) Differentialdiagnostisch muss bei Luftnot, Stridor und oberer Einflussstauung auch an ein thorakales Aortenaneurysma gedacht werden.

a) **Falsch.** Der Anteil der thorakoabdominellen Aneurysmen an allen Aortenaneurysmen beträgt < 3 %. Bei den abdominellen Aneurysmen befinden sich 95 % infrarenal, lediglich 5 % juxta- bzw. suprarenal. Bei isolierter Betrachtung der thorakalen Aneurysmen findet man eine Ausdehnung bis unterhalb des Zwerchfells bei ca. 30 %.

b) **Falsch.** Die Einteilung erfolgt zwar nach Crawford, allerdings in Typ I–IV. Bei den Typen I und II beginnt das Aneurysma auf Höhe der linken A. subclavia, die Ausdehnung nach distal ist bei dem Typ I bis oberhalb der Nierenarterienabgänge, alles mit Ausdehnung unterhalb der Nierenarterien wird als Typ II bezeichnet. Bei Typ III beginnt das Aneurysma im Verlauf der Aorta descendens, bei Typ 4 auf Höhe des Zwerchfells.

c) **Richtig.** Diese Symptome lassen sich durch Kompression bei Größenprogredienz des Aneurysmas erklären, Heiserkeit bei Affektion des N. laryngeus recurrens.

d) **Richtig.** Das Horner-Syndrom beim TAAA lässt sich durch die Kompression des cervicalen Grenzstrangs und hier insbesondere des Ganglion cervicale superius erklären. Es gibt in der Literatur allerdings weniger als 10 Fallberichte über ein Horner-Syndrom, welches ursächlich auf die Kompression durch ein thorakoabdominelles Aortenaneurysma zurückzuführen ist.

e) **Richtig.** Durch die Kompression der Trachea können Luftnot und Stridor auftreten, bei Kompression der Vena cava superior (VCS) zusätzlich eine Schwellung im Halsbereich sowie der oberen Extremität. Weitere Differentialdiagnosen sind die dekompensierte Herzinsuffizienz, der akute Myokardinfarkt mit Rechtsherzinsuffizienz, die Pneumonie sowie die Lungenembolie.

5. Welche Aussagen zum CERAB-Verfahren sind zutreffend?

a) Es handelt sich bei dem CERAB-Verfahren um eine endovaskuläre Reparatur bei aortoiliakalen Stenosen.

b) Die Ergebnisse nach CERAB sind besser als nach der offen-chirurgischen Therapie.

c) Häufig wird der sogenannte BeGraft® Stentgraft verwendet.

d) Im Gegensatz zum Kissing-Stent-Verfahren muss die CERAB-Prozedur in Intubationsnarkose erfolgen.

e) Die Entwicklung des CERAB-Verfahrens geht auf die Ergebnisse des COBEST-Trials zurück.

Antworten

a) **Richtig.** CERAB steht für Covered endovascular repair of aortic bifurcation. Es handelt sich hierbei um eine endovaskuläre Variante des Kissing-Stent-Verfahrens bei aortoiliakalen Stenosierungen beziehungsweise Verschlussprozessen. Im Vergleich zum Kissing-Stent-Verfahren werden gecoverte Stents beziehungsweise Stentprothesen verwendet und sowohl aortal als auch biiliakal eingesetzt.

b) **Richtig.** Für die CERAB-Prozedur wird häufig der BeGraft® Stentgraft der Firma Bentley InnoMed (Hechingen, Germany) verwendet. Es handelt sich um aortale sowie periphere Stentgrafts, welche mit ePTFE überzogen sind. Die verfügbaren Durchmesser aortal reichen von 12–24 mm mit einer Länge von 19–59 mm. Bei den iliakalen Verlängerungen sind Prothesen mit einem Durchmesser von 5–10 mm und Längen bis zu 58 mm verfügbar.

c) **Falsch.** In aller Regel kann die CERAB-Prozedur in örtlicher Betäubung durchgeführt werden, was insbesondere in Anbetracht der meist ausgeprägten Multimorbidität der Patienten ein großer Vorteil ist.

d) **Falsch.** Die 5-Jahres-Offenheitsraten nach der offen-chirurgischen Therapie sind bei aortoiliakalen TASC-C- und -D-Läsionen nach wie vor besser als nach der CERAB-Prozedur. Allerdings sind die Ergebnisse nach CERAB besser als nach dem ungecoverten Kissing-Stent-Verfahren.

e) **Richtig.** Im COBEST-Trial (Covered Versus Balloon Expandable Stent), einer randomisierten Multicenter Studie, deren Ergebnisse 2011 publiziert wurde, wurden erstmals Ergebnisse nach gecoverter Stentimplantation mit der ungecoverte Stents verglichen, jeweils in Kissing-Technik. Die Offenheitsraten bei TASC-B-Läsionen waren vergleichbar, allerdings wiesen die gecoverten Stents bessere Ergebnisse bei TASC-C- und -D-Läsionen auf. Hieraus ergab sich anschließend die Idee, mit einer gecoverten Prothese nach aortal zu verlängern, woraus die Idee der CERAB-Prozedur entstand. Die Grundidee war, durch die zusätzliche aortale Stentimplantationen eine bessere aortoiliakale Geometrie und durch die Coverung eine Reduktion der Intimahyperplasie sowie der Embolisation zu erreichen.

6. Welche Aussagen zum Mid-aortic-Syndrom sind richtig?

a) Beim Mid-aortic-Syndrom handelt es sich eine Erkrankung des hohen
   Lebensalters.
b) Typische Symptome des Mid-aortic-Syndroms sind ein erhöhter Blutdruck
   im Bereich der oberen Extremität.
c) Eine Claudicatio-Symptomatik wird beim Mid-aortic-Syndrom nur in
   Ausnahmefällen berichtet.
d) Das Vorgehen der Wahl beim Mid-aortic-Syndrom ist die interventionelle
   Therapie mit Einsatz von bioresorbierbaren Stents (vaskulär Scaffolds).
e) An operativen Verfahren stehen an erster Stelle die TEA mit Patchplastik
   und gegebenenfalls Replantation der Viszeralarterien.

a) **Falsch.** Beim Mid-aortic-Syndrom handelt es sich um eine angeborene
   Erkrankung, die typischerweise im Kindes- und Jugendalter manifest wird.
   Es handelt sich um eine Engstelle oder eine vollständige Obliteration der
   abdominellen Aorta im Viszeralarteriensegment (Abschn. 4).
b) **Richtig.** Das meist zuallererst festgestellte Symptom ist eine arterielle
   Hypertonie, welche nicht selten therapieresistent ist. Dies geht oft einher
   mit Kopfschmerzen, Schwindel sowie Epistaxis. Die arterielle Hypertonie
   ist zum einen verursacht durch den erhöhten Widerstand durch die Aortens-
   tenose und die resultierende Volumenüberlastung der oberhalb liegenden
   Strukturen. Eine weitere Ursache ist die Perfusionsstörung der Nieren und
   ein hierdurch entstehender renovaskulärer Hypertonus, welcher durch die
   Aktivierung der Renin-Angiotensin-Kaskade entsteht.
c) **Falsch.** Die am häufigsten zur Diagnose führende Symptomatik ist die
   Claudicatio beziehungsweise Schwäche und Leistungsverlust der unteren
   Extremität. Eltern beschreiben ihre Kinder als „lauf-faul". Die ernstzunehmende renovaskuläre Hypertonie, die ebenfalls in den allermeisten
   Fällen vorliegt, wird häufig zu spät erkannt. Begründet ist dies darin,
   dass sie in den Anfangsstadien keine beziehungsweise nur untypische
   Beschwerden verursacht. Erst im fortgeschrittenen Stadium und bei Auftreten von Komplikationen sowie Organschäden wird die weitere Diagnostik
   veranlasst.

d) **Falsch.** Prinzipiell kommen die interventionelle sowie operative Therapie infrage. Intensive Forschungen zur Entwicklung von bioresorbierbaren Stents im Aortenbereich bei Kindern laufen mit Hochdruck, allerdings sind aktuell noch keine der in Aussicht stehenden Materialien und Produkte zugelassen. Beim Einsatz von den üblichen Stents sowie Stent-Prothesen zeigt sich oft eine Restenosierung nach Abschluss des körperlichen Wachstums, sodass teilweise die Wachstumsphase bis zur interventionellen Therapie abgewartet wird. Allerdings ist bei Vorliegen eines schwer- oder nicht-einstellbaren arteriellen Hypertonus ein abwartendes Verhalten kontraindiziert.

e) **Richtig.** Die TEA mit Patchplastik sollte, wenn möglich, favorisiert werden. Als Patchmaterial empfiehlt sich xenogener Ersatz, meistens bovines Perikard. Aus letzterem kann auch ein Rohr (Tube) geformt und dann als Ersatz verwendet werden. Zudem ist in aller Regel die Replantation der Nieren- und Viszeralgefäße notwendig. Falls medizinisch vertretbar, sollte der operative Eingriff nach Abschluss des Wachstums erfolgen, um Restenosierungen zu vermeiden.

Frage

7. Welche Aussagen zur Coarctatio aortae sind zutreffend?

a) Eine andere Bezeichnung für die Coarctatio aortae lautet Aortenisthmusstenose.

b) Die Aortenisthmusstenose unterteilt man in eine prä-, juxta- und postduktale Form.

c) Die präduktale Form der Aortenisthmusstenose manifestiert sich meistens im frühen Erwachsenenalter.

d) Coarctatio bedeutet wörtlich übersetzt Einengung, Zusammenengen, -drängen.

e) Wichtigste Sofortmaßnahme bei der präduktalen Form ist eine Prostaglandin-E1-Infusion, um den Ductus botalli offenzuhalten.

Antworten

a) **Richtig.** Die Coarctatio aortae ist eine Stenose des Aortenisthmus und gehört zu den sehr seltenen angeborenen Aortenerkrankungen. Der Aortenisthmus befindet sich anatomisch zwischen der linken Arteria subclavia sowie dem Abgang des ersten Interkostalarterien-Paares. In diesem Aortenabschnitt befindet sich in aller Regel auch der Ductus arteriosus botalli.

b) **Richtig.** Die Einteilung in Bezug auf den Ductus ist deshalb von klinischer Bedeutung, da sich insbesondere bei präduktalen Form in aller Regel eine dringliche, bisweilen auch notfallmäßige, OP-Indikation ergibt.

c) **Richtig.** Die präduktale Form ist die gefährlichste Form, da es oft kurz nach der Geburt zu einer massiven Linksherzbelastung und -dekompensation kommt und nur durch eine notfallmäßige kardiochirurgische Operation das Leben des Säuglings gerettet werden kann. Die postduktale Form wird oft erst im Erwachsenenalter diagnostiziert und ist zudem deutlich seltener als die präduktale. Pathophysiologisch entscheidend für die Lebensbedrohlichkeit der präduktalen Form ist, dass keine Kollateralisierung der präduktalen zur postduktalen Aorta vorliegt, da die präduktale Aorta im Embryonalstadium so gut wie nicht perfundiert wird. Es findet keine Oxygenierung in der Lunge statt, sauerstoffreiches Blut kommt über die untere Hohlvene aus der Nabelschnurvene. Nach der Geburt muss der Sauerstoffaustausch in der Lunge stattfinden, folglich kommt es zu einer lebensnotwendigen Perfusion der präduktalen Aorta, weshalb es zu einer massiven Überlastung bis zur Dekompensation des linken Ventrikels kommen kann. Bei der postduktalen Form müssen bereits im Embryonalstadium Kollateralen angelegt und ausgebildet werden, um die Perfusion der unteren Extremität zu gewährleisten. Folglich kommt es zu keiner wesentlichen Druckbelastung des linken Ventrikels.

d) **Richtig.** Coarctatio kommt aus dem Lateinischen und bedeutet wörtlich übersetzt zusammenziehen, zusammenhängen, zusammendrängen. Da die Aorta an sämtlichen Stellen eingeengt sein kann, kann auch bei der Aorta abdominalis im Viszeralarteriensegment von einer Coarctatio abdominalis gesprochen werden. Hier hat sich allerdings der Begriff des Mid-aortic-Syndroms durchgesetzt, welcher auch international akzeptiert ist.

e) **Richtig.** Alprostadil (oder auch Prostaglandin E1 genannt) führt zu einer Vasodilatation und kann im frühen Säuglingsalter im Rahmen einer Infusionstherapie verabreicht werden, um den Ductus botalli offenzuhalten. Diese Infusion kann bis zur operativen Versorgung lebensrettend sein.

Viszeralgefäßerkrankungen

13

Frage

1. Welche Aussagen zu Viszeralarterienaneurysmen (VAA) sind richtig?

a) Die Indikation zur invasiven Ausschaltung eines asymptomatischen Aneurysmas besteht ab einem Durchmesser von 2 cm.

b) Symptomatische Aneurysmen sollten unabhängig vom Durchmesser ausgeschaltet werden.

c) Rupturierte Aneurysmen haben eine ähnlich hohe Letalität wie gedeckt rupturierte abdominelle Aortenaneurysmen.

d) Die Ursache von VAA ist meist die Atherosklerose.

e) Wahre Aneurysmen, welche in der Schwangerschaft diagnostiziert werden, sollten unabhängig vom Durchmesser mit Diagnosestellung ausgeschaltet werden.

Antworten

a) **Richtig.** Desweiteren bei einer Größenprogredienz von > 0,5 cm/Jahr bzw. wenn der Durchmesser dreimal so groß ist wie der benachbarte normale Durchmesser.

b) **Richtig.** Wenn abdominelle Schmerzen auf das Aneurysma zurückzuführen sind, dann sollte mit Diagnosestellung die Indikation zur Ausschaltung gestellt werden.

c) **Falsch.** Da VAA meist frei, und nicht gedeckt, rupturieren, ist die Letalität größer als bei der Aortenruptur und liegt bei > 80 %.

© Der/die Autor(en), exklusiv lizenziert an Springer-Verlag GmbH, DE, ein Teil von Springer Nature 2023
S. Regus, *Gefäßchirurgie Fragen und Antworten*,
https://doi.org/10.1007/978-3-662-67231-0_13

d) **Richtig.** Eine weitere wichtige Ursache ist die fibromuskuläre Dysplasie, insbesondere bei jüngeren Patienten.

e) **Richtig.** Prinzipiell sollte bei Frauen im gebärfähigen Alter unabhängig vom Durchmesser die Ausschaltung erfolgen, da das Rupturrisiko in der Schwangerschaft deutlich erhöht ist und mit einer Gefahr für die Mutter und das ungeborene Leben einhergeht.

Frage

2. Welche Aussagen zur Angina abdominalis (AA) sind zutreffend?

a) Bei der AA kommt es typischerweise zu postprandialen Schmerzen, die 2–3 h nach Nahrungsaufnahme wieder verschwinden.

b) Bei der AA ist regelhaft nur eines der drei mesenteriale Gefäße (TC, AMS, AMI) stenosiert oder verschlossen.

c) Die AA ist eine häufige Erkrankung des fortgeschrittenen Lebensalters.

d) Das abdominelle Hyperperfusionssyndrom ist eine seltene Komplikation nach Revaskularisation stenosierter Viszeralarterien.

e) Die operative Rekonstruktion erfolgt meistens als aortomesenterialer Bypass mit bevorzugt der VSM als Bypassmaterial.

Antworten

a) **Richtig.** Die klassische klinische Beschwerdesymptomatik besteht aus diffusen abdominellen Schmerzen sowie teilweise Diarrhö postprandial, welche 2–3 h nach Nahrungsaufnahme wieder verschwinden. Zudem berichten die Patienten häufig über eine chronisch zunehmende Beschwerdesymptomatik sowie Gewichtsverlust.

b) **Falsch.** Bei der AA sind regelhaft mindestens 2 der 3 Mesenterialarterien stenosiert oder verschlossen. Dies liegt an der meist ausgeprägten Kollateralisation zwischen den Versorgungsgebieten. Selbst wenn die AMS verschlossen ist, sind Patienten bei unauffälliger AMI und TC regelhaft beschwerdefrei und Stenosen beziehungsweise Verschlüsse in der Bildgebung lediglich Zufallsbefunde.

c) **Falsch.** Die AA ist eine seltene Erkrankung mit einer Prävalenz von 0,03 %. Bevorzugt sind Menschen in fortgeschrittenem Lebensalter betroffen, bei jungen Patienten ist es eine absolute Rarität und entweder mit genetischen Syndromen oder einem exzessiven Nikotinabusus verbunden.

Interessanterweise ist die Prävalenz von asymptomatischen Stenosen der Viszeralarterien deutlich höher und liegt bei bis zu 30 %.

d) **Richtig.** Es gibt seltene Fallberichte von Hyperperfusionssyndromen nach erfolgreicher Revaskularisation stenosierter oder verschlossener Viszeralarterien. So gibt es Fallberichte über Milzrupturen nach Stent-PTA des Truncus coeliacus sowie der Mesenterialarterien mit nachfolgend notwendiger notfallmäßiger Splenektomie. Dies sind allerdings extrem seltene Komplikationen, die interventionelle Therapie der AA hat insgesamt ein geringes Mortalitätsrisiko.

e) **Falsch.** In den meisten Fällen wird als Spendergefäß die AIC gewählt, da hierbei das Cross-Clamping der Aorta nicht notwendig ist. Letzteres geht mit einer nicht unerheblichen Belastung des meist multimorbiden Patientenguts einher. Als Bypassmaterial hat sich Kunststoff durchgesetzt, welcher vergleichbare Ergebnisse wie autologe Materialien (hier insbesondere die VSM) aufweist. Es wurde kein Unterschied zwischen Polyester und PTFE festgestellt, weshalb die Auswahl dem Operateur überlassen wird. Ringverstärkte Prothesen mit einem Durchmesser von 6–8 mm werden empfohlen. Als intraabdominelle retrograde Bypassführung hat sich die sogenannte „lazy C"-Konfiguration durchgesetzt, um Knickstenosen und Sofortverschlüsse zu vermeiden. Hierbei spielt es keine Rolle, ob die rechte oder linke AIC als Spendergefäß gewählt werden.

Frage

3. Welche Aussagen zum akuten Mesenterialinfarkt sind zutreffend?

a) Die klinische Symptomatik eines akuten Mesenterialinfarktes ist eindeutig und leicht zu diagnostizieren.

b) Der typische Patient mit einem akuten Mesenterialinfarkt ist in fortgeschrittenem Lebensalter, multimorbid und leidet unter Herzrhythmusstörungen.

c) Meist handelt es sich um eine arterielle Embolie, selten um eine arterielle Thrombose als Ursache des akuten Mesenterialinfarktes.

d) Bei Nachweis einer abgangsnahen, 2 cm langen arteriellen Thrombose der AMS bei zugrundeliegender Stenose und typischer klinischer Symptomatik eines Mesenterialinfarktes sollte prinzipiell erst laparotomiert werden, anschließend dann eine interventionelle Therapie mittels Stent-PTA erfolgen.

e) Die laborchemische Bestimmung von Laktat ist unverzichtbarer Bestandteil bei der Verdachtsdiagnose einer mesenterialen Ischämie und sollte prinzipiell bei Bauchschmerzen jeder Art bestimmt werden.

Antworten

a) **Falsch.** Die korrekte Diagnosestellung eines Mesenterialinfarktes ist anspruchsvoll. Oft wird die mesenteriale Ischämie initial nicht richtig erkannt, da die Symptomatik unspezifisch ist. Aufgrund der nur wenige Stunden betragenden Ischämietoleranz ist diese diagnostische Verzögerung allerdings häufig mit einer fatalen Konsequenz für den Patienten verbunden. So ist es keine Seltenheit, dass die Darmischämie zu spät erkannt und die daraufhin veranlasste Laparotomie vorzeitig beendet werden muss. In diesen Fällen zeigt sich intraoperativ typischerweise ein komplett schwarzer Dünndarm, weshalb eine Rekonstruktion und Resektion nicht mehr erfolgsversprechend durchgeführt werden können. So beträgt die Mortalität des akuten Mesenterialinfarkt nach wie vor 60–80 %, trotz mittlerweile breit verfügbarer CT-Diagnostik.

b) **Richtig.** Typischerweise handelt es sich beim Patienten mit einem Mesenterialinfarkt um ältere Patienten (meist über 70 Jahre alt) mit entsprechenden kardiovaskulären Risikofaktoren. Oft ist ein Vorhofflimmern bekannt oder wird neu diagnostiziert. Sie befinden sich meist in einem sehr reduzierten Allgemeinzustand und sind schwer krank.

c) **Richtig.** Von den vier Ursachen einer akuten mesenterialen Durchblutungsstörung – arterielle Embolie (50 %), arterielle Thrombose (25 %), Non occlusive disease NOMI (15 %) und venöse Thrombose (10 %) – ist die Embolie mit ca. der Hälfte der Fälle am häufigsten. In der weit überwiegenden Mehrzahl (85 %) der Fälle ist bei einer akuten Ischämie die AMS betroffen. Wie bei der Extremitätenischämie ist es auch bei der viszeralen Ischämie so, dass die klinische Symptomatik gering ausgeprägt ist, wenn eine gute Kollateralisation bei chronisch progredienter Zunahme der Stenosierung vorliegt.

d) **Falsch.** Wenn sich der Patient in einem stabilen Zustand befindet und im CT nicht bereits der Verdacht auf eine fortgeschrittene Schädigung der Darmwand (Pneumatosis) besteht, sollte so schnell als möglich eine Revaskularisation erfolgen. Bewährt hat sich im Falle von kurzstreckigen abgangsnahen Stenosen die interventionelle Therapie mittels Stent-PTA, um dann unverzüglich den operativen Eingriff anzuschließen. Auch das umgekehrte Vorgehen ist möglich, also erst Laparotomie und anschließend Intervention, allerdings kommt es hierbei dann häufiger zu einer verzögerten Reperfusion und das Risiko von Anastomoseninsuffizienzen ist deutlich erhöht. Natürlich kann auch die Laparotomie mit der operativen mesenterialen Rekonstruktion kombiniert werden, allerdings geht dies mit einer deutlich längeren OP-Zeit einher und das Mortalitätsrisiko der meist betagten multimorbiden Patienten steigt.

e) **Falsch.** Laktat ist zum einen ein wenig spezifischer Laborparameter und insbesondere im Frühstadium der mesenterialen Ischämie wenig geeignet. Oft ist erst im Spätstadium ein deutlich erhöhter Laktatspiegel messbar. Allerdings sind erhöhte Laktatspiegel auch im Frühstadium der Erkrankung kein Beweis für das Vorliegen eines mesenterialen Infarktes, wobei die Sensitivität mit fast 90 % relativ hoch ist. In vielen Häusern gehört die Bestimmung von Laktat sowohl in der Notaufnahme als auch auf der Intensivstation bei der Behandlung von Patienten mit mesenterialen Durchblutungsstörungen standardmäßig zur serologischen Untersuchung dazu. Die Spezifität der Laktatdiagnostik ist allerdings gering und liegt bei unter 50 %. Erwähnenswert an dieser Stelle ist noch die Bestimmung von D-Dimeren. Auch diese weisen eine geringe Spezifität auf. Allerdings hat sich in der täglichen Routine herausgestellt, dass insbesondere im Frühstadium negative D-Dimere ebenfalls einen sehr hohen diagnostischen Wert aufweisen, denn die Wahrscheinlichkeit für das Vorliegen eines mesenterialen Infarktes bei negativen D-Dimere ist sehr gering. Das Gleiche gilt für normwertiges Laktat.

Zusammenfassend lässt sich also für die klinische Routine folgender praktischer Nutzen feststellen: Negative D-Dimere und normwertiges Laktat schließen eine mesenteriale Ischämie mit hoher Wahrscheinlichkeit aus. Dies liegt übrigens an dem hohen negativen prädiktiven Wert beider Parameter.

Frage

4.Welche Aussagen zur Nicht-okklusiven Mesenterialischämie sind korrekt?

a) Die sogenannte NOMI (non-occlusive mesenteric ischemia) ist eine viszerale Durchblutungsstörung, bei der die Mesenterialgefäße keine Stenosen aufweisen.

b) Die nicht-okklusive Mesenterialischämie (NOMI) ist ähnlich häufig wie die okklusive Form.

c) Es gibt keine therapeutischen Maßnahmen außer Stabilisierung des Kreislaufs.

d) Frauen sind deutlich häufiger betroffen.

e) Es gibt evidenzbasierte Diagnostik- und Therapieempfehlungen.

Antworten

a) **Richtig.** Bei der NOMI liegen keine Stenosen der Mesenterialgefäße vor. Ursächlich sind vielmehr schwere Begleiterkrankungen, ein kardiovaskulärer Eingriff mit Kreislauffunktionsstörungen, ein akuter Myokardinfarkt oder Z.n. Reanimationsbehandlung. Diese münden in eine viszerale Perfusionsstörung.

b) **Falsch.** Die NOMI ist seltener als die okklusive Form, aber mit ca. 20–30 % der Fälle dennoch keine Rarität. Die Letalität beträgt allerdings > 90 %, was meist auf die zugrunde liegenden Erkrankungen zurückzuführen ist.

c) **Falsch.** Wenn es der Zustand des Patienten zulässt, sollte eine explorative Laparotomie erfolgen und bei Bestätigung der Verdachtsdiagnose eine intraarterielle Applikation von Vasodilatanzien (Pavaperin) begonnen werden.

d) **Falsch.** Geschlechtsspezifische Unterschiede sind nicht bekannt. Mit zunehmendem Alter und Zahl an Begleiterkrankungen steigt die Prävalenz der NOMI.

e) **Falsch.** Aufgrund der Seltenheit des Krankheitsbildes gibt es nur wenig wissenschaftliche Literatur und nur in Form von Fallberichten oder -serien. Die vorliegende Evidenz beschränkt sich aktuell auf Expertenmeinungen.

Frage

5. Welche Aussagen zur Anatomie der Mesenterialgefäße sind korrekt?

a) Der Truncus coeliacus, die A. mesenterica superior und inferior sind wichtige Mesenterialgefäße.

b) Bei den versorgten Gewebsabschnitten handelt es sich stets um Endstromgebiete.

c) Äste des Truncus coeliacus sind die A. hepatica communis, A. lienalis sowie die A. gastrica sinistra.

d) Eine Rekonstruktion des Truncus coeliacus, z. B. im Notfall aufgrund einer Blutungskomplikation, ist essenziell, um eine Ischämie zu verhindern.

e) Eine einfache Ligatur der Pfortader wird meistens problemlos toleriert.

Antworten

a) **Richtig.** Diese drei Abgänge aus der abdominellen Aorta sind verantwortlich für die arterielle Versorgung des gesamten Gastrointestinaltraktes.

b) **Falsch.** Es gibt Kollateralen, die wichtigste ist die Riolansche Anastomose zwischen A. mesenterica superior und inferior.

c) **Richtig.** Dies sind die wichtigsten Äste. Somit versorgt der Truncus coeliacus mit seinen Äste Leber, Milz, Magen und Ösophagus.

d) **Falsch.** Es gibt Fallberichte über die erfolgreiche Ligatur des Truncus coeliacus, meist im Rahmen von Aneurysmarupturen, ohne eine postoperativ auffällige Ischämiesymptomatik in Leber, Magen oder Speiseröhre. Wichtig ist allerdings die Kontrolle auf einen kräftigen Rückstrom aus dem peripheren Gefäßanteil, welcher für eine gute Kollateralisation spricht.

e) **Richtig.** Insbesondere bei traumatischen Verletzungen der Pfortader und kompromittierter Physiologie des Patienten verbietet sich eine aufwendige Rekonstruktion. Allerdings sollte eine Second-Look-Operation angestrebt werden. Bei gleichzeitiger Verletzung der A. hepatica muss die Pfortader auf jeden Fall rekonstruiert werden.

Frage

6. Welche Aussagen zu Nierenarterienstenosen sind korrekt?

a) Hochgradige Nierenarterienstenosen sollten, auch wenn sie als Zufallsbefund diagnostiziert werden, grundsätzlich invasiv behandelt werden.

b) Die häufigste Ursache von Nierenarterienstenosen ist die Atherosklerose, gefolgt von der fibromuskulären Dysplasie (FMD).

c) Häufigstes klinisches Zeichen einer Nierenarterienstenose ist die arterielle Hypertonie.

d) Bei der interventionellen Therapie genügt in aller Regel die alleinige Ballonangioplastie.

e) Eine klinisch asymptomatische einseitige Nierenarterienstenose sollte grundsätzlich im Rahmen einer EVAR-Prozedur mitbehandelt werden.

a) **Falsch.** Nierenarterienstenosen werden häufig zufällig entdeckt, häufig im Rahmen einer CT-Diagnostik zur Abklärung abdomineller Schmerzen oder einer Gefäßerkrankung (Aneurysmen, pAVK). Die Indikation zur invasiven Therapie sollte aufgrund des periinterventionellen Komplikationsrisikos kritisch gestellt werden. Indikationen wären eine medikamentös nicht einstellbare arterielle Hypertonie, eine anderweitig nicht erklärbare Niereninsuffizienz mit steigenden Retentionsparametern (insbesondere bei Diabetikern) sowie jüngere Patienten mit höchstgraden Stenosen, um einen akuten Nierenarterienverschluss zu verhindern.

b) **Richtig.** In ca. 90 % ist die Ursache von Nierenarterienstenosen die Atherosklerose. Weitere Ursachen sind die FMD mit ca. 10 % und sehr selten (< 1 %) andere Ursachen wie z. B. Tumorkompression oder eine Vaskulitis. Die FMD wird deutlich häufiger bei Frauen als bei Männern beobachtet. Es handelt sich hierbei insbesondere um jüngere Frauen in der 3.–4. Lebensdekade. Wenn Männer eine FMD aufweisen, sind sie meistens älter.

c) **Richtig.** Die arterielle Hypertonie ist das häufigste klinische Zeichen einer Nierenarterienstenose, gefolgt von einer Niereninsuffizienz mit steigenden Retentionsparametern und Reduktion der glomerulären Filtrationsrate. Hierbei sollte allerdings unbedingt der Ausschluss anderer Ursachen für die Nierenfunktionsstörung erfolgen. Die Prävalenz von Nierenarterienstenosen unter Hypertonikern beträgt 1–5 % und ist damit sehr selten. Die Ursache für die arterielle Hypertonie ist eine Aktivierung der Reninproduktion, wodurch die Renin-Angiotensin-Aldosteron-Synthese gesteigert wird. Da es erst bei Stenosen von 80 % und mehr zu einer Aktivierung der Reninproduktion kommt, sind erfahrungsgemäß deutlich häufiger klinisch asymptomatische Nierenarterienstenosen als Zufallsbefunde in der CT-Angiografie zu diagnostizieren.

d) **Falsch.** Die alleinige Ballonangioplastie führt häufig zu Rezidivstenosen beziehungsweise einem sogenannten Re-Coil direkt bei der Intervention, sodass die primäre Stentimplantation in aller Regel empfohlen wird. Bei jungen Patienten mit kurzstreckiger durch FMD verursachter Stenose sollte dennoch zunächst die alleinige Ballonangioplastie versucht werden. Verwendet werden kurze (9–20 mm) Bare metal Stents mit einem Durchmesser von 5–6 Millimetern. Bei ostiumnahen Stenosen sollten diese Stents 1–2 mm in die Aorta hineinragen und hier entsprechend aufgedehnt werden, um das Risiko von ostialen Restenose zu reduzieren.

e) **Falsch.** Hierüber gibt es zwar keine Evidenz im Sinne von größeren Studien, da es sich bei der Nierenarterienstenose um eine seltene Erkrankung handelt. Folglich gibt es auch keine S. 3-Leitlinie, sondern lediglich eine S2k-Leitlinie der Deutschen Gesellschaft für Gefäßchirurgie. Hier waren sich die Experten einig, dass eine asymptomatische einseitige Nierenarterienstenose im Rahmen einer infrarenalen endovaskulären Aortenprozedur (EVAR) nicht versorgt werden sollte, da das Komplikationsrisiko den möglichen Benefit des Patienten mutmaßlich deutlich übersteigt.

Frage

7. Welche Aussagen zur chirurgischen Therapie von Viszeralgefäßerkrankungen sind korrekt?

a) Die Behandlung von Viszeralarterienstenosen ist eine Domäne der offenen Gefäßchirurgie.
b) Als Spendergefäß für viszerale Bypässe sollte die Aorta gewählt werden.
c) Bei klinischem Verdacht auf eine ischämische Darmwandschädigung sollte unverzüglich eine radiologische Intervention verschlossener Viszeralarterien erfolgen.
d) Für mesenteriale Bypässe sollte bevorzugt die VSM verwendet werden.
e) Falsche Aneurysmen der Viszeralarterien werden leitliniengerecht ab einem Durchmesser von 2 cm ausgeschaltet.

Antworten

a) **Falsch.** Viszeralarterienstenosen werden mittlerweile zum größten Teil interventionell versorgt. Hierbei ist wichtig, dass das Dilatationsergebnis in aller Regel mit einem Stent stabilisiert werden muss, da andernfalls das Risiko einer Rezidivstenose sehr hoch ist. Insbesondere abgangsnahe Stenosen lassen sich technisch sehr gut durch interventionelle Radiologen versorgen. Je weiter peripher interveniert wird, desto größer ist allerdings das Risiko von Komplikationen sowie Rezidiven. Wie auch bei der Behandlung von arteriellen Stenosen im Bereich der Extremitäten gilt bei den Viszeralarterien, dass längerstreckige Stenosen beziehungsweise Verschlüsse, abhängig vom Allgemeinzustand und der Operabilität des Patienten, primär chirurgisch angegangen werden sollten.

b) **Falsch.** Als Spendergefäß für viszerale Bypässe wird meistens die A. iliaca communis, seltener externa gewählt. Die abdominelle Aorta wird seltener verwendet, z. B. bei nur wenige Zentimeter langen Interponaten oder Reimplanationen. Vorteile der Iliakalgefäße als Spendergefäß sind, dass die kardiopulmonale intra- und perioperative Komplikationsrate reduziert ist, da auf eine aortale Klemmphase verzichtet werden kann. Wichtig ist weiterhin die Bypassführung in einem weiten Bogen (Lazy C-Konfiguration), um eine Spannung und Kompression des Transplantats, aber auch der intraabdominellen Strukturen, zu vermeiden. Leitstruktur für die Bypassführung sind das ipsilaterale Iliakalgefäß und die abdominelle Aorta bis zum originären Abgang der rekonstruierten Arterie.

c) **Falsch.** Wenn klinisch (Peritonismus), laborchemisch (erhöhte Laktat-, D-Dimer- und Entzündungswerte) sowie radiologisch (Lufteinschlüsse in der Darmwand) der Verdacht auf eine Darmischämie besteht, sollte notfallmäßig laparotomiert werden. Je nach Ausmaß der Ischämie und Darmwandschädigung müssen betroffene Darmanteile entfernt und zeitgleich die arterielle Perfusion wiederhergestellt werden. Wenn mehr als 100 cm Dünndarm entfernt werden müssen, ist auf jeden Fall mit einem Kurzdarmsyndrom zu rechnen. Falls weniger als 50 cm Dünndarm verbleiben, ist dies mit dem Leben kaum noch vereinbar. Bei komplett „schwarzem" Darm bleibt aufgrund der infausten Prognose nur noch die palliative Therapie, da der Befund nicht überlebt werden kann.

d) **Richtig.** Die VSM gilt auch im Bereich der Viszeralarterienrekonstruktionen als ideales Bypassmaterial. Alternativ kann auch eine Beckenvene beziehungsweise ein Kunststoff verwendet werden. Dennoch sollte daran gedacht werden, dass der Zugang zur VSM initial steril abgedeckt wird, um diese zwanglos entnehmen zu können. Auf den Einsatz von Kunststoff sollte möglich verzichtet werden, insbesondere aufgrund der Infektgefahr. Bezüglich der Offenheitsraten weisen sowohl PTFE- als auch Polyester-Prothesen gute Offenheitsraten auf, hier werden von vielen Operateuren extern verstärkte Prothesen bevorzugt.

e) **Falsch.** Ein Aneurysma spurium der Viszeralarterien sollte mit Diagnosestellung ausgeschaltet werden, da das Risiko einer Ruptur nicht kalkulierbar und relativ hoch ist. Die häufigsten Ursachen von falschen Aneurysmen sind die Pankreatitis sowie der Z.n. laparoskopischen Eingriffen. Betroffene Arterien sind daher insbesondere peripankreatische Arterien wie die A. lienalis, gastroduodenalis, pancreaticoduodenalis und hepatica. Die Versorgung erfolgt meistens endovaskulär mittels Embolisation oder Implantation gecoverter Stents (sogenannte Flow-diverter-Stents).

Septische Gefäßchirurgie

14

1. Welche Aussagen zur perioperativen Infektprophylaxe sind korrekt?

a) Der intraoperative Handschuhwechsel vor Berührung und Implantation einer Kunststoffprothese reduziert das Risiko eines Bypassinfektes nachweislich.

b) Die perioperative Antibiotikaprophylaxe führt zu einer signifikanten Reduktion der Infektrate.

c) Rifampicin-getränkte Prothesen weisen signifikant weniger Infekte auf als unbehandelte Implantate.

d) Die Rasur des Operationsgebietes sollte mit ausreichendem Abstand zum Eingriff, im Idealfall > 24 h vorher, erfolgen.

e) Die Hautdesinfektion des OP-Gebietes erfolgt direkt vor dem sterilen Abdecken mit alkoholhaltigen Lösungen.

Antworten

a) **Falsch.** Es gibt keine wissenschaftliche Evidenz über die Wirksamkeit des Handschuhwechsels zur Vermeidung von Bypassinfekten. Allerdings sind die verfügbaren Studien überschaubar, es handelt sich um vereinzelte Single-Center-Studien.

b) **Richtig.** Nach aktueller Studienlage ist die perioperative Antibiotikaprophylaxe die wichtigste und effektivste Maßnahme gegen Wundinfekte sowie septische Prothesenkomplikationen in der operativen Medizin. Hierbei hat eine perioperative Antibiotikagabe, welche länger als 24 h appliziert

© Der/die Autor(en), exklusiv lizenziert an Springer-Verlag GmbH, DE, ein Teil von Springer Nature 2023
S. Regus, *Gefäßchirurgie Fragen und Antworten*, https://doi.org/10.1007/978-3-662-67231-0_14

wird, allerdings keinen Vorteil im Vergleich zur Gabe kürzer als 24 h. Dies gilt sowohl für Wund- als auch Protheseninfekte.

c) **Falsch.** Rifampicin-getränkte Prothesen weisen keine geringere Infektrate als ungetränkte Prothesen auf. Es zeigte sich in den wenigen verfügbaren Studien, in denen Rifampicin-getränkte Prothesen mit unbehandelten Implantaten verglichen wurden, kein signifikanter Unterschied in der Anzahl an Protheseninfekten. Allerdings war ein gewisser Trend hin zu einer Infektreduktion zu verzeichnen. Dennoch waren die Ergebnisse nicht signifikant, sodass ev. weitere Studienergebnisse mit größerer Fallzahl abzuwarten sind.

d) **Falsch.** Die Rasur des Operationsgebietes sollte zwar außerhalb das OP-Bereichs erfolgen, allerdings so kurz als möglich vor dem Eingriff. In vielen Kliniken hat sich daher bewährt, die Rasur kurz vor dem Abruf des Patienten auf Station durchzuführen. Da die Verwendung von Einmalrasierern in Studien sogar zu einer Erhöhung der Wundinfekte geführt hat, werden mittlerweile ausnahmslos elektrische Rasierer empfohlen. Die oft in OP-Sälen noch zu findenden Einmalrasierer sollten konsequent entfernt und nicht mehr für die Rasur des OP-Gebietes verwendet werden.

e) **Richtig.** Die Hautdesinfektion wird im OP-Saal direkt vor dem Abdecken durchgeführt, entweder durch die bereits steril angezogene OP-Pflege oder die chirurgischen Assistenten bzw. den Operateur selbst. Auch wenn die Begriffe oft für das Gleiche gehalten werden, besteht zwischen Antiseptikum und Desinfektionsmittel ein Unterschied: Antiseptika werden auf die Haut aufgetragen, während Desinfektionsmittel für die Behandlung unbelebter Oberflächen verwendet werden. Ziel beider Maßnahmen und Lösungsmittel ist die Reduktion der Keimdichte der jeweiligen Oberfläche. Im OP-Saal wird meistens ein alkoholhaltiges gefärbtes Antiseptikum benutzt (z. B. Cutasept G®), welches eine Einwirkzeit von 2 min hat. Die Prozedur wird in aller Regel 3× wiederholt, entweder durch das Abstreichen mit in Lösung getränkten Tupfern oder Absprühen. Wenn es sich lediglich um ein kleines und überschaubares Eingriffsgebiet handelt, kann auch ungefärbte bzw. farblose Flüssigkeit (z. B. Cutasept F®) verwendet werden. G steht für gefärbt und F für farblos.

Frage

2. Welche Aussagen zu septischen Gefäßkomplikationen sind korrekt?

a) Typische Erreger septischer Arrosionsblutungen sind gramnegative Keime.

b) Eine septische Arrosionsblutung in der Shuntchirurgie ist häufiger bei Unter- als bei Oberarmshunts.

c) Jeder echoarme Saum um einen peripheren Bypass muss punktiert und das Aspirat bakteriologisch untersucht werden.

d) Bei der infizierten Leiste ist der sogenannte Obturatorbypass eine gängige Rekonstruktionsmöglichkeit.

e) Xenogene Transplantate sind eine hoffnungsvolle Alternative zur Gefäßrekonstruktion in der septischen Bypasschirurgie.

Antworten

a) **Falsch.** Meist handelt es sich um grampositive Erreger, vornehmlich werden Staphylo-, Strepto- und Enterokokken gefunden. Staphylococcus epidermidis gehört zu den wichtigsten nosokomialen Erregern. Bei den gramnegativen Erregern sind E. coli sowie Pseudomonaden zu nennen. Im Laufe der letzten Jahrzehnte haben Infektionen mit Staphylokokken abgenommen, wohingegen Keime wie Klebsiellen, Pseudomonaden und auch E. coli tendenziell zunehmen.

b) **Falsch.** Insgesamt ist die septische Arrosionsblutung sehr selten; sie ist aber aufgrund der naturgemäß regelmäßig stattfindenden Punktionen insbesondere beim Kunststoffshunt eine schwerwiegende Komplikation. Sie ereignet sich bei ca. 3–5 % der Shuntpatienten. Die A. brachialis ist häufiger betroffen als die A. radialis, im Notfall kann das zuführende Gefäß ligiert werden. In Studien wurde gezeigt, dass das Risiko eines Verlustes der oberen Extremität nach notfallmäßiger Ligatur der A. brachialis gering ist.

c) **Falsch.** Man sieht nicht selten um periphere Bypässe, insbesondere bei alloplastischen Materialien, sonographisch einen echoarmen Saum. Bei zusätzlich vorhandenen systemischen und insbesondere lokalen Entzündungszeichen (Hautrötung im Bypassverlauf, Schwellung, Druckschmerz) ist die Wahrscheinlichkeit eines Bypassinfektes groß und es sollte ein Aspirat gewonnen und bakteriologisch untersucht werden. Ohne Entzündungszeichen kann es sich differentialdiagnostisch mit großer Wahrscheinlichkeit um eine aseptische, sterile Perigraft-Reaktion handeln. Diese kann auch noch Jahre nach der Implantation beobachtet werden. Eine Bypassexplantation sollte unbedingt vermieden werden.

d) **Richtig.** Der Obturator-Bypass ist eine Möglichkeit, eine infizierte Situation in der Leiste zu umgehen. Hierbei wird der Bypass proximal an die A. iliaca anastomosiert und dann durch das Foramen obturatum geleitet.

Der Bypass verläuft extraanatomisch am medialen Oberschenkel und wird auf die Arteria femoralis superficialis oder poplitea anastomosiert. Nachteil ist die reduzierte Offenheitsrate von lediglich 70 % nach 1 Jahr und 50 % nach 5 Jahren. Dies wird am ehesten auf die extraanatomische Bypassführung zurückgeführt. Die Beinerhaltungsrate ist allerdings zufriedenstellend mit 75 % in 5 Jahren.

e) **Richtig.** Xenogene Materialien sind eine seit einigen Jahren zunehmend verwendete gute Alternative zur Gefäßrekonstruktion im Infektgebiet. Hier sind insbesondere aus Schweine-Perikard hergestellte bovine Patches zu nennen. In der Herzchirurgie werden diese bereits seit längerem verwendet, u. a. auch aufgrund ihrer stabilen und gut nähbaren Beschaffenheit. Aber auch in der Gefäßchirurgie werden sie immer häufiger verwendet, gab es bisher als Materialien nur silberimprägnierte Polyesterprothesen sowie Homografts. Einige Autoren berichten über sehr gute Kurz- und Langzeitergebnisse durch die Verwendung von selbsthergestellten xenogenen Rohrprothesen mit unterschiedlichen Durchmessern, mit denen infizierte Gebiete anatomisch rekonstruiert wurden. Beziehbar sind diese biologischen Patches in Größen von 1×6 cm bis 10×16 cm u. a. von der Firma LeMaitre (XenoSure® Biological surgical patches).

Frage

3. Welche Aussagen zu Risikofaktoren septischer Gefäßkomplikationen sind korrekt?

a) Das Risiko eines Bypassinfektes (alloplastisch) ist im Bereich der Leiste am größten.
b) Die Dauer der Operation hat keinen Einfluss auf das Infektrisiko.
c) Schnell ins Gewebe einwachsende alloplastische Implantate infizieren sich selten.
d) Polyester (Dacron®) weist aufgrund seiner raueren Oberfläche weniger Infekte auf als PTFE.
e) Untergewicht ist kein Risikofaktor für vaskuläre Protheseninfekte.

Antworten

a) **Richtig.** Das Risiko eines Bypassinfektes ist im Leistenbereich am größten und beträgt ca. 6 %, wohingegen das Risiko aortal bei etwa 3 % liegt. Selten sind Infekte im Halsbereich oder der oberen Extremität, weshalb bei Rekonstruktionen der Carotisgabel bisher kein Vorteil der xenogenen Ersatzmaterialien gezeigt werden konnte. Im Leistenbereich hingegen sind xenogene oder autologe Patches zu bevorzugen. Die Vena saphena magna (VSM) sollte allerdings nicht kritiklos als Patch verwendet werden, da diese anschließend für eine ggf. notwendige femoropopliteale oder -crurale Rekonstruktion nicht mehr zur Verfügung steht. Bei einer Profundaplastik und verschlossener AFS kann letztere thrombendarteriektomiert und als Patch verwendet werden.

b) **Falsch.** Die Dauer des operativen Eingriffs hat in vier großen, multizentrischen Studien[1,2,3,4] mit > 60.000 eingeschlossenen Patienten einen signifikanten Einfluss auf die Wund- und Bypassinfektrate gezeigt. Bei chirurgischen Revaskularisationen an der unteren Extremität mit einer Dauer von mehr als 4 h traten 40 % mehr Infekte auf als bei kürzeren Eingriffen. Ein gewisser Bias ist natürlich nicht auszuschließen, insbesondere da die Länge des Eingriffes durchaus auch mit der Komplexität und Anzahl an Voroperationen korrelieren und somit zu einer erhöhten Rate an Infekten führen kann.

c) **Richtig.** Gut ins Gewebe integrierte und eingewachsene Prothesen weisen ein geringeres Infektrisiko auf als nicht eingewachsene Bypässe. Je schneller der Einheilungsprozess abläuft und abgeschlossen wird, desto geringer ist das Risiko einer bakteriellen Besiedelung. Aus diesem Grund ist aktuell z. B. die Behandlung von alloplastischen Bypässen mit Plasma Gegenstand intensiver Forschungsarbeiten. Bei derart vorbehandelten Prothesen konnte bereits in vitro sowie im Tierversuch ein schnellerer Einheilungsprozess nachgewiesen werden. Erklärt wird dies durch die verstärkte Oberflächenspannung, die nach der Aktivierung durch kaltes (nichtthermisches) Plasma entsteht.

d) **Falsch.** Nach den aktuell zur Verfügung stehenden wissenschaftlichen Daten gibt es keine Unterschiede zwischen den beiden am häufigsten

[1] Aziz F, Bohr T, Lehman EB (2017) Wound disruption after lower extremity bypass surgery is a predictor of subsequent development of wound infection. Ann Vasc Surg 43:176–187.

[2] Greenblatt DY, Rajamanickam V, Mell MW (2011) Predictors of surgical site infection after open lower extremity revascularization. J Vasc Surg 54:433–439.

[3] Henke PK, Kubus J, Englesbe MJ et al (2010) A statewide consortium of surgical care: a longitudinal investigation of vascular operative procedures at 16 hospitals. Surgery 148:883–889 (discussion 889–892).

[4] Wiseman JT, Fernandes-Taylor S, Barnes ML et al. (2015) Predictors of surgical site infection after hospital discharge in patients undergoing major vascular surgery. J Vasc Surg 62:1023–1031.e1025.

verwendeten alloplastischen Gefäßersatzmaterialien PTFE und Polyester, sowohl im Hinblick auf Gewebeverträglichkeit, Infekt- und Frühverschlussraten durch Bypassthrombosen. Auch die Langzeitergebnisse sind vergleichbar, sodass es dem Operateur je nach persönlicher Vorliebe selbst überlassen bleibt, welches Material bevorzugt wird.

e) **Falsch.** Der Fokus wissenschaftlicher Studien und liegt zwar auf der Adipositas und ihrem Einfluss auf Wundheilungsstörungen und vaskuläre Protheseninfekte. Hier konnte u. a. auch gezeigt werden, dass die Adipositas mit einem signifikant erhöhten Infektrisiko einhergeht. Allerdings gibt es bei Subgruppenanalysen interessante Erkenntnisse, nämlich dass das weibliche Geschlecht einen unabhängigen Risikofaktor für Wundinfekte im Bereich der Leiste darstellt, wohingegen ein hoher Body Mass Index (BMI) hier keinen Risikofaktor repräsentiert.[5]

Auch Untergewicht stellt einen Risikofaktor für Wundheilungsstörungen und Infektkomplikationen dar, insbesondere bei der häufig vorhandenen und durch die Mangelernährung bedingten Hypoproteinämie. Zudem neigen sehr schlanke oder kachektische Patienten ebenfalls oft zu einer gestörten Wundheilung. Die Ausbildung von Druckstellen und Dekubiti im Verlauf der Prothesen sowie im Narbenbereich sind keine Seltenheit. Daher ist die grundsätzlich wichtige gewebeschonende Präparationstechnik ganz besonders bei kachektischen Patienten zu empfehlen, um Wundprobleme zu vermeiden.

Frage

4. Welche Aussagen zur antibakteriellen Therapie bei septischen Komplikationen in der Gefäßchirurgie sind korrekt?

a) Jeder sonographisch auffällige echoarme bzw. echofreie Saum um einen Prothesenbypass muss, auch ohne lokale oder systemische Infektzeichen, antibiotisch behandelt werden.

b) In circa der Hälfte der Fälle handelt es sich bei den auslösenden Bakterien um grampositive Kokken.

c) Polyhexanid, Octenidinedihydrochloride (OCT, Octenisept®) und Povidon-Iod (PVP-Iod) können zur Spülung infizierter Prothesenlager verwendet

---

[5] Arnaoutakis DJ, Scully RE, Sharma G, Shah SK, Ozaki CK, Belkin M, Nguyen LL. Impact of body mass index and gender on wound complications after lower extremity arterial surgery. J Vasc Surg. 2017 Jun;65(6):1713–1718.e1. https://doi.org/10.1016/j.jvs.2016.12.116. Epub 2017 Mar 1. PMID: 28259578.

werden und haben eine bakterizide Wirkung. Vereinzelt wurden gewebe-
toxische Reaktionen beobachtet, wenn Octenisept® mittels Spritze in sehr
tief liegende Wunden eingebracht wurde. Diese Komplikation wurde insbesondere bei Kindern beobachtet, weshalb hier eine kritische bzw. äußerst
vorsichtige Anwendung erfolgen sollte.

d) Sulmycin®-Schwämme haben sich anstelle einer systemischen Antibiotikagabe als Auflage auf infizierte Prothesenlager sehr bewährt.

e) Cutimed®sorbact® kann auf infizierte Wunden aufgelegt werden und
wirkt durch seine Bestandteile (Dialkylcarbamoylchlorid = DACC) direkt
bakterizid.

Antworten

a) **Falsch.** Ohne klinische oder laborklinische Infektzeichen handelt es sich
bei einem zufällig entdeckten echoarmen Saum am ehesten um eine aseptische Perigraftreaktion. Auf Gewinnung von Aspirat zur bakteriologischen
Untersuchung sollte bei sonst völlig unauffälligen Befunden verzichtet werden. Andernfalls wäre das Risiko einer Kontamination und sekundären
Protheseninfektionen erhöht.

b) **Falsch.** In über 75 % der Fälle handelt es sich bei Erregern postoperativer Wundinfektionen um grampositive Bakterien, im Vordergrund stehen
Staphylokokken (60 %) und Enterokokken (15 %). An gramnegativen Erregern folgen dann Pseudomonaden und E. coli mit jeweils ca. 10 %. Andere
Enterobakterien sowie Pilze sind sehr selten nachzuweisen.

c) **Richtig.** Es handelt sich hierbei um Antiseptika mit guter Gewebeverträglichkeit und bakterizide Wirkung. Die empfohlene Einwirkdauer beträgt
5–20 min, was lang ist. Dennoch sollte es bei der intraoperativen Spülung
berücksichtigt und entsprechend abgewartet werden.

d) **Falsch.** Sulmycin® (Gentamicin)-Schwämme mit dem Wirkstoff Gentamicin als Sulfat kann unterstützend bei der chirurgischen Therapie eitriger
Entzündungen von Knochen, Knochenmark sowie sonstiger Infektherde
lokal angewendet werden. Es sollte allerdings darauf geachtet werden, dass
der Schwamm nicht angefeuchtet wird, weil hierdurch der Wirkstoff her-
ausgelöst werden kann. Zudem wurde über lokale allergische Reaktionen
berichtet. Die Auflage des Schwammes ist als Zusatzmaßnahme zu sehen,
keinesfalls ersetzt sie eine systemische Antibiotikatherapie.

e) **Falsch.** Cutimed®sorbact® ist eine hydrophobe Wundauflage und bindet
Bakterien sowie Pilze irreversibel ohne toxisch-lokale Nebenwirkungen.
Wichtigster Bestandteil ist Dialkylcarbamoylchlorid (DACC), welches als

hydrophobe Beschichtung dient. Es ist eine Fettsäure, welche hydrophob ist und in Spinnweben vorkommt. Hierdurch ist das Phänomen erklärbar, dass Wassertropfen an Spinnweben anhaften, ohne diese zu zerstören oder anzufeuchten. Es kann somit auf infizierte Wunden aufgelegt und zum Teil bis zu 7 Tage belassen werden.

Frage

5. Welche Aussagen zu Human Acellular Vessels (HAV) sind korrekt?

a) Bei Human Acellular Vessels (HAV) handelt es sich um einen bereits frei auf dem Markt verfügbaren biologischen und antigenfreien Gefäßersatz.

b) Der Einsatz von HAV in der Shuntchirurgie ist sehr vielversprechend.

c) Mittlerweile werden HAV auch bei atherosklerotischen Indikationen (pAVK oder KHK) angewendet.

d) Nachteilig an HAV ist, dass sie nicht gelagert werden können und somit nicht schnell verfügbar sind.

e) Vorteilig an den HAV ist die Möglichkeit, diese aufgrund ihrer Wanddicke von > 1 mm sofort zu punktieren.

Antworten

a) **Falsch.** Bei den Human Acellular Vessels (HAV) handelt es sich um einen sehr vielversprechenden biologischen Gefäßersatz der Firma Humacyte®, der sich allerdings aktuell noch in der Phase 2 bzw. 3 der klinischen Studie befindet.

b) **Richtig.** Die erste Anwendung von HAV bei Dialysepatienten im Rahmen einer Phase-II-Studie wurde 2012 initiiert. Eingeschlossen wurden 40 Patienten, denen ein HAV als Dialysezugang implantiert wurde. Die 2-Jahres-Ergebnisse waren erfreulich gut ohne Nachweis eines Infektes und ohne Notwendigkeit einer komplikationsbedingten Aufgabe des Shunts. Aus diesem Grund wurde das Follow-up verlängert. Auch nach 5 Jahren wurde keine infektbedingte Aufgabe des Dialyseshunts dokumentiert.

c) **Richtig.** Mittlerweile werden HAV auch bei der koronaren Herzerkrankung, der peripheren arteriellen Verschlusskrankheit im Rahmen von klinischen Studien der Phase II und III angewendet. Auch hier sind die bisherigen Ergebnisse sehr vielversprechend und die Zulassung wird wahrscheinlich innerhalb der nächsten Jahre erfolgen. Die Durchmesser der verfügbaren Prothesen liegen aktuell bei 6 mm (für die Shunt- und Bypasschirugie) sowie 3,5 mm bei den koronaren Rekonstruktionen.

d) **Falsch.** HAV sind steril abgepackt und können, vergleichbar mit ePTFE-Prothesen, bei Zimmertemperatur gelagert werden. Somit sind sie im Bedarfsfall jederzeit verfügbar.

e) **Falsch.** Auch bei den HAV muss eine Einheilung der Prothese nach Implantation abgewartet werden, empfohlen werden ebenfalls (vergleichbar mit den ePTFE-Prothesen) 4–6 Wochen. Die Wanddicke der 6 mm durchmessenden Prothesen beträgt ca. 0,5 mm.

Frage

6. Welche Aussagen zu Homografts sind korrekt?

a) Bei Homografts handelt es sich um kryokonservierte Gefäße von hirntoten Spendern.

b) Homografts sind ausnahmslos arterielle Gefäße.

c) Kryokonservierte Homografts sind zeitlich unbegrenzt halt- und lagerbar.

d) Homografts sind in Kliniken nicht lagerbar.

e) Nach Implantation eines Homografts ist eine Immunsuppression notwendig.

Antworten

a) **Richtig.** Homografts sind kryokonservierte und somit lagerbare Kadavergefäße von menschlichen Spendern. Es handelt sich somit um einen allogenen Gefäßersatz. Bevorzugt verwendet werden aortale Gefäße.

b) **Falsch.** Es gibt sowohl arterielle als auch venöse Homografts. Arterielle werden hauptsächlich in der Rekonstruktion zentraler Gefäße verwendet, wohingegen venöse Homografts primär in der peripheren Bypasschirurgie Anwendung finden.

c) **Falsch.** Homografts haben, auch wenn sie kryokonserviert sind, eine begrenzte Haltbarkeit von maximal 5 Jahren. Dies ist auch als ein entsprechendes Haltbarkeitsdatum entsprechend dokumentiert.

d) **Falsch.** Prinzipiell sind Homografts auch in Kliniken lagerbar, allerdings darf im Vorfeld kein Auftauen erfolgt sein. Die Lagertemperatur von − 80° C darf nicht unterschritten werden. Zudem reduziert sich die Haltbarkeit bei Lagerungsbedingung von −80° C auf 6 Monate. Bei der

Kryokonservierung werden durch die Verwendung von flüssigem Stickstoff Temperaturen von < −196° C erreicht.

e) **Falsch.** Es gibt keine eindeutige Evidenz für den Benefit einer Immunsuppression nach Gefäßersatz durch Homografts. Dennoch wird die Gabe von Cyclosporin (low-Dose mit Spiegelwerten 80–110 ng/ml) sowie zusätzlich die Gabe eines Glukokortikoids (Prednisolon) empfohlen. Begründet wird dies damit, dass sowohl kryokonservierte als auch frische Homografts Oberflächenstrukturen (insbesondere den Histokompatibilitätskomplex) enthalten, die in den Prozess der Abstoßung involviert sind.

Vaskuläre Tumorerkrankungen   15

Frage

1. Welche Aussagen zur Epidemiologie vaskulärer Tumore sind korrekt?

a) Vaskuläre Tumore sind eine absolute Rarität.

b) Eine gehäufte Inzidenz findet sich bei bestimmten Bevölkerungsgruppen, insbesondere asiatischer Herkunft.

c) Benigne Tumore und tumorähnliche Formationen sind häufig und bei bis zu 50 % der Bevölkerung anzutreffen.

d) Das Risiko, an einem Karposi-Sarkom zu erkranken, ist bei HIV-Patienten 20.000-fach erhöht im Vergleich zu Normalpatienten.

e) Das primäre Angiosarkom der Aorta kann die Ursache eines Aortenverschlusses sein.

Antworten

a) **Richtig.** Vaskuläre Tumore sind eine äußerst seltene Erkrankung. Sie haben eine jährliche Inzidenz von 1–2/10 Mio. Einwohner und machen ca. 1 % der maligen Weichteiltumore aus. Folglich hat das Fachgebiet Gefäßchirurgie (im Gegensatz zur Viszeral- oder auch Knochenchirurgie) wenig mit Tumorerkrankungen zu tun.

b) **Falsch.** Aufgrund der Seltenheit des Krankheitsbildes ist es sehr schwierig, bestimmte Risikogruppen zu benennen. Lediglich bei einzelnen erworbenen Tumorentitäten können gefährdete Personengruppen angegeben werden. So z. B. bei dem HIV-assoziierten Kaposi-Sarkom sowie dem

© Der/die Autor(en), exklusiv lizenziert an Springer-Verlag GmbH, DE, ein Teil von Springer Nature 2023
S. Regus, *Gefäßchirurgie Fragen und Antworten*,
https://doi.org/10.1007/978-3-662-67231-0_15

strahleninduzierten Angiosarkom nach Mammakarzinom (Stewart-Treves-Syndrom). Dass bestimmte Bevölkerungsgruppen verstärkt betroffen sind, kann nach aktuellen Kenntnissen nicht bestätigt werden.

c) **Richtig.** Tumorähnliche Formationen sind häufig und bei bis zu 50 % der Bevölkerung anzutreffen. Es handelt sich meistens um Hämangiome (auch Blutschwämmchen oder Erdbeerfleck genannt) im Bereich der Haut und oberflächlichen Bindegewebe, die in aller Regel benigne sind. Oft ist keine weitere Therapie indiziert, bei Größenprogredienz kann eine Laser-, Krytherapie oder die operative Resektion notwendig werden.

d) **Richtig.** Das Karposi-Sarkom ist eine häufig bei HIV-Patienten beobachtete Erkrankung, die auf die erworbene Immunschwäche und den T-Zell-Defekt zurückzuführen ist. Es wird deshalb auch als eine der sogenannten „AIDS-definierenden Erkrankungen" bezeichnet. Im Vergleich zu anderen Immunschwäche-Erkrankungen haben HIV-Patienten ein ca. 300-fach erhöhtes Erkrankungsrisiko.

e) **Richtig.** In seltenen Fällen kann ein primäres Angiosarkom ursächlich für einen Aortenverschluss sein. Deshalb sollte bei unklaren Befunden und untypischen Verschlussprozessen grundsätzlich eine histologische Untersuchung des verschlossenen Gefäßes sowie des thrombotischen Materials veranlasst werden. Manche Operateure entnehmen grundsätzlich Aortengewebe zur histologischen Beurteilung, der Anteil an malignen Erkrankungen beim Aortenverschluss ist allerdings sehr gering und liegt schätzungsweise bei < 1 ‰.

Frage

2.Welche Aussagen zur Einteilung und Klassifikation vaskulärer Tumore sind korrekt?

a) Vaskuläre Tumore werden in benigne, lokal aggressive und maligne Tumore eingeteilt.
b) Die meisten benignen Tumore sind angeboren.
c) Das Karposi Sarkom geht vom Endothel aus.
d) Das Paragangliom des Glomus caroticum ist ein hochmaligner und meist inoperabler Tumor.
e) Leiomyome sind die häufigsten venösen Tumore.

a) **Richtig.** Unter den lokal aggressiven versteht man auch Borderline-Tumore, weil sie rasch und infiltrativ wachsen, aber noch nicht metastasiert haben. Vertreter der beginnen Tumore sind Hämangiome, der Borderline-Tumore das Karposi Sarkom und der malignen das Angiosarkom.

b) **Richtig.** Beim Hämangiom handelt es sich um einen embryonalen Tumor, der bei 1–3 % aller Neugeborenen auftritt. Bei Frühgeborenen ist es mit 10 % deutlich häufiger.

c) **Richtig.** Das von Moriz Karposi, einem ungarischen Hautarzt, 1872 erstbeschriebene und nach ihm benannte Sarkom gehört zu den malignen Endothelkarzinomen und ist häufig in Haut und Schleimhaut lokalisiert sowie mit einer Immunschwäche (HIV) sowie mit dem humanen Herpesvirus 8 (HHV 8) assoziiert.

d) **Falsch.** Der Tumor des Glomus caroticum ist meist benigne und hat in aller Regel auch noch nicht metastasiert. Die Metastasierungsrate beträgt dennoch bis zu 10 % und bei ausgedehnten Befunden mit Infiltration des benachbarten Gewebes kann die komplette Resektion der Carotisgabel notwendig sein.

e) **Richtig.** Am häufigsten sind die Venen im Becken- und Beinbereich betroffen, fast ausnahmslos bei Frauen. Sie wachsen langsam und werden mit dem Erreichen einer gewissen Größe als schmerzlose Schwellung symptomatisch. Teilweise kommt es auch zur Ausbildung einer venösen Thrombose. Nach kompletter Resektion ist eine Rezidiverkrankung sehr selten und eine additive Therapie ist deshalb nicht notwendig.

Frage

3. Welche Aussagen zur Diagnostik vaskulärer Tumorerkrankungen sind korrekt?

a) Vaskuläre Tumorerkrankungen werden weniger durch den Tumor selbst, sondern durch Komplikationen diagnostiziert.

b) Die Sonographie ist kein geeignetes Diagnostikum in der Erkennung vaskulärer Tumore.

c) Durch den intravaskulären Ultraschall (IVUS) können Aussagen über die Infiltration des perivaskulären Gewebes gemacht werden.

d) Die Angiographie in DSA-Technik hat im Gegensatz zur MRA heutzutage keine Bedeutung mehr.

e) Mit der MRT können sowohl das Tumorgewebe als auch seine Infiltration dargestellt werden.

Antworten

a) **Richtig.** Typische Komplikationen vaskulärer Tumorerkrankungen sind:
I. Lokale Schwellung
II. Rötung/Induration
III. Aneurysma
IV. Periphere Embolisation
Die Mehrzahl vaskulärer Tumorerkrankungen wird durch Komplikationen, nicht durch den Tumor selbst, klinisch erstmals symptomatisch. Obwohl nur ca. 1 % der embolischen Verschlüsse durch Tumorerkrankungen entstehen, empfiehlt sich grundsätzlich die histologische Begutachtung des Embolus, insbesondere bei untypischer klinischer Symptomatik.

b) **Falsch.** Die Sonographie ist in den Händen eines erfahrenen Untersuchers sehr sensitiv in der Diagnostik vaskulärer Tumore. Insbesondere auch im Duplex-Modus können hyperperfundierte bzw. -vaskularisierte Gewebeareale morphologisch dargestellt werden. Die Sonographie ist bei oberflächlichen Tumoren ein geeigneteres Untersuchungsverfahren als die MRA, in der Tiefe (Abdomen, Thorax) kann es je nach Lage und Untersuchungsbedingungen zu Problemen kommen. Die Sensitivität der Sonographie ist folglich in bestimmten Lokalisationen der MR-Untersuchung unterlegen.

c) **Richtig.** Der IVUS eignet sich für die Veranschaulichung des Tumorgewebes im Gefäß sowie seine Ausdehnung. Verwendet werden 12,5- bis 17,5-MHz-Sonden, die perkutan eingebracht werden. Es handelt sich folglich um eine invasive Diagnostik, allerdings ohne Strahlenbelastung. Vorteilig am IVUS ist auch die Möglichkeit, über den Zugang eine Biopsie zu entnehmen.

d) **Falsch.** Die DSA hat an ihrer Bedeutung als präoperatives Diagnostikum nicht verloren und wird von den meisten OperateurInnen vor einer chirurgischen Tumorresektion mit kurativer Intention zwingend gefordert. Nur so kann die periphere Abstromsituation dargestellt und optimale Rekonstruktionsverfahren geplant werden. Dies gilt insbesondere bei Rezidiveingriffen.

e) **Richtig.** Die MRT ist das Diagnostikum der Wahl zur Beurteilung der Ausdehnung und Beschaffenheit von Tumorgewebe, aber auch seiner Infiltration. Insbesondere im Gelenkbereich sowie bei Beteiligung nervaler Strukturen ist das MR „unschlagbar", im Bedarfsfall muss zur genaueren Beurteilung der vaskulären Situation das Kontrastmittel Gadolinium verabreicht werden. Bei der Beurteilung der originären Gefäße im Ausstrom von Extremitäten ist die MRA allerdings der DSA meist unterlegen, sodass bei Extremitätenbeteiligung und vor Bypassrekonstruktion eine selektive Angiographie der peripheren Gefäße die präoperative Diagnostik komplettieren sollte.

Frage

4. Welche Aussagen zum Karposi-Sarkom sind zutreffend?

a) Das Karposi-Sarkom wird durch ein humanes Herpesvirus verursacht.
b) Das Karposi-Sarkom kommt nur an der Haut vor.
c) Das Kaposi-Sarkom ist eine sogenannte „Aids-definierende Kondition" und kommt nur bei HIV-positiven Patienten vor.
d) Beim Karposi-Sarkom handelt es sich um einen angioproliferativen Tumor.
e) Die Behandlung des Karposi-Sarkoms ist primär chirurgisch.

Antworten

a) **Richtig.** Auslöser des Kaposi-Sarkoms ist das humane Herpes-Virus 8 (HHV-8). Es wird hauptsächlich über Geschlechtsverkehr übertragen, aber auch von der erkrankten Mutter auf das ungeborene Kind bzw. während der Geburt. Das Karposi-Sarkom wurde erstmals 1872 vom österreichischen Hautarzt Moriz Karposi beschrieben und als idiopathisches Pigmentsarkom bezeichnet. Auch Melanosarkom war zeitweise eine gängige Bezeichnung.

b) **Falsch.** Das Kaposi-Sarkom wird zwar meistens erstmals an der Haut manifest und sichtbar, allerdings können auch Schleimhäute sowie innere Organe betroffen sein. Häufige Manifestationen sind beispielsweise auch die Schleimhäute im Mundbereich, hierbei hauptsächlich im Zahnfleischbereich.

c) **Falsch.** Das Kaposi-Sarkom wird zwar nach wie vor als „Aids-definierende Erkrankung" bezeichnet, kommt allerdings auch bei HIV-negativen Patienten vor. Hier sind vornehmlich Patienten mit einer angeborenen oder, deutlich häufiger, einer erworbenen Immunschwäche betroffen. Zum Beispiel sind Patienten nach Organtransplantation als weitere Risikogruppe für das Kaposi-Sarkom zu nennen. Bei diesen Patienten werden allerdings häufig zunächst die inneren Organe betroffen, weshalb die Diagnostik anspruchsvoller ist und meistens länger dauert.

d) **Richtig.** Beim Kaposi-Sarkom kommt es zu einer Proliferation von Endothelzellen, meist von Haut- und Schleimhautgewebe. Es handelt sich um einen malignen und schnell wachsenden Tumor.

e) **Falsch.** Die Behandlung des Kaposi-Sarkoms besteht zum einen aus der Bestrahlungstherapie, desweiteren ist die Behandlung der Grunderkrankung essenziell. So steht bei HIV-positiven Patienten die Therapie der Immunschwäche und der Grunderkrankung im Vordergrund. Bei Patienten mit erworbener Immunschwäche, zum Beispiel nach Organtransplantation, sollte die Dosierung der Immunsuppression überprüft und, soweit möglich, reduziert werden. Dies allerdings ohne Gefährdung des Organtransplantates.

Frage

5. Welche Aussagen zum Glomustumor der Carotis sind korrekt?

a) Der Glomustumor wird auch als Paragangliom bezeichnet.

b) Bei den Tumoren des Glomus caroticum handelt es sich in ca. 30 % um maligne Tumore.

c) Da der Glomus-caroticum-Tumor benigne ist, wird bei kleinen asymptomatischen Tumoren grundsätzlich das konservative Vorgehen empfohlen.

d) Da Paragangliome zu den gutartigen Tumoren gehören, ist die Überlebensrate nach chirurgischer Therapie uneingeschränkt.

e) Der Glomus-caroticum-Tumor ist in der Bildgebung stark vaskularisiert und gut darstellbar.

Antworten

a) **Richtig.** Glomustumore werden auch als Paragangliome bezeichnet. Ein Paraganglion ist eine knäuelförmige Ansammlung neuroendokriner Zellen, die ihre Transmitter aber nicht an andere Nervenzellen übertragen, sondern direkt in den Blutkreislauf abgeben. Paraganglien sind somit Schaltstellen zwischen dem vegetativen Nerven- und dem endokrinen Hormonsystem. Überträgerstoffe sind Acetylcholin (parasympathische Paraganglien = nicht-chromaffin) sowie Katecholamine (sympathische Ganglien = chromaffin).

b) **Richtig.** Glomustumore sind zwar meist gutartig und lokal begrenzt wachsend, metastasieren allerdings in ca. 30 % der Fälle. Ab hier handelt es sich dann definitionsgemäß um einen malignen Tumor mit einem nicht unerheblichen Rezidivrisiko, auch wenn er lokal gut resektabel und mit ausreichendem Sicherheitsabstand entfernt werden konnte.

c) **Falsch.** Auch wenn das Paragangliom caroticum (Glomustumor) in der Mehrzahl der Fälle benigne ist und nicht-infiltrierend wächst, wird eine invasive Therapie frühzeitig indiziert. Dies liegt an der potenziellen Metastasierungsgefahr in immerhin > 30 % der Fälle sowie der operativ guten Zugänglichkeit. Zudem kann bei kleinen Befunden ohne lokale Kompressionserscheinungen auch eine interventionelle Therapie (Embolisierung) erfolgreich durchgeführt werden. Es ist allerdings in diesem Zusammenhang zu erwähnen, dass die meisten Tumore des Glomus caroticum erst in fortgeschrittenem Stadium mit entsprechender Größenausdehnung diagnostiziert werden und sich hier die Frage nach einer interventionellen oder gar konservativen Therapie oft erübrigt hat.

d) **Falsch.** Bei den komplett resezierten Paragangliomen ohne Metastasierung kommt es korrekterweise zu keiner Einschränkung der Lebenserwartung im Vergleich zur Normalbevölkerung. Falls allerdings zum Zeitpunkt der Diagnose und Therapie eine Metastasierung vorliegt, ist auch bei tumorfreien Resektionsrändern und kompletter Entfernung des malignen Prozesses die Lebenserwartung reduziert auf 5 Jahre nach Diagnosestellung.

e) **Richtig.** Paragangliome sind gut und kräftig vaskularisiert und deshalb in der kontrastmittelverstärkten Bildgebung stets gut darstellbar. Allein anhand der Lokalisation, der Morphologie und dem ausgeprägten Vaskularisationsgrad lässt sich diese Tumorentität gut erkennen und leicht diagnostizieren. Allerdings soll an dieser Stelle nochmals betont werden, dass es sich nicht um einen vaskulären, sondern einen neuroendokrinen Tumor handelt. Die Überschneidung mit dem Gebiet der Gefäßchirurgie liegt nicht an der Herkunft der Tumorzellen, sondern der Lokalisation am Bulbus caroticum. In den meisten Kliniken wird die Behandlung dieser Tumoren durch die Kollegen der HNO durchgeführt. Normalerweise wird nur bei großen Tumoren mit der Notwendigkeit eines Gefäßersatzes (Carotisinterponat) die Gefäßchirurgie involviert.

Frage

6. Welche Aussagen zum Angiosarkom sind zutreffend?

a) Das Angiosarkom ist ein hochmaligner Tumor.

b) Hämangiosarkome der Mamma weisen eine steigende Inzidenz auf.

c) Hämangiosarkome der Leber sind meist asymptomatisch.

d) Das Angiosarkom ist eines der häufigsten Weichteilsarkome.

e) Das Hämangiosarkom ist ein häufiger maligner Tumor des Herzens.

Antworten

a) **Richtig.** Das Angiosarkom ist ein bösartiger Tumor, der von den Endothelzellen der Blutgefäße ausgeht. Es ist eine Sonderform der Weichteilsarkome und wird in Hämangiosarkome (von den Endothelzellen der Blutgefäße) sowie Lymphangiosarkome (von den Endothelzellen der Lymphgefäße ausgehend) eingeteilt. Sie befinden sich am häufigsten in der Haut, Mamma, Leber und Milz. An der Haut imponieren Hämangiosarkome als rötlich-bräunliche Flecken, die schnell an Größe zunehmen und ulzerieren können. In der Mamma sind Angiosarkome oft knotenförmig und ebenfalls schnell wachsend.

b) **Richtig.** Hämangiosarkome im Bereich der Mamma zeigen eine steigende Inzidenz, was mit der Zunahme an brusterhaltenden Therapien beim Mammakarzinom zusammenhängt. Hämangiosarkome der Mamma treten insbesondere in voroperiertem und bestrahltem Gebiet auf, was die Zunahme an Fällen erklärt.

c) **Falsch.** Da es sich beim Hämangiosarkom um einen hochmalignen und schnell wachsenden Tumor handelt, wird dieser in aller Regel schnell und frühzeitig symptomatisch. Hämangiosarkome der Leber wachsen verdrängend und nehmen zügig immense Ausmaße an. Zunächst berichten die Patienten über eine B-Symptomatik (Gewichtsverlust, Abgeschlagenheit, Nachtschweiß), die allerdings eher unspezifisch ist. An speziellen Symptomen treten oft zeitgleich Oberbauchschmerzen sowie ein Ikterus auf, wodurch frühzeitig Hinweise auf die korrekte Diagnose vorliegen. Eine Diagnosesicherung kann allerdings erst nach Biopsie und feingeweblicher Untersuchung erfolgen. Von Hämangiosarkomen betroffene Organe sind hauptsächlich Leber und Milz.

d) **Falsch.** Das Angiosarkom ist ein sehr seltenes Malignom und macht ca. 1–2 % der Weichteilsarkome aus. Weichteilsarkome haben eine jährliche Inzidenz von 2/100.000 Einwohner, mengenmäßig am häufigsten vertreten ist das Leiomyosarkom. Dieses geht von der glatten Muskulatur aus, z. B. dem Uterus.

e) **Falsch.** Das Hämangiosarkom ist ein seltener maligner Tumor, der vom Gefäßendothel ausgeht. Eine typische Lokalisation dieses malignen Weichteilsarkoms ist allerdings das Herz und hier bevorzugt der rechte Vorhof.

Zumindest handelt die Mehrzahl der Fallberichte kardialer Hämangiosarkome von solchen, die das rechte Herz betreffen. Die Therapie beinhaltet stets die komplette Tumorresektion mit nachfolgender Chemotherapie, wobei die Prognose sehr schlecht ist. Oft ist eine kurative Resektion bei fortgeschrittenem Tumorstadium nicht mehr möglich und eine Metastasierung hat in der Mehrzahl der Fälle bereits stattgefunden. Eine palliative Chemotherapie wird in aller Regel nur wenige Monate überlebt.

Frage

7. Welche Aussagen zu paraneoplastischen Erkrankungen in der Gefäßchirurgie sind korrekt?

a) Das Trousseau-Syndrom beschreibt die paraneoplastische Thrombose bei bösartigen Tumorerkrankungen.
b) Unter der Phlegmasia alba versteht man eine Embolie von Tumorgewebe beim Vorhof-Myxom.
c) Die idiopathische Thrombose ist die häufigste paraneoplastische Erkrankung in der Gefäßchirurgie.
d) Ein Raynaud-Phänomen kann in seltenen Fällen auch im Rahmen eines paraneoplastischen Syndroms auftreten.
e) Eine neu aufgetretene periphere Polyneuropathie kann paraneoplastisch bedingt sein.

Antworten

a) **Richtig.** Das Trousseau-Syndrom, welches nach dem Erstbeschreiber Armand Trousseau (1801–1867) benannt wurde, beschreibt eine durch maligne Tumorerkrankungen induzierte Thrombose und ist somit den paraneoplastischen Syndromen zuzuordnen. Die Mechanismen sind noch nicht abschließend geklärt, charakteristisch ist aber eine Thrombose, welche nicht in unmittelbarer Nähe zum Tumor oder seinen Metastasen befindlich ist. Vielmehr erfolgt durch den Tumor selbst oder durch ihn induziert eine Freisetzung gerinnungsfördernder Signalstoffe. Hierzu gehören u. a. Tumorgewebethromboplastin, Fibrinogen sowie der Plasminogen-Aktivator-Inhibitor (PAI).

b) **Falsch.** Die Phlegmasia alba ist ein Synonym für das Trousseau-Syndrom und beschreibt das klinische Erscheinungsbild einer arteriellen Embolie bzw. Thrombose, also Schmerzen und Blässe. Auch hier spielt die erhöhte

Gerinnbarkeit des Blutes die Hauptrolle, nicht aber die Verschleppung von Tumorzellen.

c) **Richtig.** Die Thrombose ist die häufigste tumorassoziierte Gefäßerkrankung und betrifft sowohl das arterielle als auch das venöse Gefäßsystem. Venöse Thrombosen sind beim paraneoplastischen Syndrom weitaus häufiger als arterielle. Dies könnte an der zusätzlichen Stase im venösen Gefäßsystem liegen, welche bei paraneoplastisch erhöhter Gerinnungsaktivität das venöse Gefäßsystem anfälliger für thrombotische Komplikationen machen könnte. Insbesondere oberflächliche Venen sind bevorzugt betroffen, hier im Sinne einer Thrombophlebitis migrans oder saltans.

d) **Richtig.** Neu aufgetretene akrale Verfärbungen und Schmerzen können als sekundäres Raynaud-Syndrom interpretiert werden und erstes klinisches Zeichen einer malignen Tumorerkrankung sein. Es gibt sehr wenig Fallberichte über das sekundäre Raynaud-Syndrom bei malignen Erkrankungen, am häufigsten sind hierbei pulmonale Tumorerkrankungen zu nennen. Deshalb sollte bei einem sekundären Raynaud-Syndrom und entsprechender Risikokonstellation (Nikotinabusus und B-Symptomatik) unbedingt die Durchführung einer Röntgenuntersuchung des Thorax veranlasst werden, um pulmonale Raumforderungen frühzeitig diagnostizieren bzw. ausschließen zu können.

e) **Richtig.** Die periphere Polyneuropathie ist das häufigste neurologische Zeichen eines paraneoplastischen Syndroms. Nicht selten werden Patienten mit einer Polyneuropathie gefäßchirurgisch vorstellig, um eine vaskuläre Genese der Symptomatik weiter abzuklären. Wenn hierbei ein unauffälliger Gefäßstatus mit triphasischen Signalen bis zum Fuß erhoben wird und ein Diabetes mellitus (insbesondere die diabetische Mikroangiopathie) ausgeschlossen ist, sollte differentialdiagnostisch an ein paraneoplastisches Syndrom gedacht werden. Da das Bronchialkarzinom am häufigsten zu einem paraneoplastischen Syndrom führt, sollte auch bei einer unklaren peripheren Polyneuropathie des Risikopatienten eine Thoraxröntgenaufnahme veranlasst werden.

Printed in the United States
by Baker & Taylor Publisher Services

Printed in the United States
by Baker & Taylor Publisher Services